最新 学校保健

【第 2 版】

編著

岡本 陽子・郷木 義子

ふくろう出版

まえがき（第2版）

　本書の初版が発刊されて3年半が経過しました。この間、ご活用いただいた多くの皆様方に感謝申し上げます。

　初版の『最新　学校保健』においては、ITによる情報化、少子高齢化、国際化等による社会環境の変化、大地震などの自然災害、また、アレルギー疾患等の慢性疾患、あるいは不登校、引きこもり、ゲームなどへの依存症、世界中の人々を震撼させた新型コロナウイルス感染症等、さらには、これらに係る文部科学省による学校保健安全法の法改正などを取り上げました。

　第2版においては、引き続き健康問題となる児童生徒の健康実態、自然災害時における学校安全、食物アレルギーを含めたアレルギー疾患、心臓等の慢性疾患、心肺蘇生法、あるいは、学校保健における教科指導、減少しつつも現存する新型コロナウイルス感染症等を掲載いたしました。これらは、初版に加えて、さらに改正や改訂を含めたデータを更新し、文部科学省からの法改正や通知文等を追加し、内容の充実を図ってきました。

　刊行に際して、学校保健に深くかかわる教授陣や子どもたちの健康問題に取り組まれている小児科医、学校薬剤師、社会福祉士や経験豊かな学校保健体育の教師や養護教諭に執筆を依頼し、最新の理論と実践例を兼ね備えた講義テキストとなっています。

　教員を目指す皆様やご指導いただく先生方には、さらに『最新　学校保健　第2版』をご活用いただければ幸いです。

2024年3月

岡本　陽子

目　　　次

第1章　学校保健

学習の目標

1．学校保健の意義と構造を理解する。

2．学校保健活動は、学校保健安全法、学校保健安全法施行令、学校保健安全法施行規則による法的根拠によって位置づけされていることを理解する。

3．チーム学校としての学校保健活動を理解し、それぞれの役割について学ぶ。

① 学校保健とは

1）学校保健の意義と構造

「学校保健とは、学校において、児童生徒等の健康の保持増進を図ること、集団教育としての学校教育活動に必要な健康や安全への配慮を行うこと、自己や他者の健康の保持増進を図ることができるような能力を育成することなど、学校における保健管理と保健教育である。」と文部科学省は示している。

このように学校保健とは、教育活動の場である学校において、主体となる児童生徒等や教職員の保健管理と保健教育の活動を含んだ総合的な概念である。

学校保健の目的は、①児童生徒等および教職員の健康の保持増進を図ること　②集団教育としての学校教育活動に必要な健康や安全への配慮を行うこと　③自己や他者の健康の保持増進を図ることができる能力の育成　としている。

これらの目的達成に対して、学校保健は保健教育、保健管理、保健組織との活動によって構成されている。その領域と内容を図1-1に示した。

保健教育には、学習指導要領による「各教科（体育、保健体育、生活、理科、家庭、技術・家庭）」、「特別の教科道徳」および「総合的な学習」などによる学習や、主に特別活動で行われる保健指導等で分けて行うことが示されている。

また、保健管理には、健康診断や健康相談などの対人管理と学校環境の管理などの対物管理に分けられる。

組織活動は、①学校内の教職員の組織による連携・協力体制の確立　②家庭との連携③地域の関係機関・団体との連携及び学校間の連携　④学校内、あるいは学外保健担当

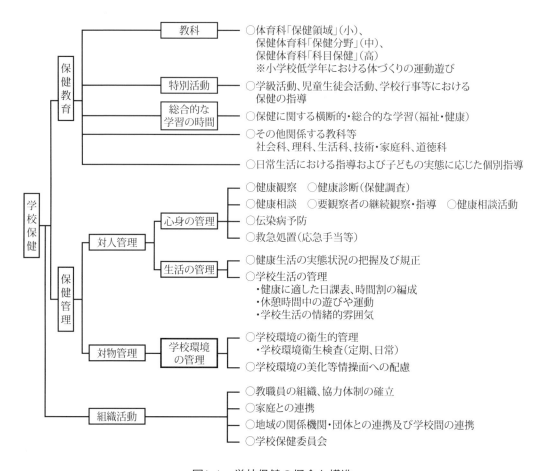

図1-1　学校保健の概念と構造

〔出典：平成29年度　学校保健全国連絡協議会資料．／小学校保健教育参考資料　改訂「生きる力」を育む小
学校保健教育の手引（平成31年）．p6.／中学校保健教育参考資料　改訂「生きる力」を育む中学校保健教
育の手引（令和２年）．p6. をもとに作成〕

者をも加え組織された学校保健委員会等が明記されているが、保健教育と保健管理が円
滑に遂行されるための活動である。

2）日本国憲法・教育基本法・学校教育法と学校保健

　我が国は法治国家である。教育の目的として教育基本法第１条に示された「心身とも
に健康な国民の育成」を掌る学校保健の活動は、日本国憲法はじめ関係する全ての法律
に則ったものであり、保障され、位置づけられている。ここでは、関連する法規を以下
表１-１で述べる。

　文中の下線の部分の文言は学校保健活動が大きく関わると考えられる。

表1-1　日本国憲法・教育基本法・学校教育法と学校保健に関する法律

---

(1)　**日本国憲法**（1946年11月3日公布 1947年5月3日施行）

第十一条【基本的人権】

国民は、すべての基本的人権の享有を妨げられない。この憲法が国民に保障する基本的人権は、侵すことのできない永久の権利として、現在及び将来の国民に与へられる。

第十三条【個人の尊重と公共の福祉】

すべて国民は、個人として尊重される。生命、自由及び幸福追求に対する国民の権利については、公共の福祉に反しない限り、立法その他の国政の上で、最大の尊重を必要とする。

第二十五条【生存権、国民生活の社会的進歩向上に努める国の義務】

1　すべて国民は、健康で文化的な最低限度の生活を営む権利を有する。

2　国は、すべての生活部面について、社会福祉、社会保障及び公衆衛生の向上及び増進に努めなければならない。

第二十六条【教育を受ける権利と受けさせる義務】

1　すべて国民は、法律（教育基本法第三条第二項）の定めるところにより、その能力に応じて、ひとしく教育を受ける権利を有する。

2　すべて国民は、法律（教育基本法第四条）の定めるところにより、その保護する子女に普通教育を受けさせる義務を負ふ。義務教育は、これを無償とする。

(2)　**教育基本法**（昭和22年3月31日法律第二十五号）

前文

　我々日本国民は、たゆまぬ努力によって築いてきた民主的で文化的な国家を更に発展させるとともに、世界の平和と人類の福祉の向上に貢献することを願うものである。

　我々は、この理想を実現するため、個人の尊厳を重んじ、真理と正義を希求し、公共の精神を尊び、豊かな人間性と創造性を備えた人間の育成を期するとともに、伝統を継承し、新しい文化の創造を目指す教育を推進する。（以下略）

第一条（教育の目的）

教育は、人格の完成をめざし、平和的な国家及び社会の形成者として、真理と正義を愛し、個人の価値をたつとび、勤労と責任を重んじ、自主的精神に充ちた心身ともに健康な国民の育成を期して行われなければならない。

第四条（教育の機会均等）

すべて国民は、ひとしく、その能力に応じた教育を受ける機会を与えられなければならず、人種、信条、性別、社会的身分、経済的地位又は門地によって、教育上差別されない。（略）

第六条（学校教育）

1　（略）。

2　前項の学校においては、教育の目標が達成されるよう、教育を受ける者の心身の発達に応じて、体系的な教育が組織的に行われなければならない。この場合において、教育を受ける者が、学校生活を営む上で必要な規律を重んずるとともに、自ら進んで学習に取り組む意欲を高めることを重視して行われなければならない。

第十条（家庭教育）

父母その他の保護者は、子の教育について第一義的責任を有するものであって、生活のために必要な習慣を身に付けさせるとともに、自立心を育成し、心身の調和のとれた発達を図るよう努めるものとする。

2　国及び地方公共団体は、家庭教育の自主性を尊重しつつ、保護者に対する学習の機会及び情

報の提供その他の家庭教育を支援するために必要な施策を講ずるよう努めなければならない。

第十一条（幼児教育）

幼児期の教育は生涯にわたる人格形成の基礎を培う重要なものであることにかんがみ、国および地方公共団体は、幼児の健やかな成長に資する良好な環境の整備その他適当な方法によって、その振興に努めなければならない。

第十三条（学校、家庭および地域住民等の相互の連携協力）

学校、家庭及び地域住民その他の関係者は、教育におけるそれぞれの役割と責任を自覚するとともに、相互の連携及び協力に努めるものとする。

(3) 文部科学省設置法（平成11年法律第96号）

第4条　文部科学省は、前条第1項の任務を達成するため、次に掲げる事務をつかさどる。

十二　学校保健（学校における保健教育及び保健管理をいう。）、学校安全（学校における安全教育及び安全管理をいう。）、学校給食及び災害共済給付（学校の管理下における幼児、児童、生徒及び学生の負傷その他の災害に関する共済給付をいう。）に関すること。

(4) 学校教育法（昭和22年3月31日　法律第二十六号）

第一条　この法律で、学校とは、幼稚園、小学校、中学校、義務教育学校、高等学校、中等教育学校、特別支援学校、大学及び高等専門学校とする。

第十二条　学校においては、別に法律で定めるところ*により、幼児、児童、生徒及び学生並びに職員の健康の保持増進を図るため、健康診断を行い、その他その保健に必要な措置を講じなければならない。

第三十七条　小学校には、校長、教頭、教諭、養護教諭及び事務職員を置かなければならない。

②　小学校には、前項に規定するもののほか、副校長、主幹教諭、指導教諭、栄養教諭その他必要な職員を置くことができる。

③　第一項の規定にかかわらず、副校長を置くときその他特別の事情のあるときは教頭を、養護をつかさどる主幹教諭を置くときは養護教諭を、特別の事情のあるときは事務職員を、それぞれ置かないことができる。

⑫　養護教諭は、児童の養護をつかさどる。

⑬　栄養教諭は、児童の栄養の指導及び管理をつかさどる。

(5) 学校教育法施行規則（昭和22年文部省令第11号）

第四十五条　小学校においては、保健主事を置くものとする。

2　前項の規定にかかわらず、第四項に規定する保健主事の担当する校務を整理する主幹教諭を置くときその他特別の事情のあるときは、保健主事を置かないことができる。

3　保健主事は、指導教諭、教諭又は養護教諭をもつて、これに充てる。

4　保健主事は、校長の監督を受け、小学校における保健に関する事項の管理に当たる。

* 「別に法律で定めるところ」とは学校保健安全法である。

② 学校保健の法律

1）学校保健法（昭和33年）

　「学校保健安全法」は、1958（昭和33）年に制定された「学校保健法」の改正されたものである。第二次世界大戦後以前から制定された学校保健関係の諸法規（身体検査規定、学校伝染病予防規程、学校清潔方法、学校医令、学校歯科医令等）を総合的に、また、当時の実態に合わせて作成されたものであるといえるものであって、内容として学校保健計画、学校環境衛生、健康診断、健康相談、伝染病の予防、学校保健技師、学校医、学校歯科医、学校薬剤師、保健室、保健所への連絡、学校病等に対する財政補助等について規定している。しかし、昭和から平成・令和に変わり、制定から60年以上経た結果、子どもたちの健康問題が多様化し、従来の保健管理に加え、保健教育や学校安全が求められるに至り、改正され「学校保健安全法」となった。

2）学校保健法と学校保健安全法との違い

　学校保健法と学校保健安全法が示す目的は以下の通りで、その違いは明らかである。

⑴　学校保健法（昭和33年）

　第一条（目的）　この法律は、学校における保健管理に関し必要な事項を定め、児童、生徒、学生及び幼児並びに職員の健康の保持増進を図り、もつて学校教育の円滑な実施とその成果の確保に資することを目的とする。

⑵　学校保健安全法（平成20年）

第1条（目的）

　この法律は、学校における児童生徒等及び職員の健康の保持増進を図るため、学校における保健管理に関し必要な事項を定めるとともに、学校における教育活動が安全な環境において実施され、児童生徒等の安全の確保が図られるよう、学校における安全管理に関し必要な事項を定め、もつて学校教育の円滑な実施とその成果の確保に資することを目的とする。

3）学校保健安全法

⑴　学校保健法等の一部を改正する法律の公布について（通知）（2008年7月9日）

　法律が公布されるにあたって、以下の通知が出され、子どもを取り巻く環境の変化から改正に至った状況が記されている。

学校保健法等の一部を改正する法律の公布について（通知）（2008年7月9日）

　　今回の改正は、メンタルヘルスに関する問題やアレルギー疾患を抱える児童生徒等の増加、児童生徒等が被害者となる事件・事故・災害等の発生、さらには、学校における食育の推進の観点から「生きた教材」としての学校給食の重要性の高まりなど、近年の児童生徒等の健康・安全を取り巻く状況の変化にかんがみ、学校保健及び学校安全に関して、地域の実情や児童生徒等の実態を踏まえつつ、各学校において共通して取り組まれるべき事項について規定の整備を図るとともに、学校の設置者並びに国及び地方公共団体の責務を定め、また、学校給食を活用した食に関する指導の充実を図る等の措置を講ずるものです。

⑵　学校保健安全法の概要

　学校保健安全法における改正した主な内容を示した（表1‐2）。

表1-2　学校保健法から学校保健安全法への改正内容

特に改正された事項	条　項	留　　意　　点
目的	第一条	学校安全の明示。
国及び地方公共団体の責務	第三条	国及び地方公共団体の財政上の措置その他の必要な施策を明示。
学校保健に関する学校の設置者の責務	第四条	学校の設置者は、当該学校の施設及び設備並びに管理運営体制の整備充実その他の必要な措置。
学校保健計画の策定等	第五条	含まれていた学校安全は26条から30条に新設されたが、年間計画は27条に別記。
学校環境衛生基準	第六条	文部科学大臣は、学校における換気、採光、照明、保温、清潔保持その他環境衛生に係る事項について、児童生徒等及び職員の健康を保護する上で維持されることが望ましい基準を定めるものとする。 2　学校の設置者は…学校の適切な環境の維持に努めなければならない。 3　校長は…遅滞なく、その改善のために必要な措置を講じ、…できないときは、当該学校の設置者に対し、その旨を申し出るものとする。
保健室	第七条	保健室の役割の明示。旧学校保健法では健康診断、健康相談、救急処置のみであったが、保健指導が明記され、養護教諭の職務の内容が明らかになった。
健康診断	第八条	健康相談の明示。
保健指導	第九条	養護教諭その他の職員は、相互に連携して、健康相談又は児童生徒等の健康観察による保健指導を行う。また、保護者の助言を明示。養護教諭を中心として、関係教職員の協力の下で実施されるべきことを規定。
地域の医療機関等との連携	第十条	学校においては、地域の医療機関その他の関係機関との連携を図るよう努めるものとする。
健康診断	第十一条	市（特別区を含む。以下同じ。）町村の教育委員会は、学校教育法第十七条第一項の規定により翌学年の初めから同項に規定する学校に就学させるべき者で、当該市町村の区域内に住所を有するものの就学に当たつて、その健康診断を行わなければならない。
	第十二条	市町村の教育委員会は、前条の健康診断の結果に基づき、治療を勧告し、保健上必要な助言を行い、及び学校教育法第十七条第一項に規定する義務の猶予若しくは免除又は特別支援学校への就学に関し指導を行う等適切な措置をとらなければならない。
	第十三条	（児童生徒等の健康診断） 学校においては、毎学年定期に、児童生徒等（通信による教育を受ける学生を除く。）の健康診断を行わなければならない。 2　学校においては、必要があるときは、臨時に、児童生徒等の健康診断を行うものとする。

7

特に改正された事項	条　項	留　　意　　点
	第十四条	学校においては、前条の健康診断の結果に基づき、疾病の予防処置を行い、又は治療を指示し、並びに運動及び作業を軽減する等適切な措置をとらなければならない。
	第十五条	（職員の健康診断） 学校の設置者は、毎学年定期に、学校の職員の健康診断を行わなければならない。 2　学校の設置者は、必要があるときは、臨時に、学校の職員の健康診断を行うものとする。
	第十六条	学校の設置者は、前条の健康診断の結果に基づき、治療を指示し、及び勤務を軽減する等適切な措置をとらなければならない。
	第十七条	（健康診断の方法及び技術的基準等） 健康診断の方法及び技術的基準については、文部科学省令で定める。 2　第十一条から前条までに定めるもののほか、健康診断の時期及び検査の項目その他健康診断に関し必要な事項は、前項に規定するものを除き、第十一条の健康診断に関するものについては政令で、第十三条及び第十五条の健康診断に関するものについては文部科学省令で定める。 3　前二項の文部科学省令は、健康増進法（平成十四年法律第百三号）第九条第一項に規定する健康診査等指針と調和が保たれたものでなければならない。
	第十八条	（保健所との連絡） 学校の設置者は、この法律の規定による健康診断を行おうとする場合その他政令で定める場合においては、保健所と連絡するものとする。
「伝染病」は「感染症」と改められた。	第十九条	第四節　感染症の予防 （出席停止） 校長は、感染症にかかつており、かかつている疑いがあり、又はかかるおそれのある児童生徒等があるときは、政令で定めるところにより、出席を停止させることができる。 ┌─────────────────────────────┐ 旧学校保健法では（出席停止） 第十二条　校長は、伝染病にかかつており、かかつておる疑いがあり、又はかかるおそれのある児童、生徒、学生又は幼児があるときは、政令で定めるところにより、出席を停止させることができる。 └─────────────────────────────┘

特に改正された事項	条　項	留　　意　　点
新たに記述された学校安全関係	第二十六条	（学校安全に関する学校の設置者の責務） 学校の設置者は、児童生徒等の安全の確保を図るため、その設置する学校において、事故、加害行為、災害等（以下この条及び第二十九条第三項において「事故等」という。）により児童生徒等に生ずる危険を防止し、及び事故等により児童生徒等に危険又は危害が現に生じた場合（同条第一項及び第二項において「危険等発生時」という。）において適切に対処することができるよう、当該学校の施設及び設備並びに管理運営体制の整備充実その他の必要な措置を講ずるよう努めるものとする。
	第二十七条	（学校安全計画の策定等） 学校においては、児童生徒等の安全の確保を図るため、当該学校の施設及び設備の安全点検、児童生徒等に対する通学を含めた学校生活その他の日常生活における安全に関する指導、職員の研修その他学校における安全に関する事項について計画を策定し、これを実施しなければならない。
	第二十八条	（学校環境の安全の確保） 校長は、当該学校の施設又は設備について、児童生徒等の安全の確保を図る上で支障となる事項があると認めた場合には、遅滞なく、その改善を図るために必要な措置を講じ、又は当該措置を講ずることができないときは、当該学校の設置者に対し、その旨を申し出るものとする。
	第二十九条	（危険等発生時対処要領の作成等） 学校においては、児童生徒等の安全の確保を図るため、当該学校の実情に応じて、危険等発生時において当該学校の職員がとるべき措置の具体的内容及び手順を定めた対処要領（次項において「危険等発生時対処要領」という。）を作成するものとする。 2　校長は、危険等発生時対処要領の職員に対する周知、訓練の実施その他の危険等発生時において職員が適切に対処するために必要な措置を講ずるものとする。 3　学校においては、事故等により児童生徒等に危害が生じた場合において、当該児童生徒等及び当該事故等により心理的外傷その他の心身の健康に対する影響を受けた児童生徒等その他の関係者の心身の健康を回復させるため、これらの者に対して必要な支援を行うものとする。この場合においては、第十条の規定を準用する。
	第三十条	（地域の関係機関等との連携） 学校においては、児童生徒等の安全の確保を図るため、児童生徒等の保護者との連携を図るとともに、当該学校が所在する地域の実情に応じて、当該地域を管轄する警察署その他の関係機関、地域の安全を確保するための活動を行う団体その他の関係団体、当該地域の住民その他の関係者との連携を図るよう努めるものとする。

③ 学校保健の歴史

　「学校保健」の歴史は、1872（明治5）年「学制」に始まった学校教育の変遷とともに教育制度が整えられてきた。学校保健は「学校衛生」と呼ばれていたが、「伝染病の予防」、「学校環境の整備」、体長・体重・臀囲・胸囲・指極・力量・握力・肺量を測定する「活力検査」等の「健康管理」や「健康教育」が実施され、子どもたちの発育発達を推進するため、健康管理・健康教育が進められてきた。

　学校医の制度は1898（明治31）年勅令として公布され、全国の公立小学校1名ずつの学校医を置くことを国の制度として定めた。職務の内容は学校の環境衛生的監視と身体検査の実施に主体がおかれており、治療に関することは全く除かれていた。

　1905（明治38）年学校医の助手として学校看護婦が全国で初めて採用された。

　1920（大正9）年、学校保健の向上発展と学校保健行政への協力を目的とし発足した「帝国学校衛生会」は、現在の学校保健会の先駆けである。

　1941（昭和16）年、国民学校令が出され、これまでの尋常小学校、高等小学校は国民学校と改称された。学校看護婦は養護訓導と法制化し、1941（昭和16）年に設置され、1943（昭和18）年には、国民学校令を改正して、教育職員として、学校に必置となった。また、同年養護訓導による特別検査として中学校及び国民学校修了就職予定者を対象に、国庫補助によってツベルクリン反応・エックス線・赤血球沈降速度・細菌検査を含む特別身体検査が実施され、ツベルクリン反応陰性者に対しては翌1942（昭和17）年からBCGの接種が実施されることとなった。1944（昭和19）年には「教職員と学童の両者を含めた学校身体検査国民学校」令による、全学校に年1回以上の結核検査を義務づけるようになった。

　第二次世界大戦後は、新憲法教育基本法及び学校教育法等の試案が具体化されていった。教育の変革のなか、「学校衛生」は「学校保健」と呼ばれ、子どもたちの発育発達を推進する健康管理・健康教育が進められ、今日の「学校保健」が築かれてきた。

　1958（昭和33）年学校保健法が制定され、同年小学校学習指導要領が全面的に改正され、「保健に関する事項の指導は、各教科・道徳・特別教育活動、及び学校行事等の教育活動全体を通じて行うものとすること。」となった。

　この健康を推進する学校保健の構想は、児童生徒・教師・校長・PTAらが参加する学校保健委員会が設置され、この調整役として各学校には保健主事が置かれることとなった。

　2009（平成21）年には学校保健法が改正され、「学校保健安全法」となった。

　2015（平成27）年「チームとしての学校のあり方と今後の改善方策について」（中央教育審議会答申）では、子ども達の複雑かつ困難な課題解決に向けて学校の職員に加え多様な背景を有する専門家が学校運営に参画することで学校の教育力・組織力を高めることが求められている。さらに家庭、地域等が連携・協働して取り組むことが重要になっており、生涯保健における学校保健と地域保健との取組の重要性を示している。

　2020（令和2）年3月、新型コロナウイルス感染症の対応として全国の学校で臨時休業の措置が取られた。その状況の中、学校保健安全法には新たな通知が文部科学省から多数出され、学校保健活動に変更があり、学校教育に大きな影響が生じた。児童生徒の健全な発育発達を見守る必要がある。

④ 学校保健の担当者

　学校教育法第37条には「小学校には、校長、教頭、教諭、養護教諭及び事務職員を置かなければならない。」また、2項には「小学校には、前項に規定するもののほか、副校長、主幹教諭、指導教諭、栄養教諭その他必要な職員を置くことができる。」と明記されている。

　学校保健を担当する職員は、校長、保健主事、養護教諭、教諭（学級担任、保健体育担任）、栄養教諭、生徒主事、学校医・学校歯科医・学校薬剤師、スクールカウンセラー、スクールソーシャルワーカー等である。

　学校保健は「チーム学校」として学校長のリーダーシップのもと全職員によって展開されるものである。

1）校長・副校長・教頭

　学校教育法第37条4項に「校長は、校務をつかさどり、所属職員を監督する。」とある。

　学校保健安全法による学校保健における校長の役割については、学校教育法第37条4項の他、第6条3項に「校長は、学校環境衛生基準に照らし、学校の環境衛生に関し適正を欠く事項があると認めた場合には、遅滞なく、その改善のために必要な措置を講ずる」ことが定められている。

　また、第19条には「校長は、感染症にかかつており、かかつている疑いがあり、又はかかるおそれのある児童生徒等があるときは、政令で定めるところにより、出席を停止させることができる」と記されている。

　さらに、第27条には「学校においては、児童生徒等の安全の確保を図るため、当該学校の施設及び設備の安全点検、児童生徒等に対する通学を含めた学校生活その他の日常生活における安全に関する指導、職員の研修その他学校における安全に関する事項について計画を策定し、これを実施しなければならない。」、第28条には「校長は、当該学校の施設又は設備について、児童生徒等の安全の確保を図る上で支障となる事項があると認めた場合には、遅滞なく、その改善を図るために必要な措置を講じ、（以下略）」、また第29条2項では「校長は、危険等発生時対処要領の職員に対する周知、訓練の実施その他の危険等発生時において職員が適切に対処するために必要な措置を講ずるもの」と定められ、危機管理マニュアルの作成と、危機管理の際には必要な措置を講じた対応が示されている。

　これらの他に、第31条では「学校の設置者は、他の法律に特別の定めがある場合のほか、この法律に基づき処理すべき事務を校長に委任することができる。」とされ、設置者から事務的処理の委任をされている。

　第5条では「学校においては、児童生徒等及び職員の心身の健康の保持増進を図るため、児童生徒等及び職員の健康診断、環境衛生検査、児童生徒等に対する指導その他保健に関する事項について計画を策定し、これを実施しなければならない。」あるいは、第27条では「学校においては、児童生徒等の安全の確保を図るため、当該学校の施設及び設備の安全点検、児童生徒等に対する通学を含めた学校生活その他の日常生活における安全に関する指導、職員の研修その他学校における安全に関する事項について計画を策定し、これを実施しなければならない。」とされている。

　このように、学校保健は、「学校における児童生徒等及び職員の健康の保持増進を図るため、学校における保健管理・保健教育」及び「学校における教育活動が安全な環境において実施され、児童生徒等の安全の確保が図られるよう、学校における安全管理」等の学校保健活動を円滑に推進するためのものである。その成果の確保のために、学校長は、リーダーシップを発揮し、総括責任者としての役割を果たさなくてはならない。

2）保健主事

　保健主事は、学校教育法施行規則（昭和22年文部省令第11号）第45条　小学校においては、保健主事を置くものと規定され、また、3項には、保健主事は、指導教諭、教諭又は養護教諭をもって、これに充てる。さらに、4項では、保健主事は、校長の監督を受け、小学校における保健に関する事項の管理にあたる。（中学校、高等学校、中等教育学校、特別支援学校等にもそれぞれ準用）と明記されている。文部科学省による「保健主事のための実務ハンドブック」では、保健主事の役割として以下の事項があげられている。

　保健主事は、学校における保健に関する事項の管理にあたり、すべての教職員が学校保健活動に関心を持ち、それぞれの役割を円滑に遂行できるようにすることが重要である。そのためには保健主事は、「学校保健と学校全体の活動との調整」、「学校保健計画の作成と実施」、「学校保健に関する組織活動の推進」など学校保健に関する管理にあたる。

　また、保健主事に求められるマネージメントには、「学校保健活動のマネージメント」「保健主事と組織」「保健主事とリーダーシップ」等を挙げている。

「学校保健活動のマネージメント」では、学校保健活動を計画的に、また、保健主事としてのリーダーシップを発揮した組織的な活動を実践し、学校内のみでなく、外部の地域社会や関係機関との連携した学校保健活動の展開がなされることが求められる。

3）養護教諭

養護教諭は、学校教育法第37条第12項で「養護教諭は、児童の養護をつかさどる」と規定されている。養護教諭の主な役割は、1972（昭和47）年及び1997（平成9）年の保健体育審議会で、救急処置、健康診断、疾病予防などの保健管理、保健教育、健康相談、保健室経営、保健組織活動があげられている。

また、学校保健安全法では、第9条に、健康観察、健康相談、保健指導が明記された。1995（平成7）年学校教育法施行規則の改正に伴い保健主事も充てることになった。さらに1998（平成10）年教育免許法の改正により、養護教諭が保健の授業を担当する（兼職発令）の制度的措置が取られ、2000（平成12）年学校教育法施行規則の改正により、管理職の登用もできることとなった。

学校安全法第7条に「学校には、健康診断、健康相談、保健指導、救急処置その他の保健に関する措置を行うため、保健室を設けるものとする」と明記された。養護教諭は保健室を拠点として、保健室経営を行い、保健センターとして組織的に学校保健を展開している。

4）体育・保健担当教員・学級担任・教科担任

学校保健は、養護教諭や保健主事、学級担任、教科担任等全教職員によって展開されるものである。体育・保健担当教員は学習指導要領に則り学習を実施し、学級担任・教科担任は、児童生徒らの健康観察や健康情報から問題を早期発見し、連携して保健指導を行ったりして保健管理や保健教育を推進する役割がある。

5）学校栄養教諭

栄養教諭は、学校教育法第37条2項「小学校には、前項に規定するもののほか、副校長、主幹教諭、指導教諭、栄養教諭その他必要な職員を置くことができる。」、また、13項「栄養教諭は、児童の栄養の指導及び管理をつかさどる。」と規定されている。

2004（平成16）年の中央教育審議会において「食に関する指導体制の整備について」が答申され、翌2005（平成17）年から学校に栄養教諭が配置されている。また、文部省

局長通知（1986（昭和61）年）「学校栄養職員の職務内容について」において学校栄養職員の職務は規定されて、「学校給食に関する基本計画への参画」「栄養管理」「学校給食指導」「衛生管理」「検食」「物資管理」「調査研究」などの職務内容が通知された。

6）学校医・学校歯科医・学校薬剤師

　学校保健安全法第23条では「学校には、学校医を置くものとする。」、2項には「大学以外の学校には、学校歯科医及び学校薬剤師を置くものとする。」と明記されている。4項では「学校医、学校歯科医及び学校薬剤師は、学校における保健管理に関する専門的事項に関し、技術及び指導に従事する。」、5項では「学校医、学校歯科医及び学校薬剤師の職務執行の準則は、文部科学省令で定める。」と規定され、学校保健安全法施行規則第22条で学校医、第23条で学校歯科医、第24条では学校薬剤師の職務について規定されている。学校医・学校歯科医・学校薬剤師は学校三師と呼ばれ、学校保健を担当す

表1-3　学校保健安全法施行規則に基づく学校医・学校歯科医・学校薬剤師の職務

学　校　医	学校歯科医	学校薬剤師
1　学校保健計画及び学校安全計画の立案に参与すること。	1　学校保健計画及び学校安全計画の立案に参与すること。	1　学校保健計画及び学校安全計画の立案に参与すること。
		2　第一条の環境衛生検査に従事すること。
2　学校の環境衛生の維持及び改善に関し、学校薬剤師と協力して、必要な指導及び助言を行うこと。		3　学校の環境衛生の維持及び改善に関し、必要な指導及び助言を行うこと。
3　法第八条の健康相談に従事すること。	2　法第八条の健康相談に従事すること。	4　法第八条の健康相談に従事すること。
4　法第九条の保健指導に従事すること。	3　法第九条の保健指導に従事すること。	5　法第九条の保健指導に従事すること。
5　法第十三条の健康診断に従事すること。	4　法第十三条の健康診断のうち歯の検査に従事すること。	6　学校において使用する医薬品、毒物、劇物並びに保健管理に必要な用具及び材料の管理に関し必要な指導及び助言を行い、及びこれらのものについて必要に応じ試験、検査又は鑑定を行うこと。
6　法第十四条の疾病の予防処置に従事すること。	5　法第十四条の疾病の予防処置のうち齲歯その他の歯疾の予防処置に従事すること。	

学　校　医	学校歯科医	学校薬剤師
7　法第二章第四節の感染症の予防に関し必要な指導及び助言を行い、並びに学校における感染症及び食中毒の予防処置に従事すること。		7　前各号に掲げるもののほか、必要に応じ、学校における保健管理に関する専門的事項に関する技術及び指導に従事すること。
8　校長の求めにより、救急処置に従事すること。		
9　市町村の教育委員会又は学校の設置者の求めにより、法第十一条の健康診断又は法第十五条第一項の健康診断に従事すること。	6　市町村の教育委員会の求めにより、法第十一条の健康診断のうち歯の検査に従事すること。	
10　前各号に掲げるもののほか、必要に応じ、学校における保健管理に関する専門的事項に関する指導に従事すること。	7　前各号に掲げるもののほか、必要に応じ、学校における保健管理に関する専門的事項に関する指導に従事すること。	
学校医執務記録簿に記入して校長に提出するものとする。	学校歯科医は、前項の職務に従事したときは、その状況の概要を学校歯科医執務記録簿に記入して校長に提出するものとする。	学校薬剤師は、前項の職務に従事したときは、その状況の概要を学校薬剤師執務記録簿に記入して校長に提出するものとする。

〔出典：文部科学省「学校保健安全法」岡本改変〕

る非常勤職員である。

7）スクールカウンセラー

　近年、いじめや不登校、あるいは大地震や豪雨による被災など心の不安を訴える児童生徒が増加するなど様々な問題が生じている。また、児童生徒ばかりでなく、保護者の抱える悩みを受け止め、学校におけるカウンセリング機能の充実を図るため、臨床心理に専門的な知識・経験を有する「心の専門家」として臨床心理士などの活用の必要が生じてきた。

　このため、文部科学省では、1995（平成7）年度から、「心の専門家」として臨床心理士などをスクールカウンセラーとして全国に配置した。

スクールカウンセラーは、教育相談を円滑に進めるために以下の役割を果たしている。

① 児童生徒に対する相談・助言

② 保護者や教職員に対する相談（カウンセリング、コンサルテーション）

③ 校内会議等への参加

④ 教職員や児童生徒への研修や講話

⑤ 相談者への心理的な見立てや対応

⑥ ストレスチェックやストレスマネジメント等の予防的対応

⑦ 事件・事故等の緊急対応における被害児童生徒の心のケア

スクールカウンセラーが相談にあたる児童生徒の相談内容は、不登校に関することが最も多いが、いじめ、友人関係、親子関係、学習関係等多岐にわたっており、近年は、発達障害、精神疾患、リストカット等の自傷やその他の問題行動などますます多様な相談に対応する必要性が生じている。

スクールカウンセラーの業務は、児童生徒に対する相談のほか、保護者及び教職員に対する相談、教職員等への研修、事件・事故等の緊急対応における被害児童生徒の心のケアなど、ますます多岐にわたっており、学校の教育相談体制に大きな役割を果たしている。

8）スクールソーシャルワーカー

いじめ、不登校、暴力行為、児童虐待など、児童生徒の問題行動等については、極めて憂慮すべき状況にあり、教育上の大きな課題である。こうした児童生徒の問題行動等の状況や背景には、児童生徒の心の問題とともに、家庭、友人関係、地域、学校等の児童生徒が置かれている環境の問題が複雑に絡み合っているものと考えられる。したがって、児童生徒が置かれている様々な環境に着目して働きかけることができる人材や、学校内あるいは学校の枠を越えて、関係機関等との連携をより一層強化し、問題を抱える児童生徒の課題解決を図るためのコーディネーター的な存在が、教育現場において求められているところである。

このため、文部科学省では2008（平成20）年教育分野に関する知識に加えて、社会福祉等の専門的な知識や技術を有するスクールソーシャルワーカーを活用し、問題を抱えた児童生徒に対し、当該児童生徒が置かれた環境へ働きかけたり、関係機関等とのネットワークを活用したりするなど、多様な支援方法を用いて、課題解決への活用を図っていくこととする。

なお、スクールソーシャルワーカーの資質や経験に違いが見られること、児童生徒が置かれている環境が複雑で多岐にわたることなどから、必要に応じて、スクールソーシャルワーカーに対し適切な援助ができるスーパーバイザーを配置する。

〈スクールソーシャルワーカーの職務内容等〉

　教育と福祉の両面に関して、専門的な知識・技術を有するとともに、過去に教育や福祉の分野において、活動経験の実績等がある者

① 問題を抱える児童生徒が置かれた環境への働きかけ

② 関係機関等とのネットワークの構築、連携・調整

③ 学校内におけるチーム体制の構築、支援

④ 保護者、教職員等に対する支援・相談・情報提供

⑤ 教職員等への研修活動　等

引用参考文献

１）文部科学省審議会「生涯にわたる心身の健康の保持増進のための今後の健康に関する教育及び
　　スポーツの振興の在り方について（答申）1997

２）文部科学省「保健主事のためのハンドブック」平成22年

３）文部科学省「スクールカウンセラーについて」

　　https://www.mext.go.jp/b_menu/shingi/chousa/shotou/066/gaiyou/attach/1369846.htm

４）文部科学省「スクールソーシャルワーカーについて」

　　https://www.mext.go.jp/b_menu/shingi/chousa/shotou/046/shiryo/attach/1376332.htm

第2章 子どもの発育・発達

学習の目標

1．発達区分における身体発育の特徴を理解する。

2．身体発育の現状を理解する。

3．子どもの心の発達課題を理解する。

① 身体の発育・発達

1）成長と発達

　子どもの身体的変化を表す言葉には、「成長」「発達」「発育」がある。

　子どもの最大の特徴は「常に成長発達」し、「できることが増えていく」ことであり、その過程は「成長」と「発達」または心と体の変化が複雑に絡み合う現象である。

　「成長」とは身体が量的に変化していくことを指す。つまり身体の全体、又は部分の大きさの増大に関して用いられる。例えば身長ののびや体重が増加することがこれに該当する。

　「発達」とは、身体機能や運動機能などの身体的、知的、心理・社会的な諸機能が分化し、互いに関連しながら全体として質的変化を遂げるプロセスに該当する。つまり、心身の機能が成熟に向かって変化することを指す。言語の獲得や社会性などの行動的な発達を含んでいる。

　人の成長することを表し、発達は成長と比較してより広い意味を持つとされている。

　「発育」とは成長、発達の相互的な用語として、あるいは両方を含んだ概念として使用される。発育は成長と同義語として使う場合と、成長と発達をあわせたものとして使用する場合がある。しかし子どもの成長を見ていくときにはこれらを個々に見ていくのではなく、発育、発達の両面から総合的に見ていき、子どもの健康状態を把握することが大切である。

2）学校における児童生徒の発育・発達の考え方

　1997（平成9）年の保健体育審議会答申にはヘルスプロモーションの考え方が取り入れられ、児童生徒に「生きる力」をはぐくむことが理念として掲げられた。また2008（平成20）年の中央教育審議会答申ではWHOが提唱する「学校を健康づくりの拠点とし、その機能が高められる組織体としてのヘルスプロモーティング・スクール」の考え方が取り入れられ学校全体で学校保健活動に取り組む体制を整備する必要性が示された。

　このことは、「生きる力」を育む教育の基本は「健康」「からだ」であり、学校保健において、子どもたちの発育・発達は重大な課題であることを示している。そのために学校においては管理職をはじめすべての教職員全員が児童生徒の発育・発達に関して正しい共通の認識を持ち、成長発達途上にある児童生徒の支援を組織的に行っていく必要がある。

3）スキャモンの発育曲線

　発育・発達は連続性であるが、発育の時期や速度は体の部分によって異なり、一定ではなく、それぞれの臓器が特有の速度で発育する。

　生まれてからの発育・発達のプロセスを表したものとしてスキャモンの発達曲線がよく知られている。

　スキャモン（Scammon、R. E. 1930）の発育曲線は身体各部分の組織が様々な時期に起こっている発育現象を4つの発育パターンに分けて曲線で表したものである。それぞれの曲線は一般型、神経型、リンパ型、生殖型と呼ばれ、生下時を0％、20歳の時を100％とした場合の各年齢における発育状況の割合を示しており、生下時から20歳に至るまでの全増加量に対して百分率で表されている（図2-1）。

一　般　型：骨格筋系、呼吸器系、心臓血管系、消化器系などのそれぞれの組織、器官の発育だけでなく、身長、体重などの身体全体の発育を表している。発育パターンはS字状を示しており成人に達するまで徐々に発達成長していくが、特に出生直後から乳幼児期と思春期にもっとも進む。

神　経　型：脳・神経系の構造的変化のみでなく、視覚、聴覚などの知覚神経や運動神経などの神経系全般の機能的な発達をあらわしている。発育パターンは、運動機能の獲得と同様に幼児期に顕著な発育がみられ、ほぼ6歳までに成人の約80〜90％程度まで到達し、その後は緩やかな安定した増加を示す。

リンパ型：リンパ腺や胸腺、扁桃などの免疫系にかかわる組織、器官の発育を表している。

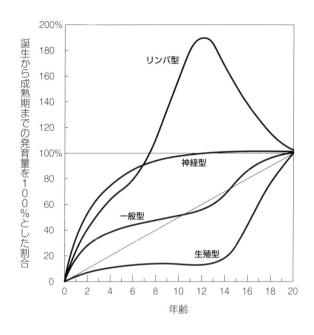

図2-1　Scammonの発育曲線

　　　リンパ組織は他の発育パターンとは異なる推移を示し、乳幼児期から急激な
　　発育を示し、学童期後半の11歳から13歳にかけて成人を上回り、約２倍程度
　　まで達する。その後は免疫力の獲得とともに減少する。
生 殖 型：生殖機能の発達と成熟を表すものであり、第二次性徴が始まる思春期に睾丸、
　　　　　精巣、卵巣、子宮などの生殖器の発育が進み、急激な発育がみられる。成人
　　　　　に近づくにつれて完成していく。

４）各期における発育・発達の特徴

⑴　子どもの発達段階区分

　子どもの発達は胎生期から始まり、新生児期（出生後の４週間）、乳児期（出生より
１年）、幼児期（小学校入学まで）、学童期（児童期：小学校在学期間）、青年期（12歳
以後22歳頃まで）に区分される。

⑵　発達段階の特徴の概観

出 生 前：母体内で各器官の分化が進み、母体外の環境に適応できるよう発育が進んで
　　　　　いく。胎児と母親間での栄養面や情緒面での相互作用が始まる。
新生児期：母体内の環境から出生後の母体外での新たな環境に適応することが重要な課

題である。身体的な変化、生理機能の変化にも気を配る必要がある。

乳　児　期：第一発育急進期とも呼ばれ、発育量の急激な増加がみられ、著しく成長する時期である。この時期は発育とともに運動機能の獲得が始まり、首が座る→寝返りをうつ→ハイハイができる→お座りができる→つかまり立ちができる→二足歩行へとつながっていく。これら粗大運動のみでなく物をつかむなどの微細運動も可能となり、顕著な機能的発達がみられる。また他者との信頼関係を形成する基盤を築く重要な時期である。

幼　児　期：乳児期と比較して速度は緩やかであるが、精神、運動機能は目覚ましく発達する。運動機能に関しては走る、ける、飛ぶ、投げるなどの機能を獲得する。健康に生きていくために必要な基本的生活習慣を確立する時期でもある。

学　童　期：小学校就学後から卒業するまでの時期。身体発育から見ると乳幼児期や次に訪れる思春期と比較して劇的な変化は少なく、安定した時期であり、穏やかな発育の時期である。この時期は骨格筋のみでなく心臓などの内部臓器も発達し、体格形成が穏やかに進んでいく。またこの時期は乳歯から永久歯に生え変わる時期でもあり、子どもたちは大人へと近づいたと感じとることができ、歯科保健教育にとって大切な時期でもある。

青年期（思春期）：子どもから成人への移行期。幼児期と同じように急速な身体的成長を遂げる時期であり、第二発育急進期とも呼ばれており、この急激な増加は思春期発育スパートと呼ばれている。また第二次性徴が出現し、女子では初経発来、男子では精通現象がみられ、このほか陰毛の発生、声変わり、女子では乳房の発達などがあり、周りの変化と自分自身の体の変化に驚きと戸惑いを感じる時期でもある。

5）子どもの身体発育の現状

　我が国の子どもの発育は戦後急速に伸び、1970年ころまでには身長、体重、座高、胸囲ともに毎年過去最高値を示してきた（胸囲、座高は現在は定期健康診断では測定していない）。しかし近年では学校保健統計調査において、横ばい、または低下傾向がみられるようになってきた。

　身長の平均値の推移をみると、平成10年度から18年度あたりをピークにその後横ばい傾向にある。令和元年度の男子の身長は7歳、10歳、12歳、13歳及び14歳で前年度よりわずかに高くなっている。その後の年齢では前年度と同じ数値になっている。女子は10

歳、15歳、16歳及び17歳で前年度よりわずかに高くなっているが、7歳、11歳、13歳及び14歳では前年度の同年齢よりわずかに低くなっている。

　男子、女子ともに昭和23年度以降伸びる傾向になったが、平成6年度から13年度あたりにピークを迎えその後概ね横ばい傾向となっている（表2-1、図2-2）。

　また体重に関しても男女ともに昭和23年以降増加傾向にあったが、平成10年度から18

表2-1　年齢別　身長の平均値　　　　　　　　　　　　(cm)

区　　分			令和３年度 A	令和元年度 B	前々年度差 A－B	平成元年度 C（親の世代）	世代間差 A－C
男	幼稚園	5歳	111.0	110.3	△0.3	110.8	△0.8
	小学校	6歳	116.7	116.5	0.2	116.7	0.0
		7	122.6	122.6	0.0	122.5	0.1
		8	128.3	128.1	0.2	127.9	0.4
		9	133.8	133.5	0.3	133.3	0.5
		10	139.3	139.0	0.3	138.3	1.0
		11	145.9	145.2	0.7	144.3	1.6
	中学校	12歳	153.6	152.8	0.8	151.3	2.3
		13	160.6	160.0	0.6	158.6	2.0
		14	165.7	165.4	0.3	164.4	1.3
	高等学校	15歳	168.6	168.3	0.3	167.8	0.8
		16	169.8	169.9	△0.1	169.6	0.2
		17	170.8	170.6	0.2	170.5	0.3
女	幼稚園	5歳	110.1	109.4	0.7	110.0	0.1
	小学校	6歳	115.8	115.6	0.2	116.0	△0.2
		7	121.8	121.4	0.4	121.8	0.0
		8	127.6	127.3	0.3	127.3	0.3
		9	134.1	133.4	0.7	133.1	1.0
		10	140.9	140.2	0.7	139.5	1.4
		11	147.3	146.6	0.7	146.1	1.2
	中学校	12歳	152.1	151.9	0.2	151.4	0.7
		13	155.0	154.8	0.2	154.8	0.2
		14	156.5	156.5	0.0	156.4	0.1
	高等学校	15歳	157.3	157.2	0.1	157.1	0.2
		16	157.7	157.7	0.0	157.6	0.1
		17	158.0	157.9	0.1	157.8	0.2

(注)　1．年齢は、各年4月1日現在の満年齢である。以下の各表において同じ。
　　　2．網掛け部分は、5～17歳のうち前年度差及び世代間差の男女それぞれの増加分の最大値を示す。
　　　3．「△」は減少を示す。以下の各表において同じ。
〔出典：文部科学省（2020）学校保健統計調査－令和元年度（確定値）の結果の概要　2．調査結果の概要
https://www.mext.go.jp/content/20200319-mxt_chousa01-20200319155353_1-3.pdf、p1（2020.12.15アクセス）、
文部科学省（2023）学校保健統計調査－令和3年度（確報値）の結果の概要
https://www.mext.go.jp/content/20221125-mxt_chousa01-000023558.pdf、p4（2023.9.30アクセス）を元に作成〕

年度あたりをピークに、その後減少もしくは横ばい傾向にある。

　令和元年の男子の体重７歳、８歳及び10歳から17歳で前年度の同年齢よりわずかに増加している。５歳、６歳及び９歳では前年度と同じ数値になっている。

　女子では５歳、８歳、10歳及び12歳から17歳で前年度の同年齢よりわずかに増加している。６歳、７歳及び９歳では前年度と同じ数値となっている（表２-２、図２-３）。

表2-2　年齢別　体重の平均値　　　　　　　　　　　　（kg）

区　　　分			令和３年度 A	令和元年度 B	前々年度差 A－B	平成元年度 C（親の世代）	世代間差 A－C
男	幼稚園	5歳	19.3	18.9	0.4	19.3	0.0
	小学校	6歳	21.7	21.4	0.3	21.5	0.2
		7	24.5	24.2	0.3	24.0	0.5
		8	27.7	27.3	0.4	27.0	0.7
		9	31.3	30.7	0.6	30.3	1.0
		10	35.1	34.4	0.7	33.7	1.4
		11	39.6	38.7	0.9	37.9	1.7
	中学校	12歳	45.2	44.2	1.0	43.4	1.8
		13	50.0	49.2	0.8	48.7	1.3
		14	54.7	54.1	0.6	54.1	0.6
	高等学校	15歳	59.0	58.8	0.2	58.7	0.3
		16	60.5	60.7	△0.2	60.6	△0.1
		17	62.4	62.5	△0.1	62.0	0.4
女	幼稚園	5歳	19.0	18.6	0.4	18.9	0.1
	小学校	6歳	21.2	20.9	0.3	21.0	0.2
		7	23.9	23.5	0.4	23.6	0.3
		8	27.0	26.5	0.5	26.4	0.6
		9	30.6	30.0	0.6	29.8	0.8
		10	35.0	34.2	0.8	33.9	1.1
		11	39.8	39.0	0.8	38.7	1.1
	中学校	12歳	44.4	43.8	0.6	43.8	0.6
		13	47.6	47.3	0.3	47.4	0.2
		14	50.0	50.1	△0.1	50.0	0.0
	高等学校	15歳	51.3	51.7	△0.4	51.9	△0.6
		16	52.3	52.7	△0.4	52.5	△0.2
		17	52.5	53.0	△0.5	52.6	△0.1

（注）網掛け部分は、５～17歳のうち前年度差及び世代間差の男女それぞれの増加分の最大値を示す。
〔出典：文部科学省（2020）学校保健統計調査－令和元年度（確定値）の結果の概要　２．調査結果の概要
　https://www.mext.go.jp/content/20200319-mxt_chousa01-20200319155353_1-3.pdf、p1（2020.12.15アクセス）、
　文部科学省（2023）学校保健統計調査－令和３年度（確報値）の結果の概要
　https://www.mext.go.jp/content/20221125-mxt_chousa01-000023558.pdf、p4（2023.9.30アクセス）を元に作成〕

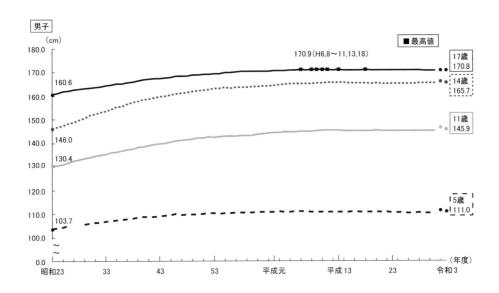

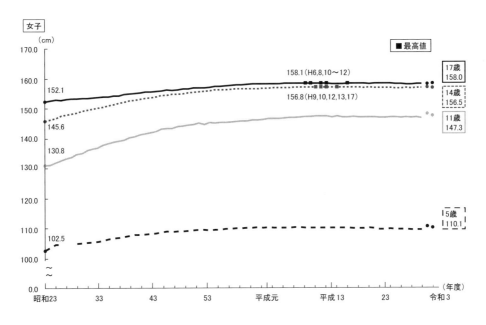

（注）幼稚園については、昭和27年度及び昭和28年度は調査していない。

図2-2　身長の平均値の推移

〔出典：文部科学省（2023）学校保健統計調査－令和3年度（確報値）の結果の概要
https://www.mext.go.jp/content/20221125-mxt_chousa01-000023558.pdf、p5（2023.9.30アクセス）〕

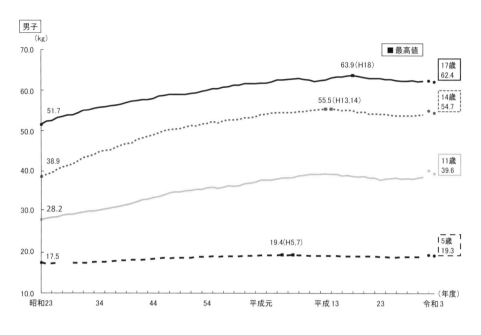

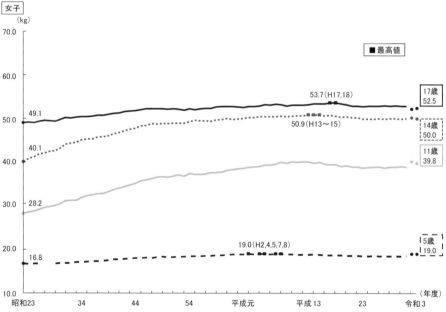

（注）幼稚園については、昭和27年度及び昭和28年度は調査していない。

図2-3　体重の平均値の推移

〔出典：文部科学省（2023）学校保健統計調査－令和3年度（確報値）の結果の概要
https://www.mext.go.jp/content/20221125-mxt_chousa01-000023558.pdf、p6（2023.9.30アクセス）〕

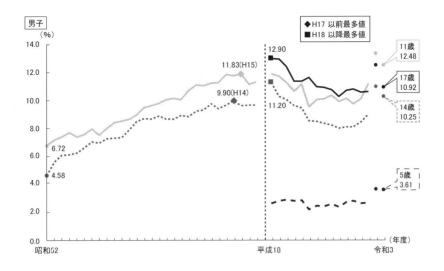

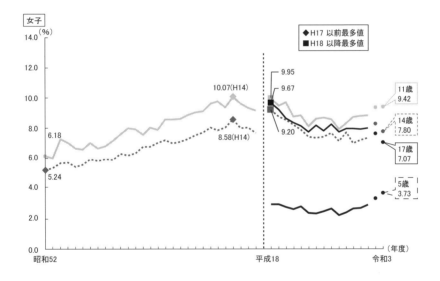

（注）　1．平成18年度から肥満・痩身傾向児の算出方法を変更しているため、平成17年度
　　　　　までの数値と単純な比較はできない。
　　　　2．5歳及び17歳は、平成18年度から調査を実施している。次の図においても同じ。

図2-4　肥満傾向児の出現率の推移

〔出典：文部科学省（2023）学校保健統計調査－令和3年度（確報値）の結果の概要
https://www.mext.go.jp/content/20221125-mxt_chousa01-000023558.pdf、p7（2023.9.30アクセス）〕

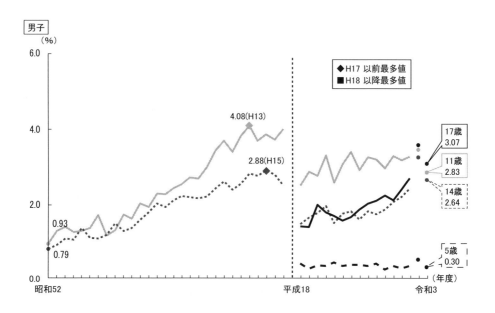

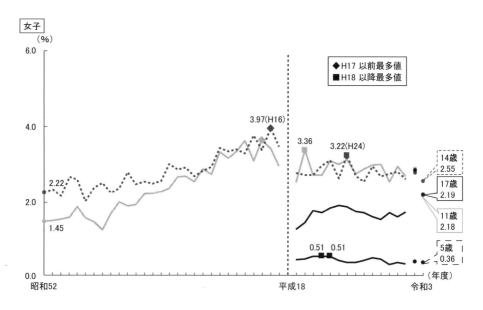

図2-5　痩身傾向児の出現率の推移

〔出典：文部科学省（2023）学校保健統計調査－令和３年度（確報値）の結果の概要
https://www.mext.go.jp/content/20221125-mxt_chousa01-000023558.pdf、p8（2023.9.30アクセス）〕

表2-3　年齢別　肥満傾向児及び痩身傾向児の出現率

区　　分		肥満傾向児					
		男子			女子		
		令和３年度 A	令和元年度 B	前々年度差 A－B	令和３年度 A	令和元年度 B	前々年度差 A－B
幼 稚 園	5歳	3.61	2.63	0.98	3.73	2.93	0.80
小 学 校	6歳	5.25	4.68	0.57	5.15	4.33	0.82
	7	7.61	6.41	1.20	6.87	5.61	1.26
	8	9.75	8.16	1.59	8.34	6.88	1.46
	9	12.03	10.57	1.46	8.24	7.85	0.39
	10	12.58	10.63	1.95	9.26	8.46	0.80
	11	12.48	11.11	1.37	9.42	8.84	0.58
中 学 校	12歳	12.58	11.18	1.40	9.15	8.48	0.67
	13	10.99	9.63	1.36	8.35	7.88	0.47
	14	10.25	8.96	1.29	7.80	7.37	0.43
高等学校	15歳	12.30	11.72	0.58	7.57	7.84	△0.27
	16	10.64	10.50	0.14	7.20	7.30	△0.10
	17	10.92	10.56	0.36	7.07	7.99	△0.92

区　　分		痩身傾向児					
		男子			女子		
		令和３年度 A	令和元年度 B	前々年度差 A－B	令和３年度 A	令和元年度 B	前々年度差 A－B
幼 稚 園	5歳	0.30	0.33	△0.03	0.36	0.31	0.05
小 学 校	6歳	0.28	0.42	△0.14	0.49	0.56	△0.07
	7	0.31	0.37	△0.06	0.56	0.45	0.11
	8	0.84	0.73	0.11	0.83	1.09	△0.26
	9	1.42	1.55	△0.13	1.66	1.65	0.01
	10	2.32	2.61	△0.29	2.36	2.71	△0.35
	11	2.83	3.25	△0.42	2.18	2.67	△0.49
中 学 校	12歳	3.03	2.99	0.04	3.55	4.22	△0.67
	13	2.73	2.31	0.42	3.22	3.56	△0.34
	14	2.64	2.40	0.24	2.55	2.59	△0.04
高等学校	15歳	4.02	3.60	0.42	3.10	2.36	0.74
	16	3.34	2.60	0.74	2.33	1.89	0.44
	17	3.07	2.68	0.39	2.19	1.71	0.48

〔出典：文部科学省（2020）学校保健統計調査－令和元年度（確定値）の結果の概要　2．調査結果の概要
https://www.mext.go.jp/content/20200319-mxt_chousa01-20200319155353_1-3.pdf、p1（2020.12.15アクセス）、
文部科学省（2023）学校保健統計調査－令和3年度（確報値）の結果の概要
https://www.mext.go.jp/content/20221125-mxt_chousa01-000023558.pdf、p4（2023.9.30アクセス）を元に作成〕

また肥満傾向児や痩身傾向児の出現率に関しては1965年（昭和40年代）頃から問題になってきたが、その出現率の推移は年齢層によりばらつきはあるものの、平成15年あたりからおおむね横ばい傾向にある（図2-4、2-5）。

　令和元年の肥満傾向の出現率を前年度と比較すると、男子では16歳を除いた各年齢で、女子では6歳及び15歳を除いた各年齢で増加している。また痩身傾向の出現率は、前年度と比較すると男子では7歳から10歳及び16歳の各年齢、女子では5歳から9歳、11歳、14歳及び16歳の各年齢で減少している（表2-3）。

6）子どもの身体発育の評価

　子どもの成長・発達は他の時期とは異なり急速に進み体格は変化する。

　身体計測は子どもの発育には不可欠なものである。発育・発達には個人差があるが、その時期の体形（肥満や痩せ傾向）や栄養状態、その他病気がないかなどの発育の偏りを知るため、またはその集団での位置付けなどを知るために評価が必要である。しかしその評価は各時点の測定値をとらえるのみでなく、経過を追ってその子どもや集団の推移を把握し、判断することが重要である。

(1)　成長曲線

　個人の年齢ごとの身長、体重の測定値をつないだ曲線を成長曲線という。この曲線に

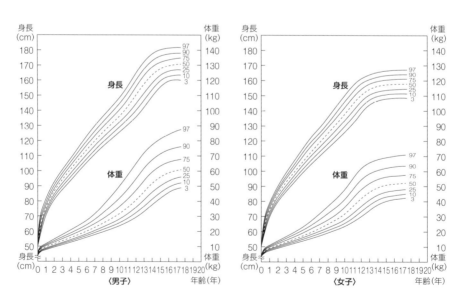

図2-6　身長体重成長曲線

〔出典：厚生労働省 http://mhlw.go.jp/〕

その子どもの身長、体重をプロット（計測値を印をつけて示すこと）することで、現在どのような発育段階にあるのか、また低身長や思春期早発症の早期発見に役立つ。

　成長曲線は子どもの一人一人の成長を評価することができ、曲線パターンを目で見ることで、変化の様子を容易に理解できる。

　個々の成長曲線は図2-6に示したパーセンタイル値を用いた成長曲線で表す。

　図の中の上にある7本の曲線が身長の発育曲線基準線で、下の7本の曲線が体重の基準線になる。この7本の基準線は上から97、90、75、50、25、10、3パーセンタイル曲線という。97パーセンタイル値は同じ年齢の子ども100人を身長もしくは体重の低い方から高い方に並べた場合、低い方から高い方に数えて97番目、3パーセンタイルは低い方から高い方に数えて3番目にあたる身長または体重を意味している。

(2)　カウプ指数

　生後3か月から5歳までの乳幼児に対しての発育状態の評価に用いられるものとしてカウプ指数がある。肥満や、やせなど発育の程度を表す指数である。成人で使用されるBMIと同じ計算法であるが判定基準が異なる。しかしカウプ指数は年齢や身長の値により変動してしまうため、指数の評価に関しては統一した見解を得ていない。

　　カウプ指数 ＝ 体重（kg）÷｛身長（cm）× 身長（cm）｝× 10000

(3)　ローレル指数

　学童、思春期の発育状態の評価を行う指数として用いられる。一般的には115～145が普通とされており、160以上は肥満とされている。身長が高い場合はやせ気味に、また身長が低い場合ほど肥満気味になりやすいので注意が必要である。

　　ローレル指数 ＝ 体重 [kg] ÷ 身長 $[cm]^3$ × 10^7

(4)　BMI（Body Mass Index）

　成人ではBMIが国際的な指標として用いられている。その計算式は世界共通であるが、肥満の判定基準は国により若干異なっている。日本肥満学会では、BMIが22を適正体重（標準体重）とし、25以上を肥満、18.5未満を低体重と分類している。

　　BMI ＝ 体重kg ÷（身長m$)^2$

(5)　肥満度

　肥満及び痩せの傾向の判定は、身長別標準体重に対する肥満度＋20％以上であれば肥満傾向、－20％以下であればやせ傾向と判定する。肥満は＋20％以上～30％未満を軽度、＋30％以上～50％未満を中等度、＋50％以上を高度肥満と判定する。やせの場合は－20％以下をやせとし、－30％以下は高度のやせと判定する。

表2-4　身長別標準体重を求める係数と計算式

年齢＼係数	男		女	
	a	b	a	b
5	0.386	23.699	0.377	22.750
6	0.461	32.382	0.458	32.079
7	0.513	38.878	0.508	38.367
8	0.592	48.804	0.561	45.006
9	0.687	61.390	0.652	56.992
10	0.752	70.461	0.730	68.091
11	0.782	75.106	0.803	78.846
12	0.783	75.642	0.796	76.934
13	0.815	81.348	0.655	54.234
14	0.832	83.695	0.594	43.264
15	0.766	70.989	0.560	37.002
16	0.656	51.822	0.578	39.057
17	0.672	53.642	0.598	42.339

※身長別標準体重（kg）＝ a ×実測身長（cm）－ b

〔出典：文部科学省スポーツ・青少年局学校健康教育課 監修（2015）児童生徒等の健康診断マニュアル 平成27年度改訂、（公財）日本学校保健会、p22〕

肥満度（%）＝ ［（実測体重（kg）－標準体重（kg））／標準体重（kg）］ ×100（%）

通常肥満度は表2－4に示した式で計算されている。

引用参考文献

1）徳山美智子・竹鼻ゆかり・三村由香里・上村弘子編著（2019）学校保健、東山書房

2）柳園順子編著（2019）学校保健、ミネルヴァ書房

3）公益財団法人児童育成協会監修、松田博雄・金森三枝編集（2019）子どもの保健、中央法規

4）高内正子編著（2020）子どもの保健と安全、教育情報出版社

5）瀧澤利行編著（2014）基礎から学ぶ学校保健、建帛社

6）令和元年学校保健統計

https://www.mext.go.jp/b_menu/toukei/chousa05/hoken/kekka/k_detail/1411711_00003.htm

（2020.10.19アクセス）

7）公益財団法人日本学校保健会（2016）児童生徒の健康診断マニュアル（平成27年度改訂版）平成28年

② 心の発達

　心理的な発達については、一般的に乳児期、児童期、青年期、成人期、高齢期という段階区分が用いられることが多い。発達段階のそれぞれの時期において達成すべき課題があり、課題を達成することがその後の段階における健康な発達には必要であると考えられている。したがって、ある時期において課題の達成ができなかった場合には、それに続く時期での課題の達成に困難を生じることがある。

　ここでは、児童期の発達課題、青年期の発達課題、心理・行動上の問題について詳述する。

1）児童期の発達課題

⑴　児童期の特徴

　小学校低学年の児童は言語的能力や理解力が高まり、個人差はみられるものの善悪の判断が少しずつ可能になる。また、学校生活では活動の範囲が広がるとともに、「見通し」を持つことができるようにもなる。対人関係においては、自分の思い通りにいかない際には、幼児期のように自己中心的な態度になることもあるが、自分の行動を内省することは苦手であり、周囲の大人の意見に納得することが多い。学校生活を経験することによって、集団の一員である意識が芽生え、学習や遊びの中で自分の役割を確認しながら物事を進めることが可能になる。

　小学校高学年の児童は、物事を客観的に認識することが可能になる。また、自己を批判的にみる能力や自己肯定感を持ち始める時期である。一方で、学校生活や家庭生活でのつまずきが契機となり、自尊心が低下しやすい時期でもある。集団生活や集団活動をする中で、主体的で積極的な行動をとることが多くなる。対人関係においては、仲間集団を形成することで凝集性が高まる半面、閉鎖的な人間関係になりやすく、仲間外れやいじめに発展することがある。

⑵　集団への適応

　この時期の児童は小学校での集団生活にいかに慣れて、組織の中で生活するかが重要である。特に、友人や教師との人間関係をめぐる問題や知的発達との関連性において社会に対する態度が形成される。学校生活に適応することは、幼児期の後期においても家族内で約束事を身につけたり、他児とのルールを守ることは必要なことではあるが、まだ社会的な場としての前段階であろう。一方、児童期では社会的な場としての集団の中

で、学校やクラスから求められる規範を身につけることが求められる。特に、中学年以降では、集団の秩序を維持するために、他児に配慮しながら自己表現したり、自分の欲求をコントロールしながらコミュニケーションをすることが期待される。

⑶　メタ認知

　児童期は認知能力の発達が著しく、自分の知識の量や思考の過程を評価し、コントロールすることができるようになる（メタ認知）。このメタ認知は、過剰なストレスを受けたり、困難な場面に直面した際に、適切に判断する際の基本となる。すなわち、自分の考え方や行動を客観的に評価し、必要に応じて修正することは、集団から求められる資質であり、適応を可能にすることができる。幼児期にはみられなかったメタ認知の発達は、児童を悩ませる要因にもなる。例えば、学校の成績が他児よりも劣っていると評価した児童は劣等感を抱いた結果、学習意欲が低下し、成績不振に陥るかもしれない。その結果、登校を渋ったり、不登校などの行動面への不適応がみられることもある。

2）青年期の発達課題

　近年の高学歴化や平均寿命の延長などが原因で、青年期は前後に拡大している。すなわち、青年期前期（思春期）は、身体的な成長が早熟化していることから10歳から17歳ぐらいまでと前傾化している。青年期後期は、社会が複雑化していることから、18歳から25歳ぐらいまでと延長している。

　ここでは人間の発達をライフ・サイクルの観点から捉えたE.H.エリクソンの発達課題（表2-5）を取り上げる。彼は、青年期に達成すべき発達課題を「自我同一性（ego identity）」と位置づけた。

⑴　自我同一性

　「自分はどのような人間なのか？」「自分らしさとは何か？」と自分に問いかけることで、自身の社会的役割を見つめたり、自身の存在意義を探し求める。青年期の多くの人は、自分のことや自分の将来のことについての悩みや不安を抱きやすい。例えば、中学生～大学生ぐらいの年齢の人は、自分が将来やってみたいことは何なのかを考え、進路や就職のことについて模索する。家庭、学校、部活、学習塾などの所属する複数の集団の中で異なる自分の役割を担い、多種多様な人と関わる中で、理想とする人の言動や考え方を真似たり（同一化）しながら、自分自身の進むべき道を切り開こうとする、すなわち自我同一性の確立を目指しているのである。

　一方で、自我同一性の確立は他人との関わりや社会的役割を果たすことによって達成

表2-5　エリクソンの発達段階

発達段階	発達課題	望ましい状態	失敗の状態（危機）
乳児期	信頼	養育者との関係を通じて自分を肯定的に捉え、他人を信頼する感覚を習得し、今後の人間関係の基礎を作る	不信
幼児前期	自律性	排泄などの身の回りのことや自分で物事をやり通すことによって自律性を身につける	恥・疑惑
幼児後期	自発性	周囲に対する好奇心や他人の真似をすることによって、積極性・社会の役割を身につける	罪悪感
学童期	勤勉性	勤勉な態度によって能力を習得し、周囲の承認を得る喜びや達成感を学ぶ	劣等感
青年期	自我同一性	自分は何者であるかを確立し、自分の生き方や価値観を形成する	同一性拡散
成人期	親密性	自我同一性を確立した上で、他人と親密な関係を築く	孤立
壮年期	世代性	社会の存続のために、次世代の人間を育成する必要性を認識する	停滞
高齢期	統合性	自分の人生を受け入れ、肯定し、円熟した人格を達成する	絶望

されるものである。失敗した場合には、自我同一性の拡散として、自分がどのような人間か理解できずに不安になり、自信を失ったり、意欲が低下したりすることもある。

⑵ **心理的モラトリアム（psychological moratorium）**

　エリクソンは青年期を「心理的モラトリアム（猶予期間）」と位置づけた。すなわち、青年から成人になるための準備をする猶予期間である。中学生や高校生は大人に課せられている義務や責任を猶予されており、先に述べた自我同一性の確立に向けて心理・社会的な訓練を行う。近年、社会全体が複雑化し、豊かになったからこそ、青年期が長くなっている（青年期の延長）現状がある。青年期が長くなったことを否定的に捉えるのではなく、人生の重大な決定をする前に、自分のことをさまざまな角度から見つめ、挑戦や失敗を経験できる試行錯誤の期間であるとの認識が重要であろう。

3）心理・行動上の問題

　人間は内面的な欲求と外部からの要求との間に葛藤を生じ、ジレンマに陥るが、その危機を克服することによって次の段階へ進む。児童期前期（小学校低学年）では、幼児期とそれほど変わらない行動もみられるが、児童期後期（小学校高学年）から青年期に

おいては、身体面・心理面・社会面の急速な変化がみられ、3つの側面の均衡が崩れやすい。思春期危機は均衡が崩れた状態であり、犯行や暴力、自己破壊的行動、自己評価の動揺、気分の変動などがみられることが多い。

　また、危機は青年期特有で一過性の場合もあるが、長期化して成人になってから人格障害や精神障害につながる事例もみられる。ここでは、青年期における身体的・心理的な要因で現れやすい障害・問題を以下に紹介する。

　①　適応上の問題…薬物依存、家庭内暴力、非行、自殺、不登校、引きこもり
　②　精神の障害…社会不安障害、強迫性障害、摂食障害（拒食症・過食症）、統合失調症、気分障害（うつ病、双極性障害）

　青年期では、不登校、摂食障害、引きこもり、非行などが問題になりやすい。特に、昨今の日本においては、引きこもりや不登校が社会的な問題として大きく扱われている。引きこもりは、家庭内では特に大きな問題はみられないが、外出を極端に回避し社会的に引きこもるタイプが多い。

第3章　健康診断

学習の目標

1．健康診断の法的根拠と目的及び役割を理解する。
2．学校健康診断の実施上の基本的事項を理解する。

① 児童生徒の健康診断

1）健康診断の法的根拠と目的

　児童生徒の健康診断の目的は、児童・生徒等の健康の保持増進を図ることである。このことは学校教育法及び学校保健安全法に明示されており（表3-1）、健康診断は、学校保健安全法で定める保健管理の中核に位置している。また、学習指導要領解説特別活動編には、健康安全・体育的行事として例示されており、教育活動としての側面もある。

　児童生徒の健康診断は、毎年6月30日までに実施される定期健康診断以外に、感染症発生時や風水害による感染症発生の恐れがある場合等に実施される臨時の健康診断がある。

表3-1　学校における児童生徒の健康診断に関する法的根拠

学　校　教　育　法
第12条　学校においては、別に法律で定めるところにより、幼児、児童、生徒及び学生並びに職員の健康の保持増進を図るため、健康診断を行い、その他その保健に必要な措置を講じなければならない。
学校保健安全法
（目的）
第1条　この法律は、学校における児童生徒等及び職員の健康の保持増進を図るため、学校における保健管理に関し必要な事項を定めるとともに、学校における教育活動が安全な環境において実施され、児童生徒等の安全の確保が図られるよう、学校における安全管理に関し必要な事項を定め、もつて学校教育の円滑な実施とその成果の確保に資することを目的とする。
（児童生徒等の健康診断）
第13条　学校においては、毎学年定期に、児童生徒等（通信による教育を受ける学生を除く。）の健康診断を行わなければならない。
2　学校においては、必要があるときは、臨時に、児童生徒等の健康診断を行うものとする。

〔出典：文部科学省スポーツ・青少年局学校健康教育課 監修（2015）児童生徒等の健康診断マニュアル 平成27年度改訂、（公財）日本学校保健会、p9（一部引用）〕

２）健康診断の役割

　「児童生徒等の健康診断マニュアル」（文部科学省スポーツ・青少年局学校健康教育課監修）には、学校における健康診断の役割として、「家庭における健康観察を踏まえ、学校生活を送るにあたり支障があるかどうかについて疾病をスクリーニングし、健康状態を把握するという役割」「学校における健康課題を明らかにして健康教育に役立てるという役割」の２つが整理されている。つまり、学校で行う健康診断は、疾病のスクリーニングであり、確定する診断ではなく、あくまで疑わしいものをふるいにかけていくものである。スクリーニング後は専門医での受診を勧めることが重要であり、その結果を把握し必要な管理・指導を行っていく必要がある。また、健康診断の結果から、例えば肥満が多い等の学校の健康課題が明らかになれば、食事や運動についての健康教育を実態に合わせて充実させ、生活習慣の見直しや、外遊びの推進等、望ましい健康行動がとれるよう指導していく必要がある。

３）保健調査

　健康診断は限られた時間の中で行うため、より充実した健康診断にするには、事前の準備が重要である。2016年度（平成28年度）より、保健調査の実施時期を「小学校入学時および必要と認める時」から、「小学校、中学校、高等学校および高等専門学校においては全学年（中等教育学校および特別支援学校の小学部、中学部、高等部を含む）において、幼稚園および大学においては必要と認める時」と改正された。（学校保健安全法施行規則第11条）家庭や学校の日常の様子など、担任や養護教諭等が事前に保健調査票・健康観察から把握したことを、学校医・学校歯科医に伝えることで、より的確な健康診

表3-2　保健調査票の項目と内容例

項　　目	調査内容例
基本情報	名前、生年月日、血液型等
既往歴	心臓病、腎臓病、てんかん、その他管理中の疾患、学校生活管理指導票の提出の有無等
予防接種歴	日本脳炎、３種混合、４種混合、麻疹、風疹、水痘、流行性耳下腺炎、肺炎球菌性肺炎、インフルエンザ桿菌、BCG、その他
最近の健康状態・生活習慣についての質問	内科、皮膚科、耳鼻科、眼科、歯科、整形外科（せき柱や胸郭、四肢に関する項目）、結核に関する項目
現在の健康状況	治療中、経過観察中の疾患やけが等、他学校に知らせておきたいこと

〔「児童生徒等の健康診断マニュアル」（文部科学省スポーツ・青少年局学校健康教育課監修）p15参照〕

断を実施することが可能となる。また、健康に関する情報を保護者に提供してもらうことは、保護者の問題意識と学校の健康診断とを繋ぐ大事な架け橋にもなる。保健調査票作成には、学校医等の助言をうけ、学校や地域の実態に即したもので、かつ継続使用できるものにする。個人情報のため取り扱いには注意が必要である。

4）定期健康診断の検査項目及び実施学年

　児童生徒等の健康診断の検査項目及び実施学年は学校保健安全法施行規則第6条に規定されており、表3-3に示す通りである。それ以外の項目を実施する場合には、設置者及び学校の責任で、その目的等と義務付けでないことを保護者に周知し、理解を得て実施する。

　色覚の検査は、定期健康診断の項目に含まれていないが、児童生徒が自身の色覚の特性を知らないまま進学・就職等で不利益を受けることがないように、学校医による健康相談等において必要に応じて個別に検査を行うこととされている。従って色覚検査を行う場合は、事前の十分な説明と本人・保護者の同意を得て実施することが大切である。

5）定期健康診断実施の流れ

　定期健康診断実施にあたっては、実施計画を作成して、次のような流れで実施する。

⑴　実施計画の作成

　前年度の1月から3月にかけて、学校医、学校歯科医、検査機関、教育委員会等と日程や実施人数等について調整を図り、新年度の6月30日までに健康診断が実施できるよう計画を作成する。（学校保健安全法施行規則第5条）実施計画は、養護教諭や保健主事が中心となって作成し、校内委員会等でも学校行事との最終調整を図って、新年度に健康診断が望ましい環境で行われるように検討し、決定される。

　また作成にあたっては、本年度の学校保健活動（主には健康診断）の評価を踏まえて、必要な改善を行い、各健診の実施場所やプライバシーへの配慮も含む実施計画を作成する。

⑵　事前活動

　年度初めの職員会議において、健康診断実施計画を教職員で共有し、会場設営や、実施上の留意点、役割分担等の確認を行い、校内連携体制の準備を整え実施される。役割分担では、各検査の実施方法についても事前に確認しあっておくことで、例えば身長・体重・視力・聴力等の検査実施の流れもスムーズとなる。また健康診断開始前までに、

表3-3　定期健康診断の検査項目及び実施学年

項目	検診・検査方法	幼稚園	小学校 1年	2年	3年	4年	5年	6年	中学校 1年	2年	3年	高等学校 1年	2年	3年	大学
保健調査	アンケート	○	◎	◎	◎	◎	◎	◎	◎	◎	◎	◎	◎	◎	○
身長		◎	◎	◎	◎	◎	◎	◎	◎	◎	◎	◎	◎	◎	◎
体重		◎	◎	◎	◎	◎	◎	◎	◎	◎	◎	◎	◎	◎	◎
栄養状態		◎	◎	◎	◎	◎	◎	◎	◎	◎	◎	◎	◎	◎	◎
脊柱・胸郭四肢骨・関節		◎	◎	◎	◎	◎	◎	◎	◎	◎	◎	◎	◎	◎	△
視力	視力表　裸眼の者　裸眼視力	◎	◎	◎	◎	◎	◎	◎	◎	◎	◎	◎	◎	◎	△
	視力表　眼鏡等をしている者　矯正視力	◎	◎	◎	◎	◎	◎	◎	◎	◎	◎	◎	◎	◎	△
	視力表　眼鏡等をしている者　裸眼視力	△	△	△	△	△	△	△	△	△	△	△	△	△	△
聴力	オージオメータ	◎	◎	◎	◎	△	◎	◎	◎	△	◎	◎	△	◎	
目の疾病及び異常		◎	◎	◎	◎	◎	◎	◎	◎	◎	◎	◎	◎	◎	◎
耳鼻咽喉頭疾患		◎	◎	◎	◎	◎	◎	◎	◎	◎	◎	◎	◎	◎	◎
皮膚疾患		◎	◎	◎	◎	◎	◎	◎	◎	◎	◎	◎	◎	◎	◎
歯及び口腔の疾患及び異常		◎	◎	◎	◎	◎	◎	◎	◎	◎	◎	◎	◎	◎	△
結核	問診・学校医による診察		◎	◎	◎	◎	◎	◎	◎	◎	◎				
	エックス線撮影											◎			◎ 1学年
	エックス線撮影　ツベルクリン反応検査　喀痰検査等		○	○	○	○	○	○	○	○	○				
	エックス線撮影　喀痰検査・聴診・打診											○			○
心臓の疾患及び異常	臨床医学検査　その他の検査	◎	◎	◎	◎	◎	◎	◎	◎	◎	◎	◎	◎	◎	◎
	心電図検査	△	◎	△	△	△	△	△	◎	△	△	◎	△	△	△
尿	試験紙法　蛋白等	◎	○	○	○	○	○	○	○	○	○	○	○	○	△
	試験紙法　糖	△													△
その他の疾病及び異常	臨床医学検査　その他の検査	◎	◎	◎	◎	◎	◎	◎	◎	◎	◎	◎	◎	◎	◎

（注）◎ほぼ全員に実施されるもの

　　　○必要時または必要者に実施されるもの

　　　△検査項目から除くことができるもの

〔出典：文部科学省スポーツ・青少年局学校健康教育課監修（2015）児童生徒等の健康診断マニュアル平成27年度改訂、（公益財団法人）日本学校保健会、p19〕

保健調査をプライバシー保護に留意し、配布・回収して把握しておく。

　児童生徒や保護者に対しては、保健だより・学校だより・学年だより等で実施計画を事前に周知し準備や心づもりを含め実施に協力が得られるようにする。学級担任は、自己の健康について考える機会となるよう、検査の目的、実施方法、検査を受ける時の留意事項など、保健だより等の資料を使って学級指導を行う。各健診を行う必要な用具・機器等について準備・点検が行われる。

(3)　検診の実施

　学校医や学校歯科医による検診、検査機関による検査、学校の職員で行う測定や検査がある。直前には教職員全体で役割を再確認し、検査に必要な用具・機器を配置し会場設営を行う。保健調査や日常の健康観察等の情報も補助資料として準備する。学校医や学校歯科医による検診では、児童生徒の健康状態について指導を受け、保健管理や保健指導に活かされる。検査実施にあたって、教職員はプライバシーの観点から情報の漏洩がないように留意するとともに、衣服の着脱のある検診でも留意する（表3-4）。

(4)　事後活動

事後措置

　健康診断を行った時は21日以内に本人及び保護者に通知し（学校保健安全法施行規則第9条第1項）、法第14条の措置を取らなければならないと規定され、その内容は次の通りである（学校保健安全法施行規則第9条第2項）。

① 　疾病の予防措置を行うこと。

② 　必要な医療を受けるよう指示すること。

③ 　必要な検査、予防接種等を受けるよう指示すること。

表3-4　衣服の着脱のある検診での配慮事項

・衣服を脱いで実施するものは、すべての校種・学年で男女別に実施する等の配慮を行う。
・児童生徒等の心情への配慮と正確な検査・診察の実施を可能にするため、学校医と十分な連携の下、実施方法（脱衣を含む）について共通認識を持ち、必要に応じて事前に児童生徒等及び保護者の理解を得るなど、円滑な健康診断実施のための環境整備に努める。
・検査を待つ間の児童生徒等のプライバシーの保護にも配慮すること。
・検査の際には、個別の診察スペースの確保や、実情に応じて教職員の役割分担（補助や記録）についても配慮すること。
〔令和3年3月26日「児童生徒等の健康診断時の脱衣を伴う検査における留意点について」文部科学省通知〕

※令和6年1月22日に文部科学省より通知された「児童生徒等のプライバシーや心情に配慮した健康診断実施のための環境整備について」では、検査・診察等に支障のない範囲での着衣や体を覆うタオルの利用等、服装や関係者との連携等に関する考え方の具体例が示された。

④ 療養のため必要な期間学校において学習しないよう指導すること。

⑤ 特別支援学級への編入について指導と助言を行うこと。

⑥ 学習又は運動・作業の軽減、停止、変更等を行うこと。

⑦ 修学旅行、対外運動競技等への参加を制限すること。

⑧ 机又は腰掛の調整、座席の変更及び学級の編成の適正を図ること。

⑨ その他発育、健康状態等に応じて適当な保健指導を行うこと。

　例を挙げると、視力低下がみられた場合、結果を家庭に通知するとともに医療機関での受診をすすめ、その結果が近視であった場合は、学習時の姿勢やタブレット利用の注意等、必要な保健指導を行ったり、座席の配慮を行ったりする。このように管理が必要な者を把握して、保健管理を行っていく。

　健康診断の結果については、疾病・異常が認められなかった児童生徒にも、結果を通知し、健康の保持増進に役立てる必要がある。

　また、健康診断の結果は、健康診断票に記載し5年間保存することが義務付けられている（学校保健安全法施行規則第8条）。

(5)　**結果の活用**

　養護教諭と保健主事は、健康診断の結果を分析し、健康課題を把握し教職員と情報共有を行う。文部科学省の全国学校保健統計調査を参考に、全国・県の平均や、経年的なデータを比較して傾向をつかむことが大切である。明らかになった課題等については、学級活動での集団保健指導に活用したり、個人の保健指導に活用したりする。地域特有の健康上の問題である場合などは、その取り組みを学校保健計画に位置付け、学校医、学校歯科医、地域の専門家や家庭と連携し学校保健委員会などの機会を利用しながら意見を聞き組織的に取り組むようにする。

(6)　**定期健康診断の評価**

　健康診断の終了時や年度末に教職員、学校医、学校歯科医、児童生徒、保護者などからの評価を得て次年度の計画に生かしていく。日程、会場設営、プライバシーの配慮、分担、検査実施方法等について振り返り点検を行う。

② 就学時健康診断

1）就学時健康診断の法的根拠及び目的

　就学時の健康診断は、就学前に市町村の教育委員会が実施することが定められている。（学校保健安全法第11条）実施方法は、市町村によって形態が違うが、学校を会場として行う場合もある。就学時健康診断は入学の前年度に実施され、実施にあたっては市町村の教育委員会から就学予定者の保護者へ個別に案内が通知される。（学校保健安全法施行令第1条　第3条）

　就学時の健康診断の目的には、次のことが挙げられる。

① 学校教育を受けるにあたり、幼児などの健康上の課題について保護者及び本人の認識と関心を深めること。

② 疾病または異常を有する就学予定者については、入学時までに必要な治療をし、あるいは生活規制を適正にする等により、健康な状態もしくは就学が可となる心身の状態で入学するよう努めること。

③ 就学時の健康診断は、学校生活や日常生活に支障となるような疾病等の疑いのある者及び視覚障害者、聴覚障害者、知的障害者、肢体不自由者、病弱者（身体虚弱を含む）その他心身の疾病及び異常の疑いのあるものをスクリーニングし、適切な治療の勧告、保健上の助言及び就学支援等に結びつけること。

　（就学時の健康診断マニュアル　平成29年度改定　日本学校保健会より）

2）検査項目

　検査項目は、学校保健安全法施行令第2条に規定される次の項目である。

> 栄養状態、せき柱及び胸郭の疾病異常の有無、視力及び聴力、目の疾病及び異常の有無、耳鼻咽頭疾患及び皮膚疾患の有無、歯及び口腔の疾病及び異常の有無、その他の疾病及び異常の有無

3）事後措置

　市町村の教育委員会が、健康診断の結果に基づいて保護者に就学予定者の治療を勧めたり、就学に関する指導・助言を行ったりする。（学校保健安全法第12条）

③ 教職員の健康診断

　職員の健康診断については学校の設置者が主体となって行うことが定められている。
（学校保健安全法第15条）

1）検査項目

　検査項目は、学校保健安全法施行規則第13条に規定される次の項目である。

> 身長、体重及び腹囲、視力及び聴力、結核の有無、血圧、尿、胃の疾病及び異常の有無、貧血検査、肝機能検査、血中脂質検査、血糖検査、心電図検査、その他の疾病及び異常の有無

　また、職員においても感染症発生時などに臨時の健康診断が実施される。（学校保健安全法第15条第2項、学校保健安全法施行規則第17条）

　その他、労働安全衛生法により、心理的負担を把握するための検査として、職員に対するストレスチェックが実施されている。（労働安全衛生法第66の10）教職員の精神疾患による休職者は、毎年5,000人前後で推移しており、令和3年には5,897人と過去最多となっている。教職員の健康状態は教育活動に大きな影響を及ぼすため、心身ともに良好な状態が保たれるよう労働安全衛生法に基づく労働安全衛生管理を充実させることが求められている。

2）事後措置

　学校の設置者は職員に対して、必要な治療を指示したり、勤務を軽減したり、適切な処置をとることが定められている。（学校保健安全法施行規則第16条）

表3-5　健康診断別実施内容

	就学時健康診断	児童生徒の健康診断	教職員健康診断
法的根拠	学校保健安全法第11条	学校保健安全法第13条第1項	学校保健安全法第15条第1項
実施時期	学齢簿が作成された後翌学年の初めから4月前までの間（就学に関する手続きの実施に支障がない場合にあっては3月前までの間）	6月30日まで	学校の設置者が定める適切な時期に
実施主体	市町村の教育委員会	学校	学校の設置者
検査項目	栄養状態、せき柱及び胸郭の疾病異常の有無、視力及び聴力、目の疾病及び異常の有無、耳鼻咽頭疾患及び皮膚疾患の有無、歯及び口腔の疾病及び異常の有無、その他の疾病及び異常の有無	身長及び体重、栄養状態、せき柱及び胸郭の疾病異常の有無並びに四肢の状態、視力及び聴力、目の疾病及び異常の有無、耳鼻咽頭疾患及び皮膚疾患の有無、歯及び口腔の疾病及び異常の有無、結核の有無、心臓の疾病及び異常の有無、尿、その他の疾病及び異常の有無	身長、体重及び腹囲、視力及び聴力、結核の有無、血圧、尿、胃の疾病及び異常の有無、貧血検査、肝機能検査、血中脂質検査、血糖検査、心電図検査、その他の疾病及び異常の有無（除くことができる検査項目は学校保健安全法施行規則第13条3項を参照のこと）
	学校保健安全法施行令第2条	学校保健安全法施行規則第6条	学校保健安全法施行規則第13条

引用参考文献

1）公益財団法人日本学校保健会、児童生徒等の健康診断マニュアル平成27年度改訂、文部科学省スポーツ青少年局学校健康教育課監修

2）文部科学省、小学校学習指導要領（平成29年告示）解説

3）学校保健・安全実務研究会編（2020）付録、戸田芳雄編集代表、新訂版学校保健実務必携

4）松永夏来（2016）児童生徒等の健康診断の検査項目と2016年度改正点、藤実彰一編「小児科診療」第79巻11号（37）

5）松永夏来（2016）児童生徒等の健康診断の見直しについて、小児保健研究、p2-7

6）公益財団法人日本学校保健会、就学時健康診断マニュアル平成29年度改定

第4章　子供の健康実態と慢性疾患

学習の目標

1．社会の変遷につれ、様変わりしてきた子供の健康実態と増加する慢性疾患について、その概要と学校現場での留意点を学ぶ。

2．アレルギー疾患、心疾患等の子供の健康管理における教職員の連携支援の必要性について学ぶ。

3．子供が生涯にわたり健康な生活を送るためには、望ましい生活習慣の確立と運動による体力づくりが必要であることを学ぶ。

4．子供の健康問題は、結核などの再興感染症や新型コロナウイルス感染症などの新興感染症がみられることを理解する。

① 健康診断結果からみる子供の疾病

　学校保健安全法第13条に規定され、毎学年定期的に行われる児童生徒の健康診断結果は、「学校保健統計調査報告書」[1] として公表され、わが国の子供の健康実態が明らかになり、経年的にみると、疾病構造の変化を読み取ることができる。

　2022（令和4）年度［2023（令和5）年11月28日公表］の結果、裸眼視力1.0未満の者の割合は、学校段階が進むにつれて高くなっており、小学校で3割を超えて、中学校

表4-1　令和4年度学校保健統計調査結果－疾病・異常の被患率等－

区分	幼稚園	小学校	中学校	高等学校
70％以上80％未満				裸眼視力1.0未満の者
60 ～ 70			裸眼視力1.0未満の者	
50 ～ 60				
40 ～ 50				
30 ～ 40		裸眼視力1.0未満の者 むし歯（う歯）		むし歯（う歯）
20 ～ 30	裸眼視力1.0未満の者 むし歯（う歯）		むし歯（う歯）	
10 ～ 20		鼻・副鼻腔疾患	鼻・副鼻腔疾患	

〔出典：文部科学省「学校保健統計調査－令和4年度（確定値）の結果概要」より岡本一部改変〕

では約6割、高等学校では約7割となっている。また、むし歯（う歯）の者の割合は、小学校・高等学校で4割以下、幼稚園・中学校では3割以下となっている（表4-1）。

　※なお、いずれの項目も調査時期の影響が含まれるため、令和2年度、令和3年度に引き続き令和4年度の数値についても、令和元年度までの数値と単純な比較はできない。

1）むし歯（う歯）

　むし歯（う歯）と判定された者は、ピーク時（昭和40～50年代）より減少傾向が続いており、中学校及び高等学校で過去最少となった。

　「むし歯（う歯)」の罹患率を高める要因として、就寝時間の遅延に伴う不規則な間食摂取、ソフトドリンク・炭酸飲料などによる砂糖の過剰摂取、軟食化傾向の食事内容などが指摘されている[2]。また、近年の傾向として、保護者の養育態度や教育歴、経済状況が子供の口腔衛生状態に影響を与えているという報告[3]もある。しかし、学校での歯磨き指導などの健康教育やフッ化物洗口・フッ素を含む歯磨き剤の改良などの取り組みも推進され、「むし歯」の罹患率は改善されつつある。

2）視力（裸眼視力1.0未満）

　令和4年度学校保健統計（学校保健統計調査報告書）によると、「裸眼視力1.0未満」の割合は小中ともに過去最高を示し[1]、子供の視力低下が進行している。視力低下は日常生活や学習に支障をきたすだけでなく、その度合いが強くなると、将来、緑内障や近視性網膜症、白内障などの重篤な疾患の危険性が高くなることから[6]予防への取り組みは喫緊の課題である。特に急速に普及したICT機器のなかでも子ども専用スマートフォンの所持率は年々増加し、内閣府が行った調査では、小学生（10歳以上）63.3%、中学生91.3%、高校生99.3%となり、小学生の約3人に1人がスマートフォンを所持していることが明らかとなった[7]。またスマートフォンの長時間使用は、細かな字を見続けることによる眼精疲労、ブルーライトによる睡眠の質低下、夜更かしとその後に続く起床時間のずれ、朝食欠食、寝不足による授業中の集中力低下など、子供の生活にさまざまな影響を及ぼしている。GIGA端末（学校から配布・指定されたパソコンやタブレット等）のインターネット利用率は、どの学校種も前年度から20%以上増加していた。学校種別で見ると小・中学生は70%、高等学校生では50%と半数に達しており、GIGA端末でインターネットを利用する機会が増えている。また、教育現場においてパソコンやタブレッ

「裸眼視力 1.0 未満の者」の割合

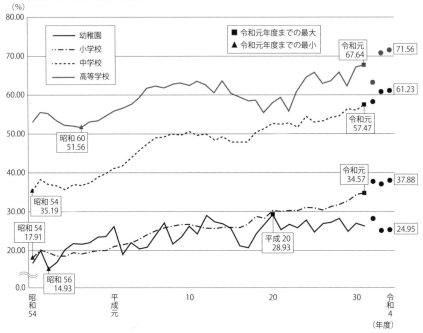

図4-1　裸眼視力1.0未満の者の割合の推移

〔学校保健調査「裸眼視力1.0未満の者の割合の推移」／文部科学省より〕

トの利用は今後さらに進むと予想され、学校でも家庭でも安全にインターネットを利用
できるようルールづくりや適切な使い方の周知と共に、子供たちと健康習慣を考える指
導が求められる。

② 学校生活において留意すべき子供の病気

　学校における児童生徒等の健康の保持増進を図るため保健管理・保健教育が進められている。学校保健安全法では、健康診断を規定し、保健管理の中核に位置付けている。また、学習指導要領においては、特別活動の中で健康安全・体育的行事として健康診断が位置付けられており、教育活動として実施されるという一面も持っている。

　学校における健康管理として小中高生別の学校生活管理指導表を用いた心臓疾患、腎臓疾患、糖尿病といった慢性疾患やアレルギー疾患をもつ子供などに対して体調不良時の対応などの健康管理を的確に行い、教職員の理解と連携のもとに安心安全な学校生活を送ることができるよう個別の支援を行っていく必要がある。

1）心疾患

　心臓検診は、1994（平成6）年の改正から小学校1年生、中学校1年生、高等学校1年生全員に心電図検査が義務付けられた[8]。

　学校心臓検診を実施する目的として、日本学校保健会では次の4つがあげられている[9]。

① 疾患を正しく診断し、それに応じた正しい管理指導区分を定め、適切な管理指導を行って疾病の悪化を防ぎ、さらには突然死を防止する。

② 心臓検診により医療や経過観察を必要とする症例を発見し、適切に治療や経過観察を受けるよう指導する。また既知の疾患でも主治医や専門医の管理指導を受けていない場合には検診をすすめるように指導する。

③ 正しい指導区分を定め、過度の運動制限や無用な生活制限を解除する。

④ 以上の目的、目標を実現するために、必要に応じて専門医の意見を聞いたり、紹介をする。

　学校においては、健康診断によって、心疾患あるいはその既往歴をもつ子供を把握し、保護者や主治医と連絡を取り合い、必要な情報を入手し、日頃の健康観察において留意すべき他覚症状等を把握しておく。また、主治医による「学校生活管理指導表」（小学生用：表4-2、中学・高校生用：表4-3）による指導区分の指示のもと、体育実技、クラブ活動、学校行事等においては、学校長、学校医、保健主事、養護教諭、担任教諭、保健体育教諭、部活顧問等の関係教職員に周知し、個々に適切に対応する必要がある[10]。

表4-2　学校生活管理指導表（小学生用）

[2020年度改訂]

学校生活管理指導表　（小学生用）

氏名　　　　　　　男・女　　　　　　年　　月　　日生（　）才　　　　　　　　　　小学校　　　　　年　　　　組

①診断名（所見名）

②指導区分
要管理：A・B・C・D・E　　管理不要

③運動クラブ活動
可（ただし、　　　　）・禁

④次回受診
（　　）年（　　）ヶ月後
または異常があるとき

医療機関
医　　師　　　　　　　　　　　　印
年　月　日

[指導区分：A…在宅医療・入院が必要　B…登校はできるが運動は不可　C…軽い運動は可　D…中等度の運動まで可　E…強い運動も可]

体育活動		運動強度	軽い運動（C・D・Eは"可"）	中等度の運動（D・Eは"可"）	強い運動（Eのみ"可"）
運動領域等	体つくり運動	※体ほぐしの運動遊び 多様な動きをつくる運動遊び 1・2年生	体のバランスをとる運動遊び（寝転ぶ、起きる、座る、立つなどの動きで構成される遊びなど）	用具を操作する運動遊び（用具を持つ、降ろす、回す、転がす、くぐるなどの動きで構成される遊びなど）	体を移動する運動遊び（はう、歩く、走る、跳ぶ、はねるなどの動きで構成される遊び） 力試しの運動遊び（人を押す、引く、運ぶ、支える、力比べで構成される遊び）
		体つくりの運動遊び 多様な動きをつくる運動 3・4年生	体のバランスをとる運動（寝転ぶ、起きる、座る、立つ、ケンケンなどの動きで構成される運動など）	用具を操作する運動（用具をつかむ、持つ、回す、降ろす、なわなどの動きで構成される運動など）	体を移動する運動遊び（はう、歩く、走る、跳ぶ、はねるなどの動きで構成される運動） 力試しの運動（人を押す、引く動きや力比べをするような運動） 基本的な動きを組み合わせる運動
		体つくりの運動 体力を高める運動 5・6年生	巧みな動きを高めるための運動（ストレッチングを含む）、軽いウォーキング	動きを持続する能力を高める運動（短なわ、長なわ跳び、無理のない運動）	体の柔らかさを高める運動、巧みな動きを高める運動 力強い動きを高める運動 動きを持続する能力を高める運動
	陸上運動系	走・跳の運動遊び 1・2年生	いろいろな歩き方、ゴム跳び遊び	ケンパー跳び遊び	全力でのかけっこ、折り返しリレー遊び 低い障害物を用いてのリレー遊び
		走・跳の運動 3・4年生	ウォーキング、軽い立ち幅跳び	ゆっくりとしたジョギング、軽いジャンプ動作（幅跳び・高跳び）	全力でのかけっこ、周回リレー、小型ハードル走 短い助走での幅跳び及び高跳び
		陸上運動 5・6年生	その場で行える運動（投げる、跳ぶ、コントロール、捕ったりしながら行う的当て遊び）	ボール操作とボールを持たないときの動きによる易しいゲーム	全力での短距離走、ハードル走 助走をした走り幅跳び、助走をした走り高跳び
運動領域等	ボール運動系	ゲーム、ボールゲーム・鬼遊び（低学年）ゴール型・ネット型・ベースボール型ゲーム（中学年） 1・2年生	その場でボールを投げたり、ついたり、捕ったりしながら行う的当て遊び	簡単なボール操作と、攻めや守りの動きによるボールゲーム・鬼遊び	マット、鉄棒、跳び箱を使った運動遊び
		ゲーム ゴール型・ネット型・ベースボール型ゲーム 3・4年生	基本的な操作（パス、キャッチ、キック、ドリブル、シュート、バッティングなど）	簡単なボール操作と、攻めや守りの動きによる易しいゲーム	簡単な作戦を立てたり、様々な攻めや守りの動きによるゲーム
		ボール運動 5・6年生	基本的な操作	ボール操作とボールを持たないときの動きによる易しいゲーム	簡単な作戦を立てたり、場面に応じた攻めや守りによって行うゲーム
	器械運動系	器械・器具を使っての運動遊び 1・2年生	ジャングルジムを使った運動遊び	雲梯、ろくぼくを使った運動遊び	マット、鉄棒、跳び箱を使った運動遊び
		器械運動 マット、跳び箱、鉄棒 3・4年生	基本的な動作（回転、支持、逆立ち、ぶら下がりなどの部分的な動作）	基本的な技（マット（前転、後転、開脚前転・後転、壁倒立、補助倒立など） 跳び箱（開脚跳びなどの部分的な動作） 鉄棒（前回り下がりなどの部分的な動作）	連続技や組合せの技
		器械運動 5・6年生	基本的な動作（回転、支持、逆立ち、ぶら下がりなどの部分的な動作）	基本的な技（マット（開脚前転・後転、開脚後転、台上前転など） 跳び箱（開脚跳び、抱え込み跳び、台上前転など） 鉄棒（補助逆上がり、転向前下り、後方支持回転、後方足かけ回転など）	連続技や組合せの技
	水泳系	水遊び 1・2年生	水に慣れる遊び（水につかって歩いたり移動したりする遊びなど）	浮く・もぐるなどの運動遊び（壁につかまっての伏し浮き、水中でのジャンケンにもぐりっこなど）	水につかっての水遊び
		浮く・泳ぐ運動 3・4年生	水に慣れる遊び（伏し浮き、背浮き、くらげ浮きなど）	浮く動作（け伸びなど）泳ぐ動作（初歩的な泳ぎ）	補助具を使ったクロール、平泳ぎのストロークなど
		水泳 5・6年生	浮く動作（伏し浮き、背浮き、くらげ浮きなど）泳ぐ動作（連続したボビングなど）	泳ぐ動作（連続したボビングなど）	クロール、平泳ぎ
	表現運動系	表現リズム遊び 1・2年生	まねっこ遊び（鳥、昆虫、恐竜、動物など）	まねっこ遊び（飛行機、遊園地の乗り物など）	リズム遊び（弾む、回る、ねじる、スキップなど）
		表現運動 3・4年生	その場での即興表現	軽いリズムダンス、フォークダンス、日本の民踊の簡単なステップ	変化のある動きをつなげた表現（ロック、サンバなど）
		表現運動 5・6年生		軽いリズムダンス、フォークダンス、日本の民踊	強い動きのある日本の民踊
	雪遊び・氷上遊び・スキー・スケート・水辺活動		雪遊び、氷上遊び	スキー・スケートの歩行、水辺活動	スキー・スケートの滑走など
文化的活動			体力の必要な長時間の活動を除くほとんどの文化活動	右の強い活動を除く文化活動	体力を相当使って吹く楽器（トランペット、トロンボーン、オーボエ、バスーン、ホルンなど）、リズムのかなり速い曲の演奏や指揮、行進を伴うマーチングバンドなど
学校行事、その他の活動					

▼運動会、体育祭、球技大会、新体力テストなどは上記の運動強度に準じる。
▼指導区分、"E"以外の児童の遠足、宿泊学習、修学旅行、林間学校、臨海学校などの参加について不明な場合は学校医・主治医と相談する。

※体ほぐしの運動（遊び）および体力を高める運動については、運動の種類によって「軽い運動」から「強い運動」まであるが、子どもの状態に応じて適切に実施する。

その他注意すること

定義
（軽い運動）　同年齢の平均的児童にとって、ほとんど息がはずまない程度の運動。
（中等度の運動）　同年齢の平均的児童にとって、少し息がはずむが息苦しくない程度の運動。パートナーがいれば楽に会話ができる程度の運動。
（強い運動）　同年齢の平均的児童にとって、息がはずみ息苦しさを感じるほどの運動。
*体ほぐしの運動で行われるストレッチ体操等は、ほぼ全ての児童が行える。

〔出典：(公財) 日本学校保健会Webサイト　https://www.hokenkai.or.jp/publication/guidance.html　（2024.2.28アクセス）〕

表4-3　学校生活管理指導表（中学・高校生用）

学校生活管理指導表（中学・高校生用）　（2020年度改訂）

氏名＿＿＿＿　男・女　＿＿年＿＿月＿＿日生（　　）歳　中学校・高等学校　＿＿年＿＿組

①診断名（所見名）

②指導区分　要管理：A・B・C・D・E　管理不要

③運動部活動　（　　）部　可（ただし、　　）・禁

④次回受診　（　　）ヶ月後　または異常があるとき

医療機関＿＿＿＿　医師＿＿＿＿　印　年　月　日

【指導区分：A…在宅医療・入院が必要　B…登校はできるが運動は不可　C…軽い運動は可　D…中等度の運動まで可　E…強い運動も可】

領域	種目	運動強度 軽い運動（C・D・Eは "可"）	中等度の運動（D・Eは "可"）	強い運動（Eのみ "可"）
体育活動	＊体つくり運動（体ほぐしの運動、体力を高める運動）	仲間と交流するための手軽な運動、律動的な運動、基本の運動（投げる、打つ、捕る、蹴る、跳ぶ）	体の柔らかさおよび巧みな動きを高める運動、力強い動きを高める運動、動きを持続する能力を高める運動	最大限の持久力、最大筋力での運動
運動領域等	器械運動（マット、跳び箱、鉄棒、平均台）	準備運動、簡単なマット運動、バランス運動、簡単な跳躍	簡単な技の練習、助走からの支持、ジャンプ、基本的な技（回転系の技を含む）	演技、競技会、発展的な技
	陸上競技（競走、跳躍、投てき）	基本動作、立ち幅跳び、負荷の少ない投てき、軽いジャンピング（走ることは不可）	ジョギング、短い助走での跳躍	長距離走、短距離走の競走、競技、タイムレース
	水泳（クロール、平泳ぎ、背泳ぎ、バタフライ）	水慣れ、浮く、伏し浮き、け伸びなど	ゆっくりな泳ぎ	競泳、遠泳（長く泳ぐ）、タイムレース、スタート・ターン
球技	ゴール型（バスケットボール、ハンドボール、サッカー、ラグビー）	基本動作（パス、シュート、ドリブル、フェイント、リフティング、トラッピング、スローイング、キッキング、ハンドリングなど）	基本動作を生かした簡易ゲーム（ゲーム時間、コートの広さ、用具の工夫などを取り入れた連携プレー、攻撃・防御）	応用練習、試合
	ネット型（バレーボール、卓球、テニス、バドミントン）	基本動作（パス、サービス、レシーブ、トス、フェイント、ストローク、ショットなど）		試合・競技
	ベース型・ボール型（ソフトボール、野球）、ゴルフ	基本動作（投球、捕球、打撃など）	クラブで球を打つ練習	
武道	柔道、剣道、相撲	礼儀作法、基本動作（受け身、素振り、さばきなど）	基本動作を生かした簡単な技・形の練習	応用練習、試合
ダンス	創作ダンス、フォークダンス、現代的なリズムのダンス	基本動作（手振り、ステップ、表現など）	基本動作を生かした動きの激しさを伴わないダンスなど	各種のダンス発表会など
野外活動	雪遊び、氷上遊び、スキー、スケート、キャンプ、登山、遠泳、水辺活動	水・雪・氷上遊び	スキー、スケートの歩行やゆっくりな滑走平地でのハイキング、水に浸かり遊ぶなど	登山、遠泳、潜水、カヌー、ボート、サーフィン、ウインドサーフィンなど
文化的活動		体力の必要な長時間の活動を除く文化活動	右の強い活動を除くほとんどの文化活動	体力を相当使って吹く楽器（トランペット、トロンボーン、オーボエ、バスーン、ホルンなど）、リズムのかなり速い曲の演奏や指揮、行進を伴うマーチングバンドなど
学校行事、その他の活動		▼運動会、体育祭、球技大会、新体力テストなどは上記の運動強度に準じる。 ▼指導区分、"E"以外の生徒の遠足、宿泊学習、修学旅行、林間学校、臨海学校、清掃活動などの参加について不明な場合は学校医・主治医と相談する。		

その他注意すること

定義：《軽い運動》同年齢の平均的生徒にとって、ほとんど息がはずまない程度の運動。
　　　《中等度の運動》同年齢の平均的生徒にとって、少し息がはずむが息苦しくない程度の運動。パートナーがいれば楽に会話ができる程度の運動。
　　　《強い運動》同年齢の平均的生徒にとって、息がはずみ息苦しさを感じるほどの運動。
＊新体力テストで行われるシャトルラン・持久走は強い運動に属することがある。

学齢期の子供の心疾患は大きく次の３つに分類される。

①生まれつき心臓の形と機能に異常のある「先天性心疾患」②主に乳幼児に発熱と発疹で始まり、心臓の冠動脈に病変を残す「川崎病」③学校検診でみつかる「不整脈」や「心筋症」などである。

(1) 先天性心疾患

大きく分けて ①心臓に穴があいていて大量の血液が心臓と肺の間を空回りするために心臓や肺に負担のかかる場合（非チアノーゼ性心疾患）と ②酸素の少ない赤黒い静脈の血液が心臓の穴を通して大動脈から全身に流れるために唇や手足が紫色になる場合（チアノーゼ性心疾患）がある。多くは乳幼児期に発見され、根治手術を受けて学齢期を迎える。しかし、経過観察の途中で就学を迎える子供もいる。

① 心室中隔欠損症

心臓から血液が送られるポンプの役割を果たしている左右の心室の間に穴があいて圧が高い左心室から右心室に血液が流れ込んでしまう病気である。小さい穴では１歳くらいまでに自然に閉じることがあり、たいていの場合、手術によって、元気な体になり、学校生活や運動もほぼ普通通りできるようになる。

② 心房中隔欠損症

左右の心房の間に穴があいている場合である。比較的大きな穴があいていても心臓の雑音や疲れやすいなどの症候はほとんどなく、小、中学校の検診で偶然に見つかることの多い病気である。生まれてすぐに見つかる小さな穴（卵円孔開存）は、１歳くらいまでに自然に閉じることがあるが、いずれにせよ治療後は学校生活や体育活動に支障はない。

③ 肺動脈弁狭窄

肺動脈弁は右心室から肺に送られる血液が逆流するのを防いでいる弁であるが、生まれつきこの弁の開きが悪く、右心室が強い圧力をかけないと肺に十分血液を送れない中等度以上の狭窄がある場合、治療の対象となる。最近は管（カテーテル）の先に付けた風船を膨らませて、狭い弁を広げる治療や、弁そのものが極端に小さい場合や、弁の上下に狭い部分がある場合は手術で治す必要がある。

④ 動脈管開存症

動脈管は、大動脈と肺動脈の間を結ぶバイパス役の血管で、大変重要である。生後間もなく不要になり自然に閉じるが、何らかの原因で閉じないとこの管を通して血液が心臓と肺の間を空回りするので障害が発生する。管が小さなものでは症状はなく、

自然に閉じることもある。症状が軽度の動脈管開存の子供は、２歳以降にカテーテル（コイル閉鎖）で治療することができる。いずれの場合も治療後は運動や学校生活に支障はない。

⑤　ファロー四徴症

　先天性の心疾患で、右心室の出口から肺動脈にかけて細く（肺動脈狭窄）、心室の壁に大きな穴（心室中隔欠損）があり、大動脈が心室の壁に馬乗りのような状態になっており（大動脈騎乗）、その結果、右心室に負担がかかって壁が厚くなる（右室肥大）という４つの特徴がある。自然治癒は望めないが１歳前後に根治手術を行う。手術後、チアノーゼはなくなって元気になる。酸素の少ない血液が全身に送られるため、チアノーゼや太鼓バチ指*1といった症状が特徴である。多くの子供は学校生活や運動が可能であるが、中程度以上の肺動脈弁の狭窄や逆流が残っている場合は、激しい運動は控えるなど、主治医から運動制限が出されることがある。また、小児期には無症状であっても、成人期以降に不整脈が出たりすることがあるので、大人になっても定期検診が必要である。

⑵　**川崎病**

1967年に川崎富作博士が、手足の指先から皮膚がむける症状を伴う小児の「急性熱性皮膚粘膜リンパ節症候群」として発表された症候群（MCLS：Mucocutaneous Lymph Ñode Syndrome）が、新しい病気であることがわかり、博士の名前をとって川崎病という病名になった。原因は不明であるが、ウイルスや細菌に感染したのをきっかけにそれを防ごうとする免疫反応がおこり、全身の中小の血管に炎症が生じるのではないかと考えられている。心臓を養っている冠状動脈（冠動脈）の血管壁の構造が、この反応によって破壊されてもろくなり、もろくなった部分が拡大して瘤となることがある。これが川崎病による冠動脈障害で、後遺症と呼ばれている。注意が必要なのは、冠動脈障害が原因になって、この動脈がつまり、心筋梗塞がおこる場合がある。心筋梗塞は動脈硬化からくる成人病（生活習慣病）であるが、子供でも川崎病による冠動脈障害が原因となっておこる場合がある。川崎病の場合はかかった子供の２〜３％に再発がみられる。感染する病気ではないが、兄弟でかかる場合が１〜２％ある。

　川崎病は２つの疾患をもち、急性熱性疾患（急性期）と冠動脈障害を主とした心疾患（後

---

*1　太鼓バチ指：爪のつけ根が盛り上がり、指先が太鼓のバチ状に丸く膨らんでいる状態。チアノーゼを伴う先天性心疾患でよくみられる。

遺症）である。主な症状は、①５日以上続く発熱（38度以上）、②発疹、③両眼の充血（両側眼球結膜充血）、④唇が赤くなったり、苺舌がみられる、⑤病気の初期に手足がはれたり、手のひらや足底が赤くなったりする、熱が下がってから、手足の指先から皮膚がむける膜様落屑がある、⑥片側の首のリンパ節が腫れる。患児の10～30％は冠動脈に動脈瘤ができ、突然死の原因になる。また、動脈瘤が治癒した場合でも、成人期に心臓障害を引き起こすことがあるため、長期の経過観察が必要となる。

(3) 心筋症および不整脈

① 心筋症

心筋症とは心臓の筋肉細胞そのものが障害される病気で、様々な種類がある。拡張型心筋症、拘束型心筋症および肥大型心筋症と大きく３つに分類できる。拡張型心筋症は心筋の収縮力が悪くなる病気で、その結果心筋は菲薄化し心室内腔は拡張する。小児の場合は心不全の症状はわかりにくく、腹部症状（腹痛、食思不振、嘔吐など）で始まることが多く心臓の症状とは気が付きにくい。ひとたび発症すると急激に進行し、呼吸不全や末梢冷感を来す。

拘束型心筋症とは、心臓の重要な機能として収縮能および拡張能があるが、主に拡張能に問題がある心筋症となる。心臓は収縮した後に拡張して送り出すための血液を心室内に充満させなければならない。心筋がうまく拡張できない状態を拡張障害という。有効な薬物治療は現在のところない。発症年齢が早いほどその予後は悪く、心臓移植を必要とすることが知られている。

肥大型心筋症は、心室筋が肥厚して厚くなる心筋症である。家族性に発症することが多く、不整脈や突然死を引き起こすこともあることが知られている。

② 不整脈

不整脈は大きく分けて３種類、すなわち脈の遅くなる「徐脈」、速くなる「頻脈」、さらに、脈が飛ぶ「期外収縮」に分類される。徐脈をきたす病態として、洞不全症候群、房室ブロックがある。

頻脈をきたす病態には、心房細動、発作性上室性頻拍、心室頻拍、心室細動、WPW症候群（ウオルフ・パーキンソン・ホワイト症候群）などがある。

不整脈は、心臓の拍動リズムに異常がみられる状態で、定期健康診断で指摘される不整脈には「期外収縮」（心房や心室が本来の信号より早く収縮してしまう場合）や「房室ブロック」（心房と心室の連携が乱れて、心房の収縮に続く心室の収縮に遅れがみられる場合、あるいは心房からの信号が途絶して心室に届かない場合）のほか、「WPW

症候群」などがある。一般的にWPW症候群というだけでは無症状であり治療の必要性はない。しかし発作性上室性頻拍と言われる頻脈発作を起こす場合は治療を受けることが望ましい。安静時には60-80回／分程度の脈拍である学童児が、安静にしていても200-250回／分の脈拍となる。なかなか止まらない場合は医療機関を受診する必要がある。一般的に発作は突然始まり（特に運動中などをきっかけに）、突然停止し、その始まりと終わりを本人が自覚できる。発作を繰り返さないようにするにはカテーテルアブレーションという治療の有効性が高い。子供は息切れや「胸が苦しい」、「胸のあたりがおかしい」といった訴えを口にすることがあるので、聞き逃さないように注意しなければならない。このため、小学校・中学校・高等学校１年において心電図による心臓検診が実施されている。

2）腎臓病

腎臓病は、浮腫(むくみ)の原因になったり、悪化すると透析が必要になったりする病気として知られている。腎臓の機能低下や蛋白尿が、末期腎不全・透析の原因になるだけでなく、高血圧、脳卒中、心疾患などの循環器病の原因や死亡の原因にもなることが指摘されている。

これは、腎臓が全身の臓器の活動で生じた“廃棄物”（老廃物）を尿として排出し、きれいになった血液を心臓に戻すという大切な役割を担っているが、腎臓に病気が生ずると、この機能がうまく働かなくなり、さらに機能低下が進行すると腎臓移植や人工透析が必要となる場合もある。わが国では学校保健安全法施行規則の改正により、1974（昭和49）年から健康診断の項目に検尿が加えられたが、日常の健康観察において、倦怠感、食欲不振、顔・まぶた・足の浮腫、尿量の減少などに注意する必要がある。また、腎臓病の子供については、主治医による「学校生活管理指導表」の指示を関係職員に周知し、必要な措置を行わなければならない。

以下に、学齢期に注意すべき腎臓病について述べる。

⑴　急性腎炎（急性糸球体腎炎）

発症１～２週間前に風邪や扁桃炎、咽頭炎などの溶結性連鎖球菌に感染し、その後、急性に血尿、蛋白尿、乏尿、浮腫、高血圧などを発症する腎炎である。血液検査では、ASO（antistreptolysin-O）が上昇する。抗生物質の使用により、発症頻度は急激に減少している。安静と食事療法、薬物療法による対症療法を行う。通常は自然治癒するが、腎不全が著明な場合は透析を行うこともある。

⑵　慢性腎炎（慢性糸球体腎炎）

　子供の慢性腎炎は、学校検尿で血尿やたんぱく尿が検出されてはじめて腎炎であることがわかるケースが多く、血尿やたんぱく尿が1年以上続き、組織に病変が確認されることで診断される。原因としては、免疫反応の異常が多いと考えられている。症状としては、たんぱく尿や血尿のほか、高血圧、めまい、肩こり、むくみ、頭痛、倦怠感などが現れる。

　血圧のコントロールに努め、症状の悪化を防ぐ。また、競技スポーツなどの激しい運動や過労を避けるようにする。

　慢性腎炎の中でも最も多いのがIgA腎症であり、成人後に悪化するケースもあり注意を要する。IgA腎症の発症機序については不明な点が多いが、抗体であるIgA（＝免疫グロブリンA）が糸球体に沈着して引き起こされるという説がある。治療の基本は、抗血小板薬や抗凝固薬、降圧薬などによる薬物療法と食事療養（塩分制限・たんぱく制限など）がある。

⑶　小児のネフローゼ症候群

　ネフローゼ症候群とは、尿中にタンパク質が多量に出てしまい、血液中のタンパク質が減ってしまう状態を示す症候群である。尿の泡立ちやむくみを主な症状とする。大量のたんぱくが尿中に検出され、血液中のタンパク質、アルブミンが減少すると、崩れた血管内外のバランスをとるために水分が血管外へと出ていくが、ネフローゼ症候群では腎臓から塩分が排出されにくくなるともいわれている。これにより、体内に塩分・水分が留まり、むくみなどの症状が現れる。

　小児のネフローゼ症候群の約90％は原因不明であるが、食事療法に加えて、ステロイドホルモン剤による薬物療法が有効である。ただし、再発も多く、ステロイドホルモン剤の長期使用による骨密度低下など副作用が生じる場合もあるため、学校においては患児一人ひとりの状態に応じた支援が必要である。

⑷　腎盂炎（尿路感染症）

　健康な人は膀胱から尿管、腎盂には細菌は存在しないが、尿道の出口から侵入した細菌が尿の通り道を遡り腎盂に達して起こることが最も多い。大腸菌による感染が約90％にも達する。

　背中や腰が痛む・熱がでる（38℃以上）などの膀胱炎の症状がみられる。急性腎盂腎炎はこれらの症状が急激に現れる。吐き気がする・寒気を感じる・全身がだるくなるなどの症状や、時には脱水による意識障害がでることもある。さらに重くなると細菌が腎

臓から血流に乗って全身へ広がり、命に関わることもある。治療は抗生剤が中心となる。腎盂腎炎は女性に多く発生する傾向があり、女性は大腸菌などが存在する肛門と尿道の距離が近いこと、尿道が短いことなどが原因として挙げられる。

3）糖尿病

　学校保健安全法施行規則の改正により、1992（平成4）年より定期健康診断の尿検査では、蛋白に加え、糖検査も併せ実施することとなった。その背景には学童期肥満とこれに伴う2型糖尿病の増加がある。

　糖尿病には1型と2型の2種類がある。1型糖尿病は自己免疫などによって発症するタイプで、インスリンを分泌する細胞が破壊されてしまうことによって起こる。2型糖尿病は不規則な生活習慣などによって引き起こされるといわれている。

　糖尿病といわれると、生活習慣病をイメージする人も多いかもしれない。しかし、一般的に私たちがイメージする成人の糖尿病は2型糖尿病と呼ばれるものである。子供に発症する糖尿病の多くは1型糖尿病と呼ばれ、発症年齢は10歳から15歳がピークである。しかし、最近では中学生や高校生のなかにも2型糖尿病のタイプが増えてきており、小児糖尿病の5人に1人は2型糖尿病に分類されている。そのため小児糖尿病を考える際には、1型糖尿病と2型糖尿病の両方を考えなければならないが、1型糖尿病は原因や治療法も2型糖尿病と異なる。

　小児糖尿病は小学校低学年から高学年にかけて突然発症する病気で、病気とは長い付き合いになるため、保護者はもちろん、本人も自分の病気について知り、コントロールすることを学習していかなければならない。

　以下に小児糖尿病についてその原因とともに述べる。

(1)　1型糖尿病

　1型糖尿病の原因については、現在では遺伝的要因が50％、ウイルス感染などの後天的要因が50％ということがわかっている。遺伝的要因といっても一般的な体質のようなもので、特殊なものではなく、誰でも発症する可能性がある。

　自分の免疫機構によって自己の細胞を攻撃してしまう反応が自己免疫であるが、1型糖尿病は自己免疫で発症すると考えられている。ウイルスへの感染や体調の変化で膵臓のランゲルハンス島というところにあるβ細胞（インスリンを作っている場所）を免疫細胞が攻撃してしまうことがあり、その結果インスリンが作られなくなってしまい、この状態が1型糖尿病である。ただし、1型糖尿病のなかには上記のような自己免疫に関

わる仕組み以外でも発症することがあり、その原因はよくわかっていない。1型糖尿病の子供は血糖をコントロールするために定期的にインスリン自己注射を行ったり、低血糖の予防のために補食を摂取したりする必要がある。

⑵　2型糖尿病

　近年増加傾向にある中学生や高校生の2型糖尿病は、遺伝的原因が約90％、肥満などの後天的原因が約10％ということがわかってきた。遺伝的といっても、複数の遺伝子によって形成された体質が重なって発症するため、発症のメカニズムはいまだよくわかっていない。インスリンは血糖値を下げ、細胞に糖を取り込む働きがある。しかし、肥満や運動不足、食べ過ぎ（特に高脂血食）などの生活習慣によって、インスリンは慢性的に過分泌されるようになる。さらに、慢性的にインスリンが過分泌されている状態であるから、肝臓や筋肉などの組織に対してインスリンが効きにくくなってくる。この状態をインスリン抵抗性といい、組織にインスリンが十分に作用しなくなった状態を2型糖尿病と呼ぶ。

　一般的に「糖尿病」として語られることの多いタイプは後者の2型糖尿病であるが、小児に発症することが多いのは前者の1型糖尿病で、発症年齢は10歳から15歳がピークとなっている。しかし、中学生や高校生のなかにも2型糖尿病のタイプが増えてきており、小児糖尿病の5人に1人は2型糖尿病に分類されると報告されている。

　治療は食事療法と運動療法を併用して行うが、病気に対する自覚（病識）が乏しいと、治療を中断しがちになる。患児に対しては、病気についての理解を促し、治療目的を十分に納得させたうえで、自発的に生活習慣の改善に取り組むよう働きかける必要がある。

　最近、若者に多くみられるのが、急性糖尿病を発症するペットボトル症候群である。ペットボトル症候群とは炭酸飲料水や清涼飲料水の多飲により吸収の早い糖類が高血糖状態を招くことをいう。そして血糖値が上昇すると喉が渇くため、さらに清涼飲料水を飲む、といったことを繰り返しているうちに急性糖尿病が発症する。

4）アレルギー疾患

　アレルギーとは、本来外部からの侵入物を排除するために存在する「免疫反応（抗原抗体反応）」が特定の物質（抗原・アレルゲン）に対して過剰に起こることを言い、アレルギーが原因となって起こる病気がアレルギー（性）疾患である。

　子供に多くみられるアレルギーには、①気管支喘息、②アレルギー性結膜炎、③アレルギー性鼻炎、④アトピー性皮膚炎などがあり、屋外、屋内の環境の変化も見られ、患

児の数は年々増加している。また、近年は⑤食物アレルギーをもつ子供が誤ってアレルゲンとなる食物を摂取し、⑥アナフィラキシーショックを起こし、重篤な状態に陥るケースが増えている。学校においては、担任をはじめ全教職員がアレルギーをもつ子供の健康情報を共有し、主治医による「学校生活管理指導表（アレルギー疾患用）」に従うとともに、アレルギー症状が現れたときの対応方法についても周知しておく必要がある。またその食物アレルギー症状の初発が学校現場であること、運動により強い症状が発現するケースがあること等に留意する必要がある。

⑴　気管支喘息

　気管支喘息は、気道の慢性的な炎症により、発作性にせきや喘鳴（ゼーゼー、ヒューヒュー）を伴う呼吸困難を繰り返す疾患である。

　ダニ、ホコリ、動物のフケや毛などのアレルゲンに対するアレルギー反応が気道で慢性的に起きることが原因である。慢性的な炎症により気道が過敏になっているため、さらなるアレルゲンへの曝露のほか、風邪やインフルエンザなどの呼吸器感染症や運動、受動喫煙、時に精神的な情動などでも発作が起きやすくなっている。

　症状は軽いせきから喘鳴（ゼーゼー、ヒューヒュー）そして、呼吸困難（陥没呼吸、肩呼吸など）と多彩で、重症な発作の場合は死に至ることもある。

　適切な治療を行うことで、多くの児童生徒は、他の児童生徒と同じような学校生活を送ることができるようになる。

　運動誘発喘息は、運動前に予防薬を吸入することで予防できる場合があるが、このような治療薬を用いるときは、事前に薬の管理方法等保護者や主治医と連携する必要がある。

⑵　アレルギー性結膜炎

　アレルギー性結膜炎は、アレルゲンに対するアレルギー反応によって起きる、目のかゆみ、異物感、なみだ目、目やになどの症状を特徴とする疾患である。

　通年性アレルギー性結膜炎の場合は、ハウスダスト、ダニのほか、動物（猫や犬など）のフケや毛なども原因となる。一方、季節性アレルギー性結膜炎の原因は主としてスギ、カモガヤ、ブタクサなどの花粉である。その他、春季カタルの主な原因はハウスダストであるが、花粉など多様なアレルゲンが関与している。アトピー性結膜炎では、目の周囲をこすることなどが悪化につながる。

　主な症状は、目のかゆみ、異物感、充血、なみだ目、目やになどで、春季カタルなど重症例で角膜障害を伴うと、眼痛、視力低下を伴う。

予防・治療は、スギやハウスダストなどアレルギー反応の原因となるアレルゲンの除去や回避が原則となる。

⑶　アレルギー性鼻炎

アレルギー性鼻炎には、通年性アレルギー性鼻炎と季節性アレルギー性鼻炎がある。

通年性アレルギー性鼻炎は、一年中発作性反復性のくしゃみ、鼻水、鼻づまりがみられる。原因のアレルゲンとしてはハウスダスト、ダニなどがある。

季節性アレルギー性鼻炎（花粉症）は、花粉のように病因となるアレルゲンが飛散する時期にのみ症状が現れるものをいい、一般的には花粉症と呼ばれる。代表的なアレルゲンはスギ、カモガヤ、ブタクサなどである。ハウスダスト、カビ、花粉などのアレルゲンにより、くしゃみ、鼻水、鼻づまりなどが起こる。放置すると、鼻のかゆみが気になって授業に集中できない、鼻づまりがひどくなって眠れないなど、日常生活に支障をきたすため、耳鼻科を受診する。また、花粉がアレルゲンとなっている場合は、花粉飛散時の屋外活動は、症状を悪化させることもあるため、配慮が必要である。

⑷　アトピー性皮膚炎

アトピー性皮膚炎は、かゆみのある湿疹が顔や関節などに多く現れ、長く続く病気である。

原因は、生まれながらの体質に、様々な環境条件が重なってアトピー性皮膚炎を発症する。アトピー性皮膚炎の人の皮膚は、刺激に対し過敏で、乾燥しやすいのが特徴である。ダニやカビ、動物の毛や食物だけでなく、汗、プールの塩素、シャンプーや洗剤、生活のリズムの乱れや心理的ストレスなども皮膚炎を悪くする原因になる。

症状は、皮膚炎は、顔、首、肘の内側、膝の裏側などによく現れ、ひどくなると全身に広がる。軽症では、皮膚ががさがさ乾燥していることが多く、悪化するとジュクジュクしたり、硬く厚くなったりする。かゆみを生じるとともに、良くなったり悪くなったりすることを繰り返すが、適切な治療によって症状のコントロールは可能で、他の児童生徒と同じような学校生活を送ることができる。

アトピー性皮膚炎に対する治療には以下の3つの柱がある。

①　原因・悪化因子を除くこと；室内の清掃・換気など

②　スキンケア；皮膚の清潔と保湿、運動後のシャワーなど

③　薬物療法；患部への外用薬（軟膏）の塗布、かゆみに対する内服薬の服用など

アトピー性皮膚炎を発症している患児は、外観から一目でわかることが多いため、いじめの対象となりやすく、心のケアなどの教育的な配慮も必要となる。

表4-4　食物アレルギーの発症及び重症化防止の対策[11]

---

① 児童生徒の食物アレルギーに関する正確な情報の把握
② 教職員全員の食物アレルギーに関する基礎知識の充実
③ 食物アレルギー発症時にとる対応の事前確認（必要に応じて訓練の実施）
④ 学校給食提供環境の整備（人員及び施設整備）
⑤ 新規発症の原因となりやすい食物（ピーナッツ、種実、木の実類やキウイフルーツなど）を給食で提供する際の共有及び発症に備えた体制整備

〔出典：文部科学省初等中等教育局健康教育・食育課（2020）学校のアレルギー疾患に対する取り組みガイドライン 令和元年度改訂、（公財）日本学校保健会、p40〕

(5) 食物アレルギー

　食物アレルギーとは、一般的には特定の食物を摂取することによって、皮膚・呼吸器・消化器あるいは全身性に生じるアレルギー反応のことである。2002（平成14）年より厚生労働省は、アレルギーを引き起こす食物として7品目（卵、乳、小麦、エビ、カニ、蕎麦、落花生）を含有している場合は義務表示としている。

　原因は、原因食物を多岐にわたり摂取することによる。学童期では鶏卵、乳製品だけで全体の約半数を占めるが、実際に学校給食で起きた食物アレルギー発症事例の原因食物は甲殻類（エビ、カニ）や果物類（特にキウイフルーツ）が多くなっている。

　症状は、多岐にわたり、じんましんのような軽い症状からアナフィラキシーショックのような命にかかわる重い症状までさまざまである。注意しなければならないのは、食物アレルギーの約10％がアナフィラキシーショックにまで進んでいることである。

　治療（予防）には、「原因となる食物を摂取しないこと」が唯一の方法である。

　そして、万一症状が出現した場合には、速やかに適切な対処を行うことである。じんましんなどの軽い症状に対しては抗ヒスタミン薬の内服や経過観察により回復することもあるが、ゼーゼー・呼吸困難・嘔吐・ショックなどの中等症から重症の症状には、アナフィラキシーに準じた対処が必要である（アナフィラキシーを参照）。

(6) アナフィラキシーショック

　アレルギー反応により、じんましんなどの皮膚症状、腹痛や嘔吐などの消化器症状、ゼーゼー、呼吸困難などの呼吸器症状が、複数同時にかつ急激に出現した状態がアナフィラキシーである。その中でも、血圧が低下して意識の低下や脱力を来すような場合を、特にアナフィラキシーショックと呼び、直ちに対応しないと生命にかかわる重篤な状態である。

また、アナフィラキシーには、アレルギー反応によらず運動や物理的な刺激などによって起こる場合があることも知られている。

　児童生徒に起きるアナフィラキシーの原因のほとんどは食物であるが、それ以外に昆虫刺傷、医薬品、ラテックス（天然ゴム）などが問題となる。中にはまれに運動だけでも起きることがある。

　症状は、皮膚が赤くなったり、息苦しくなったり、激しい嘔吐などの症状が複数同時にかつ急激にみられるが、もっとも注意すべき症状は、血圧が下がり意識の低下がみられるなどのアナフィラキシーショックの状態である。迅速に対応しないと命にかかわることがある。

　具体的な治療は重症度によって異なるが、意識の障害などがみられる重症の場合には、まず適切な場所に足を頭より高く上げた体位で寝かせ、嘔吐に備え、顔を横向きにする。そして、意識状態や呼吸、心拍の状態、皮膚色の状態を確認しながら必要に応じ一次救命措置を行い、ただちに医療機関への搬送をする。アナフィラキシー症状は急激に進行することが多く、最低1時間、理想的には4時間は経過を追う必要があり、経過を追う時は片時も目を離さず、症状の進展がなく改善している状態を確認する。

　アドレナリン自己注射薬である「エピペン®」（商品名）を携行している場合には、できるだけ早期に注射することが効果的である。この場合、学校での保管方法や、万が一、患児自らが注射できない状況となった場合の対応などについて、十分な打ち合わせをし、子供の命を救うタイミングを逸することのないようにしなければならない。アナフィラキシーの初発が学校現場であることに留意し、緊急時の対応についての全職種による研修を行っておくことが望ましい。

　アナフィラキシーに関しては第6章も参照のこと。

5）子供の生活習慣病

　「生活習慣病」と呼ばれる高血圧症、糖尿病、高脂血症などが、大人だけでなく子供にも増加している。このため、生活習慣に問題のある疾患の対策は、早期発見、早期治療ばかりでなく、子供時代からの健康的な生活習慣を確立することが重要であるとし、厚生労働省は「小児生活習慣病」として、子供の頃からのライフスタイルの改善に力を入れている[14]。

　また、小児生活習慣病には、糖尿病や消化性潰瘍のように小児期にすでに発症しているもの、動脈硬化がすでに進行しつつあるもの、肥満や高脂血症、高血圧などの生活習慣

表4-5　小児期の生活習慣病の分類

第1群	生活習慣病がすでに小児期に顕在化している	成人病型糖尿病・虚血性心疾患・消化性潰瘍
第2群	潜在している生活習慣病	動脈硬化の初期病変が10代の小児の98％にみられる
第3群	生活習慣病の危険因子が既に小児期にみられる	生活習慣病予備軍：小児肥満・小児高脂血症・小児高血圧

〔資料：厚生労働省心身障害研究報告書「小児期からの慢性疾患予防対策に関する研究」1989〕

病の予備軍がみられるものの３つのタイプがある。このうち予備軍は小学生から高校生の10人に４人の割合でみられるとの報告もある。原因は、動物性脂肪の摂りすぎや不規則な食事、運動不足、家庭や学校でのストレスなどが考えられている。このように、高血圧、糖尿病、高脂血症などの「生活習慣病」は、小児期からその進行が認められている。厚生労働省は小児期の生活習慣病を表４-５のように分類した。これは明確な問題点を指摘するために３つに分類したものである。

　文部科学省の調査では、1970（昭和45）年〜1999（平成11）年の約30年間で肥満児の数が２〜３倍、思春期世代では約１割が肥満状態にあるとわかっている[1]。

　現代では小児肥満が増加し、糖尿病や高血圧、動脈硬化などの生活習慣病になる子供たちが増加している。今はまだ発病していなくても、今のままの生活習慣を継続していると20代、30代で発病する可能性が高まり、重症化や若年死する危険がある。このため、生活習慣病を発症させる最も高い危険因子として「肥満」があげられる。小児肥満の子供の70％は成人肥満に移行すると考えられている（肥満のトラッキング現象）[15]。子供であっても腹腔内に脂肪が蓄積する「内臓脂肪型肥満」となり、高血圧や糖尿病、脂質代謝異常、脂肪肝などの発生頻度を高めていることから、厚生労働省の研究班は、６歳から15歳までを対象とした「小児メタボリックシンドロームの診断基準」（表４-６）を作成し[16]、早期発見、早期対応を呼びかけている。

　小児メタボリックシンドロームからくる生活習慣病を防ぐには望ましい生活習慣の確立が重要である[17]。

表4-6　厚生労働省による小児期メタボリックシンドロームの診断基準（6～15歳）

次の（1）を満たした上で、（2）～（4）を2つ以上含む場合、小児メタボリックシンドロームと診断される。

1	ウエスト周囲径 中学生80cm以上／小学生75cm以上、 もしくは　ウエスト周囲径（cm）÷身長（cm）＝0.5以上
2	中性脂肪：120mg/dl以上 かつ／または HDLコレステロール：40mg/dl未満
3	収縮期血圧（上）：125mmHg以上 かつ／または 拡張期血圧（下）：70mmHg以上
4	空腹時血糖：100mg/dl以上

※採血が食後2時間以降である場合は中性脂肪160mg/dl以上、血糖110mg/dl以上を基準としてスクリーニングを行う（この食後基準値を超えている場合には空腹時採血により確定する。）

≪子供の生活習慣病危険度チェック≫

1	甘い飲料をよく飲む
2	夕食や就寝時間が遅く、朝食を欠食する
3	カップ麺やファストフード、スナック菓子をよく食べる
4	脂っこいものが好き
5	あまり運動をしない
6	受験などの強いストレスがある
7	両親のどちらか、または両方が太っている
8	よく噛まず、早食いである

チェックに当てはまる人（子供）は、生活習慣病のリスクがある。

　生活習慣は両親から引き継がれることが多く、子供が肥満の場合、親も同じように太っていることが多いといわれている。また、肥満だけでなく痩せすぎも身長の伸び悩みやホルモンバランスの乱れなど成長へ悪影響を及ぼすリスクがあり、注意が必要である[18]。

　子供の頃に備わった食べ物の好みや生活習慣は、そう簡単に変えられるものではないので[19]、本人、学校、そして家庭が連携して取り組むことが必要である。学齢期の間に望ましい生活習慣を確立し、生涯にわたって健康を維持できることは、本人のみならず、国民の健康寿命増進につながる。

6）学校保健安全法の改正

　学校保健安全法の改正により、2016（平成28）年度から運動器疾患を早期発見するための運動器検診が学校検診の必須項目に付け加えられている。運動器検診は身体を支え

表4-7　親子で生活習慣を見直してみましょう

① 食事

　　１日３食規則正しく食べることが大切です。そして、食物繊維が豊富で噛み応えのあるごぼうなどの根菜類、小魚、豆など和食を中心とした食事を心掛けましょう。

② 運動

　　エスカレーターをやめて階段を利用する／30分早起きして親子でラジオ体操や散歩、縄跳びをする／キャッチボールをするなど、親子で運動をするための時間をつくりましょう。親子のコミュニケーションは、ストレス解消などにも効果的です。

③ テレビの視聴時間・テレビゲームの時間

　　テレビを見ている時間が長い人は、肥満の人が多いことがわかっています。運動不足になりやすいことや、テレビの視聴時間が長いほど、CMに出てくる菓子を食べる傾向にあるなどの調査もあります。視聴時間は１〜２時間程度とし、長時間見ないようにしましょう。

④ 睡眠

　　睡眠時間が短くなると、夜間の脂肪の分解が抑えられます。また、睡眠不足が続くと、日中やる気がでない、運動する気になれない、などの抑うつ的な状態になることもわかっています。

　　早寝早起きを心掛けましょう。

⑤ 口腔

　　よく噛んで食べることで脳の活性化や唾液分泌の促進、満腹中枢を刺激し肥満を予防するなど、さまざまな効果があります。

　　子どもの頃からよく噛み口周りの筋肉やあごの骨を強くする／虫歯や歯周炎を予防し、左右でバランスよく噛めるよう定期的に歯科にチェックしてもらうなどで、口の健康を保ちましょう。

〔出典：（一財）日本予防医学協会「健康づくりかわら版－生活習慣を親子で見直そう！」2018.2（一部抜粋）
https://www.jpm1960.org/kawara/14/post-21-1.html（2024.3.10アクセス）〕

て動かすのに必要な骨、関節、靱帯、腱などの運動器について、その形態や発育、運動機能を調べる健診である。近年では成長曲線を利用し指導に活用することが進められている[21]。また、法律に基づいて行われる結核対策等[22]、重要な健診事業が行われている。

引用参考文献

１）文部科学省「令和４年度学校保健統計調査報告書」2023.11

２）小林章雄「現代社会の子どもの不健康、社会格差、学校保健課題」、『学術の動向』15(4)、2010、pp75-81

３）阿部彩「子どもの健康格差を考える」、『月刊保団連』、1080、2010、pp11-66

４）厚生労働省「むし歯の特徴・原因・進行」

５）Aida J, Matsuyama Y, Tabuchi T et al.: Trajectory of social inequalities in the treatment of dental caries among preschool children in Japan. *Community Dentistry and Oral Epidemiology* 45(5), 2017

６）吉野健一「学童期の近視治療について」『治療増刊号』87、2005、pp1388-1392. 南山堂

7）内閣府『令和３年度青少年のインターネット利用環境実態調査　調査結果（速報)』2023.2

8）文部科学省・スポーツ青少年局学校健康教育課監修『児童生徒の健康診断マニュアル平成27年度改訂版』2015

9）住友直方「学校での心臓検診・腎臓検診－心臓検診」日本学校保健会

https://www.gakkohoken.jp/special/archives/196（2024.3.10アクセス）

10）「知っておきたい循環器病あれこれ」、公益財団法人　循環器病研究振興財団

http://www.jcvrf.jp/general/arekore.html（2024.3.10アクセス）

11）独立行政法人日本スポーツ振興センター『学校における突然死予防必携』2011

12）川村智行「小児糖尿病とは。病態とその原因」Medical Note

https://medicalnote.jp/contents/160201-051-RU（2024.3.10アクセス）

13）文部科学省初等中等教育局 健康教育・食育課監修「学校のアレルギー疾患に対する取り組みガイドライン《令和元年度改訂》」(公財) 日本学校保健会、2020

https://www.gakkohoken.jp/book/ebook/ebook_R010060/R010060.pdf（2024.3.10アクセス）

14）厚生労働省心身障害研究報告書「小児期からの慢性疾患予防対策に関する研究」1989

15）日本肥満学会編『小児の肥満症マニュアル』ライフサイエンス出版、2017

16）厚生労働省研究班「小児のメタボリックシンドロームの診断基準（6歳～15歳)」2010.3

17）大國真彦他、「子ども達がテレビ等視聴、ファミコン等で遊んでいる実態と肥満との関係調査成績」『日本小児科学会雑誌』99(9)、1995、pp1700-1703

18）一般財団法人日本予防医学協会「健康づくりかわら版－生活習慣を親子で見直そう！」2018.2
https://www.jpm1960.org/kawara/14/post-21-1.html（2024.3.10アクセス）

19）小児肥満対策推進委員会『子どもの食生活実態に関するアンケート調査結果』2013

20）朝山幸太郎他「小児肥満判定基準－小児適正体格検討委員会よりの提言」『肥満研究』 8 (2)、2002、pp96-102

21）日本学校保健会「成長曲線活用の実際成長曲線に基づく児童生徒等の健康管理の手引き」2019

22）文部科学省「学校における結核対策マニュアル」2012

第5章　感染症とその予防

学習の目標

1. 学校における感染症対策の基本を学び、また、新興感染症や結核などの再興感染症がみられることを理解する。

2. 学校における感染症対策は、学校保健安全法、学校保健安全法施行令、学校保健安全法施行規則等に規定されており、法的根拠・位置づけを理解する。

3. 新型コロナウイルス感染症に対応した持続的な学校運営のためのガイドラインについて理解する。

4. 学校感染症と予防接種法について理解する。

1）学校における感染症対策

　学校における感染症対策は、感染拡大リスクを可能な限り低減した上で、地域全体での流行する感染症に対して予防に努めることが重要である。

　学校は、成長発達段階にある児童生徒等が集団生活を営む場である。児童生徒等は、成人に比べて身体の抵抗力が未発達で、とりわけ慢性疾患や継続した障害をもつ児童生徒等、抵抗力が弱い集団では感染症が拡大しやすくなる。学校で感染が流行すれば、健康や教育活動に影響を及ぼすことになる。こうした中で持続的に教育を受ける権利を保障していくために、予防すべき感染症対策への取り組みが必要である。地域における感染症対策として「感染症の予防及び感染症の患者に対する医療に関する法律」（感染症法）に規定されているが、これに基づき、学校運営の指針として学校保健安全法施行規則第18条で学校において予防すべき感染症（以下、学校感染症）が定められている。

　保育所、幼稚園、小学校、中学校、高等学校等では、空気感染（麻疹、結核、コロナなど）、飛沫感染（インフルエンザ、コロナなど）、接触感染（麻疹、ノロウイルス感染症、コロナなど）、経口感染（食中毒）などに罹患する機会が多くあるため、集団生活のなかでの予防対策が重要となる。または、感染症が発生したときの二次感染を迅速、かつ最小限に止める対策を学校全体で取り組みを講じる必要がある。

　感染対策予防策として、手洗いの励行、咳エチケット（咳やくしゃみをする場合は、ハンカチや衣服（上着の内側か袖）で口を覆う）、吐物・下痢の処理への対策、アルコー

ル消毒、掃除、プールの管理、予防接種（就学時の健康診断・母子手帳での確認）等、日頃からの保健教育や学校衛生管理は重要である。

1990年代に入って"Emerging/re-emerging infectious disease（新興・再興感染症）"という概念が米国で提唱された。世界保健機関(WHO)の定義によると、新興感染症は「かつて知られていなかった、新しく認識された感染症で、局地的あるいは国際的に、公衆衛生上問題となる感染症」とされている。例としては、SARS（重症急性呼吸器症候群）、鳥インフルエンザ、ウエストナイル熱、エボラ出血熱、クリプトスポリジウム症、クリミア・コンゴ出血熱、後天性免疫不全症候群（HIV）、重症熱性血小板減少症候群（SFTS）、腸管出血性大腸菌感染症、ニパウイルス感染症、日本紅斑熱、バンコマイシン耐性黄色ブドウ球菌（VRSA）感染症、マールブルグ病、ラッサ熱等がある。

また、類似する概念に再興感染症がある。WHOの定義によると、再興感染症は「かつて存在した感染症で公衆衛生上ほとんど問題とならないようになっていたが、近年再び増加してきたもの、あるいは将来的に再び問題となる可能性がある感染症」とされている。この定義は1990（平成2）年に初めて発表されたが、マラリア、結核、百日咳、サルモネラ感染症、狂犬病等がある。

学校感染症には、第1種から第3種まであり、第1種は、感染症予防法第6条に規定する1類並びに2類感染症の種類が示されている（表5-1）。

学校における感染症予防については学校保健安全法、学校保健安全法施行令、学校保健安全法施行規則に以下のように定められている。

(1) 学校保健安全法

（出席停止）

第19条　校長は、感染症にかかつており、かかつている疑いがあり、又はかかるおそれのある児童生徒等があるときは、政令で定めるところにより、出席を停止させることができる。

（臨時休業）

第20条　学校の設置者は、感染症の予防上必要があるときは、臨時に、学校の全部又は一部の休業を行うことができる。

（文部科学省令への委任）

第21条　前2条（第19条の規定に基づく政令を含む。）及び感染症の予防及び感染症の患者に対する医療に関する法律（平成十年法律第百十四号）その他感染症の予防に関して規定する法律（これらの法律に基づく命令を含む。）に定めるもののほか、学校における感染症の予防に関し必要な事項は、文部科学省令で定める。

表5-1　文部科学省による出席停止になる学校感染症の種類と出席停止期間

分類	病　　　名	出席停止の基準
第1種	エボラ出血熱、クリミア・コンゴ出血熱、痘そう、南米出血熱、ペスト、マールブルグ病、ラッサ熱、急性灰白髄炎、ジフテリア、重症急性呼吸器症候群（病原体がコロナウイルス属SARSコロナウイルスであるものに限る。）及び鳥インフルエンザ	治癒するまで
第2種	インフルエンザ（鳥インフルエンザ（H5N1）を除く。）	症状により学校医その他の医師が感染の恐れがないと認めるまで 発症後5日、かつ、解熱後2日（幼児3日）が経過するまで
第2種	百日咳	特有な咳が消失するまで、5日間の適正な抗菌剤による治療が終了するまで
第2種	麻しん（はしか）	発疹が消失するまで
第2種	流行性耳下腺炎（おたふくかぜ）	耳下腺、顎下腺または舌下腺の腫脹が発現した後5日間を経過し、かつ、全身状態が良好となるまで
第2種	風しん	発疹が消失するまで
第2種	水痘（みずぼうそう）	すべての発疹が痂皮化するまで
第2種	咽頭結膜熱	主要症状が消失した後2日を経過するまで
第2種	結核	症状により学校医その他の医師が感染の恐れがないと認めるまで
第2種	髄膜炎菌性髄膜炎	
第3種	コレラ、細菌性赤痢、腸管出血性大腸菌感染症、腸チフス、パラチフス、流行性角結膜炎、急性出血性結膜炎	症状により学校医その他の医師が感染の恐れがないと認めるまで
第3種 その他の感染症	溶連菌感染症	適正な抗菌剤治療開始後24時間を経て全身状態が良ければ登校可能
第3種 その他の感染症	ウイルス性肝炎	A型・E型：肝機能正常化後登校 B型・C型：出席停止不要
第3種 その他の感染症	手足口病 ヘルパンギーナ	発熱や喉頭・口腔の水疱・潰瘍を伴う急性期は出席停止、治癒期は全身状態が改善すれば登校可
第3種 その他の感染症	伝染性紅斑	発疹（リンゴ病）のみで全身状態が良ければ登校可能
第3種 その他の感染症	マイコプラズマ感染症	急性期は出席停止、全身状態が良ければ登校可能
第3種 その他の感染症	感染性胃腸炎（流行性嘔吐下痢症）	下痢・嘔吐症状が軽快し、全身状態が改善されれば登校可能
第3種 その他の感染症	アタマジラミ	出席可能（タオル、櫛、ブラシの共有は避ける）
第3種 その他の感染症	伝染性軟属腫（水いぼ）	出席可能（多発発疹はプールでのビート板の共有は避ける）
第3種 その他の感染症	伝染性膿痂疹（とびひ）	出席可能（プール、入浴は避ける）

〔学校保健安全法施行規則第18・19条

出典：文部科学省：出席停止になる学校感染症の種類と出席停止期間（高橋改変）

http://www.komyo.ed.jp/hp/wp-content/uploads/2016/07/kansen1.pdf（2024.2.7アクセス）〕

（出席停止の指示）

第６条　校長は、法第19条の規定により出席を停止させようとするときは、その理由及び期間を明らかにして、幼児、児童又は生徒（高等学校（中等教育学校の後期課程及び特別支援学校の高等部を含む。以下同じ。）の生徒を除く。）にあつては、その保護者に、高等学校の生徒又は学生にあつては、当該生徒又は学生にこれを指示しなければならない。

　　出席停止の期間は、感染症の種類等に応じて、文部科学省令で定める基準による。

（出席停止の報告）

第７条　校長は、前条第１項の規定による指示をしたときは、文部科学省令で定めるところにより、その旨を学校の設置者に報告しなければならない。学校保健安全法施行規則に規定されている仕組み、感染症対策の基本を理解する。

2）学校において予防する感染症の種類について

　学校感染症は、学校保健安全法施行規則第18条で、表５−１に示す３種類に分類されている。

　第１種は、感染症法の１類及び結核を除く２類に分類される感染症のうち12種（痘そうは、天然痘ワクチンの接種の普及により発生数は減少し、WHOは1980（昭和55）年５月に天然痘の世界根絶宣言をし、撲滅されているため学校感染症には入れていない）。

　第２種は、空気感染または飛沫感染するもので、学齢期に罹患する機会の多い感染症が中心となっている。９疾患中８疾患については予防接種が実用化されている（咽頭結膜炎は予防接種なく、髄膜炎菌性髄膜炎は2015（平成27）年５月より任意接種ワクチンとなった）。そのうち結核、百日咳、麻疹、風疹、流行性耳下腺炎、水痘、急性灰白髄膜炎（ポリオ）、日本脳炎については、予防接種を受けていれば小学校入学までに基礎免疫を獲得できるはずであるが、我が国では麻疹、ポリオ、日本脳炎を除き、まだ流行が残っている。特に麻疹は、2007・2008（平成19・20）年に10 〜 20代中心に大きな流行がみられたが2008（平成20）年より５年間、中学１年相当、高校３年相当の年代に２回目の麻疹ワクチン接種を受ける機会を設けることで、2009（平成21）年以降10 〜 20代の患者数が激減した。

　第３種は、学校において感染の拡大の可能性がある感染症を規定している。出席停止期間の基準は、病状により学校医、医師によって、感染の恐れがないと認められるまで出席停止の措置が必要である。「その他の感染症」は、感染拡大を防ぐために必要であ

れば、校長が学校医の意見を聞き、第3種の感染症として緊急的に措置をとることができる。急性期の出席停止の指示は感染症の種類や各地域、学校における発生状況の態様等を考慮の上で判断する必要があり、あらかじめ特定の疾患を定めてあるものではない。治癒期は全身状態が改善すれば登校可である。

3）出席停止及び出席停止期間

学校保健安全法第19条

> 校長は、感染症にかかっており、かかっている疑いがあり、又はかかるおそれのある児童生徒等があるときは、政令で定められているところにより、出席を停止させることができる

と定められている。この目的は、感染拡大防止にある。

出席停止の指示は、学校保健安全法施行令第6条

> 校長は、法第19条の規定により出席を停止させようとするときは、その理由及び期間を明らかにして、幼児、児童又は生徒（高等学校（中等教育学校の後期課程及び特別支援学校の高等部 を含む。以下同じ。）の生徒を除く。）にあっては、その保護者に、高等学校の生徒又は学生にあっては、当該生徒又は学生にこれを指示しなければならない

と定められている。校長は、この規定に従って学校医の診断を求めることが施行規則第21条に定められている。

出席停止の期間は、感染症の種類等に応じて、文部科学省令で定める基準による。

学校保健安全法施行令第6条で第2項の出席停止の期間（表5-1）は、同施行規則第18条の感染症の種類に従い、同施行規則第19条に定められている。

第3種の感染症にかかった者についても、例えば、咽頭結膜炎（プール熱）など基本的には治癒するまでであるが、学校医その他の医師において予防措置（手洗い、プール前後のシャワーの励行）をしたとき、または症状により感染のおそれがないと認めたときはこの限りではない。飛沫感染、接触感染として、タオルを共用しないなどの一般的な予防法が大切である。ワクチンはない。夏期に多く、幼児から学童に好発する為、主要症状が消退した後2日を経過するまで出席停止とする。

4）臨時休業

学校保健安全法第20条

（臨時休業）

> 学校の設置者は、感染症の予防上必要があるときは、臨時の学校の全部又は一部の休業を行

うことができる

と定められている。対応を迅速にするために、多くの教育委員会は学校管理規則等をもっ
て学校長に委任していることが多い。

　臨時休業は、一般的には、欠席率が通常時の欠席率より急激に増加し、罹患者が急激
に多くなったときにその状況と地域におけるその感染症の流行状況等を考慮し、決定さ
れる必要がある。感染拡大を考慮し、規模により学級（学年）閉鎖と学校閉鎖が選択さ
れる。

　学校閉鎖、学級（学年）閉鎖は、出席停止措置と同様に、学校医その他の医師の判断、
指導助言を得て行われることになる。学校の設置者により意見を求められた場合、学校
長は、学校医の意見のもとに回答をする必要がある。その場合、学校医はその学校感染
症の特性、地域性を十分に考慮し、地域の保健所や医師会の情報等も参考にして学校長
に指導助言を行う。

　臨時休業が有効な感染症は、潜伏期が1～2日と極めて短く、飛沫感染により伝播す
るインフルエンザや、経口・接触・飛沫感染により伝播するノロウイルスなどの感染性
胃腸炎の場合である。潜伏期間が長い感染症の場合は、流行が発覚した時に学級閉鎖を
してもすでに感染がまん延している可能性が高く、あまり意味が無い場合がある。

　例えば、インフルエンザは、感染力が強いため、罹患した場合は「出席停止」となる。
　発症した後5日を経過し、かつ、解熱した後2日を経過するまで（ただし、保育所や
幼稚園に通う幼児は「解熱した後3日を経過するまで」）出席停止と定められている。
この場合、4～5日間の臨時休業が多く見られるが6～7日間が大変有効な場合が多く
みられる。学校側（学校長、保健主事、担任、養護教諭等）は、児童生徒等の経過観察
を十分に実施し、必要があれば設置者が休業を延長することも考慮する必要がある。

5）学校での感染症への対応方針

　感染対策の基本として、感染成立の3要因への対策とは、病原体を「持ち込まない」
「持ち出さない」「拡げない」が基本となる。感染症は、①病原体（感染源）②感染経路
③感受性のある人（感染を受ける可能性のある人（宿主））の3つの要因がそろうこと
で感染する。このような要素を断ち切ることで感染予防の徹底が図られることとなる。
集団生活において児童生徒等、障害や抵抗力（免疫）の弱い児童生徒等への対応も含め、
日頃より、健康の保持・増進、免疫力をつける、予防接種や手洗いなど一人一人の対応
が必要である。

　健康管理、感染予防のための環境整備も求められる。日頃の感染に対しての知識、発生時の対応策など研修し、教職員の間で共有しておく必要がある（感染対策マニュアル）。

　感染症予防の基本的な対応として次の標準予防策が大切となる。

　標準予防策（スタンダードプリコーション）とは、「誰もが何らかの感染症を持っている可能性がある」と考えて、「感染の可能性のあるもの」への接触を最小限にすることで、児童生徒等ならびに教職員双方の感染の危険を少なくする方法が必要となる。今日の新型コロナ感染症（COVID-19）のウイルスについても、感染症対策の再考が求められる。

　医療環境では、すべての患者との接触に対して標準予防策を取っている。学校現場でも、同様に感染経路が分からない状況、無症状の感染者も発症している現状から考えると日頃から手指衛生の励行、アルコール手指消毒など標準予防策を実施する必要がある。

　感染症が発生した場合、感染症の疑いのある場合に限らず、吐物、排泄物の処理時は必要に応じて手袋、ガウン、マスク（必要時ゴーグル）の取り扱いを標準予防策に則り、適切に実施する必要がある。アルコールが無効なノロウイルスや芽胞菌（クロストリジウム・ディフィシルなど）を含む排泄物に接触した疑いがある場合は、アルコールを主成分とする擦式手指消毒薬ではなく、石けんあるいは手指洗浄消毒薬と流水による手洗いとで病原性微生物を物理的に洗い落とす必要がある。必要時、個人防護具（PPE）の準備を図る。医療職員等が、病原体感染者の処置やケアをする際に、病原体に曝露されないようにするために使用される、使い捨てグローブ（手袋）、マスク、使い捨てガウン、使い捨てエプロン、ゴーグル、フェイスシールドなどの用具の準備、対応策など日頃の準備が必要である。

　学校保健安全法では、毎学年定期的に児童生徒等に健康診断が行われているなかで結核の有無など、直接に感染症にかかる項目も含まれている。学校での健康診断による結核検診での発見は5％前後で報告は少ない現状にある。しかし、海外での居住歴がある場合においては、BCG（結核のワクチン）未接種の小中学生は増加傾向にある。また、結核は、空気感染によって感染が拡大することから、近年においても小中学生で結核集団感染事例が報告されている。

　感染症対策は、チーム体制で取り組み、各種感染症に対する情報収集・知識の共有・対応など、学校の管理体制の構築や、医療機関等との連携を強化し感染症発生予防とまん延防止を図る必要がある。

6）感染症患者の感染症発生動向調査（サーベイランス）

　学校では、児童生徒等の出席状況を毎日調査している。ある病気の流行が予測されるような場合には、担任から欠席情報を得て、養護教諭は情報を共有し早期に対応していく。情報源としては、保護者からの診断名等の情報や地区医師会からの地域での流行の情報が役立つ。また、国立感染症研究所感染症情報センターや各県の感染症・疾病管理センターなどから提供される感染症情報も参考となる。日頃より、学校医と養護教諭との連携を図り、学校単位の感染症発生動向調査ができることにより、食中毒や集団感染に対する早期対応が容易となる。

7）学校における新型コロナウイルス感染症に関する衛生管理マニュアル

（文部科学省2023.5.8〜）

学校における感染症対策の考え方

　新型コロナウイルス感染症については、学校においても「感染予防」及び「発生した場合はその感染拡大を防ぐこと」が最も重要である。

　新型コロナウイルス感染症の5類感染症への移行後においては、学校教育活動の継続を前提とした上で感染拡大を防止していくため、学校において、時々の感染状況に応じた感染症対策を講じていくことが重要となる。

　具体的には、感染状況が落ち着いている平時においても、幼児児童生徒（以下「児童生徒等」という。）の健康観察や換気の確保、手洗い等の手指衛生の指導等を行いつつ、地域や学校において感染が流行している場合などには、必要に応じて、活動場面に応じた感染症対策を一時的に検討するなど、学習内容や活動内容を工夫しながら、授業や部活動、各種行事等の学校教育活動を継続し、児童生徒等の学びを保障していくことが必要である。

　その際、感染症対策を講じたとしても、感染リスクはゼロにはならないということを理解した上で、感染者が確認された場合には、適切に対処することができるよう、以下を参考に、教育委員会と衛生主管部局との連携や、学校医・学校歯科医・学校薬剤師等の専門家と連携した学校における保健管理体制を構築しておくことが重要である。

設置者及び学校の役割

⑴　教育委員会等の役割

　域内の学校における感染拡大を防止し、感染者が確認された場合に適切に対処できる

よう、以下の役割を担う。

衛生主管部局と連携し、地域の感染状況について情報収集を行い、その状況を踏まえて、臨時休業の必要性等について判断する。

各学校の対応状況の把握や必要な物品の調達等、衛生環境の整備や指導を行う。

医師会・歯科医師会・薬剤師会等との連携・協力を行うとともに、設置者として保護者や地域への連絡や情報発信等を行う。

⑵　**学校の役割**

校長を責任者とし、保健主事・養護教諭・各学級担任等とともに、学校医・学校歯科医・学校薬剤師等と連携した保健管理体制を構築する。

その上で、児童生徒等への指導のほか、健康観察や、給食時間や休み時間、登下校時の見守りなど、教員業務支援員（スクール・サポート・スタッフ）や地域学校協働本部による支援等、地域の協力を得ながら学校全体として取り組むことが重要である。

⑶　**家庭との連携**

校内での感染拡大を防止するためには、外部からウイルスを持ち込まないことが重要であり、そのためには各家庭の協力が不可欠となる。このため、学校における感染症対策について、保護者の理解が得られるよう、PTA等と連携しつつ、学校からも積極的な情報発信を心掛け、家庭の協力を呼び掛けることが重要である。

⑷　**出席停止等の取扱い**

児童生徒等の感染が判明した場合には、学校保健安全法第19条の規定に基づく出席停止の措置を講じるほか、季節性インフルエンザ等と同様、新型コロナウイルス感染症に感染している疑いがある場合や、感染するおそれのある場合にも、校長の判断により出席停止の措置を講じることができる。出席停止の措置を講じた場合においては、当該児童生徒が授業を十分に受けることができないことによって、学習に著しい遅れが生じることのないよう必要な措置を講じること等にも配慮する。なお、感染者であった教職員や児童生徒等が学校に出勤、登校するにあたり、学校に陰性証明等を提出する必要はなく、医療機関等が発行する検査結果や治癒の証明書を求めることのないようにする。このほか、出席停止等の取扱いに関する詳細については、「学校保健安全法施行規則の一部を改正する省令の施行について（通知）」（令和5年4月28日付け文部科学省初等中等教育局長通知）を参照にする。

⑸　**医療的ケアを必要とする児童生徒等や基礎疾患等がある児童生徒等への対応**

医療的ケアを必要とする児童生徒等（以下「医療的ケア児」という。）及び基礎疾患

等があることにより重症化するリスクが高い児童生徒等（以下「基礎疾患児」という。）や、保護者から感染の不安により授業への参加を控えたい旨の相談があった児童生徒等については、授業等への参加を強制せずに、児童生徒等や保護者の意向を尊重すること。

特別支援学校等における自立活動や幼稚園における保育活動については、教師と児童生徒等や児童生徒等同士が接触するなど、感染リスクが高い学習活動も考えられるため、適切な配慮を行った上で実施すること。

医療的ケア児の中には、呼吸の障害がある者もおり、重症化リスクが高い者も含まれていることから、医療的ケア児が在籍する学校においては、必要に応じて、主治医の見解を保護者に確認の上、個別に登校の判断をする。医療的ケア児の登校にあたって、学校は、事前に受入れ体制や医療的ケアの実施方法等について、従前どおり学校医等に相談し、十分安全に配慮する。また、基礎疾患児についても、必要に応じて、主治医の見解を保護者に確認の上、登校の判断をする。

このほか、特別支援学校等における障害等のある児童生徒等については、指導の際に接触が避けられなかったり、多くの児童生徒等がスクールバス等で一斉に登校したりすることもあることから、こうした事情や、児童生徒等の障害や基礎疾患の種類や程度等を踏まえ、適切に対応する。こうした学校等の対応に際しては、必要に応じ、学校医等の助言を得ること、児童生徒等の安全確保等の観点から指導や介助等において必要となる接触等について保護者に対し事前に説明することが重要である。

⑹　学校で感染者が発生した場合

新型コロナウイルス感染症については、当分の間、常に流行の可能性があることから、引き続き流行への警戒を継続し、学校における対応についても準備を進めておくことが重要である。また、感染者及びその家族等への差別・偏見・誹謗中傷などはあってはならず、これらが生じないよう十分に注意を払うことが必要であるが、万が一これらの行為が見られた場合には、加害者に人権尊重の視点に立った指導を行うとともに、その被害者に対して十分なサポートを行う必要がある。

⑺　感染症に対策にあたって配慮すべき事項について

①　児童生徒等及び教職員の心身の健康状態の把握、心のケア等

学級担任や養護教諭等を中心としたきめ細かな健康観察等により、児童生徒等の状況を的確に把握するとともに、学校医と連携した健康相談等の実施や、スクールカウンセラー・スクールソーシャルワーカー等による心理面・福祉面からの支援など、管理職のリーダーシップのもと、関係教職員がチームとして組織的に対応する。併せて、学校現

場で感染症対策や心のケア等を最前線で支える教職員の精神面の負担にも鑑み、学校の管理職や設置者等は、教職員のメンタルヘルスにも十分配慮する。その際、必要に応じ、働く人のメンタルヘルス・ポータルサイト「こころの耳」や、教職員がプライバシー厳守で相談できるサービスを紹介することも考えられる。

② 新型コロナワクチンと学校教育活動

　新型コロナウイルス感染症に係るワクチンは、重症化予防・発症予防等を目的として、接種が行われている。

　児童生徒等に対するワクチンの接種は強制ではなく、本人や保護者の判断が尊重されるべきものであるが、その判断にあたっては、接種対象の範囲、ワクチンの効果や副反応、接種に関する相談先の情報等について十分に周知されることが重要となるので、地域の衛生主管部局に協力して、保護者等へ周知・広報する。また、教職員についても、教職員の安全を確保するとともに、教職員から児童生徒等への感染を防ぐ観点から、希望する教職員が接種を受けることは重要である。

　一方で、ワクチン接種の有無によって学校教育活動に差を設けることは想定されていない。さらに、ワクチン接種はあくまで本人の意思や保護者の同意に基づき受けるべきこと、また、身体的な理由や様々な理由によって接種を受けることができない人や接種を望まない人もいることに鑑み、接種を受ける又は受けないことによって差別やいじめなどが起きることのないように指導し、保護者に対しても理解を求めることが重要である。

　学校教育活動においても、何らかの理由で児童生徒等のワクチン接種歴を把握する必要が生じることも考えられる。その際には、情報を把握する目的を明確にすること、本人や保護者の同意を得ること、他の児童生徒等に知られることのないような把握の方法を工夫することなど個人情報としての取扱いに十分に留意して把握するようにする必要がある。もしくは、検査の結果を活用することも考えられる。そのほか、健康診断に伴う保健調査等としてワクチン接種歴が把握される可能性があるが、そのような場合にも同様に個人情報としての取扱いに十分に留意する必要がある。

　以上のことから持続的に児童生徒等の教育を受ける権利を保障していくため、学校における感染及びその拡大のリスクを可能な限り低減した上で、学校運営を継続していく必要がある。

　学校関係者に感染が確認された場合には、児童生徒等が差別・偏見・いじめ・誹謗中

傷などの対象にならぬよう、十分な配慮・注意が必要である。基本的な感染対策は必要と考える。マニュアルを参考にしつつ、従来の対策を見直した上で、地域の実情に即した対策を検討し、児童生徒等が健康で安全・安心して充実した学校生活を送れるよう、各学校においては感染症の予防に対する指導の充実を図ることが求められている。

　文部科学省発「学校で児童生徒等や教職員の新型コロナウイルスの感染が確認された場合の対応ガイドライン（令和5年5月改定版)」を参照する。

8）主な学校感染症対策

⑴　第1種の疾患

　感染症法の第1類感染症と結核を除く第2類感染症を規定している。出席停止期間、基準は「治癒するまで」である。痘そう（天然痘）は地球上から根絶された。

　この感染症の場合、感染症法で入院治療の判断がなされる為、学校保健安全法第18条による保健所との連絡、連携が重要である。ポリオ、ジフテリア、重症急性呼吸器症候群（SARS）、鳥インフルエンザが挙げられる。これら感染症と診断された場合には、感染症法が優先し、入院治療を受けることが原則となる。保健所と連携をとり、地域における感染対策、出席停止期間を判断することが重要である。

⑵　第2種の疾患

　空気感染または飛沫感染するもので、児童生徒等の罹患が多く、学校において流行を広げる可能性が高い感染症を規定している。出席停止期間の基準は感染症ごとに個別に定められている。ただし、病状により学校医その他の医師において感染の恐れがないと認めたときは、この限りではない。

【新型コロナウイルス感染症（COVID-19)】

　2019（令和元）年12月に中国武漢市において確認されて以降、世界に広がりパンデミックを起こしている。わが国でも2020（令和2）年4月7日に緊急事態宣言が発令された。最新情報は厚労省のURLを参照する。

　COVID-19のウイルス（SARSコロナウイルス2）の病原体は、潜伏期間は2～7日、飛沫感染、接触感染、ウイルスはエアロゾル化する可能性が示唆されている。変異株によって潜伏期間は大きく変わっている。感染経路は、感染者から1～2m以内の距離で、病原体を含んだ飛沫・エアロゾルを吸入することが主要な感染経路である。換気が悪い屋内では、感染者から遠い場所でも感染がみられる。ウイルスを含む飛沫や環境表面に触れた手指で粘膜を触ることでも感染する。感染性のある期間は、発症前から発症後5～

10日。予防法は、飛沫感染、接触感染として、手洗いなどの一般的な予防法を励行する。

【インフルエンザ】（特定鳥インフルエンザを除く）

　インフルエンザ（influenza）は、インフルエンザウイルスを病原とする気道感染症であるが、「一般のかぜ症候群」とは分けて考えるべき「重くなりやすい疾患」である。病原体とするインフルエンザウイルスは、急性の呼吸器感染症で、毎年世界中で流行がみられている。わが国でも毎年冬季を中心に多数の患者発生と高齢者の超過死亡、インフルエンザ脳症に代表される乳幼児における合併症等がみられている。

　出席停止期間を「発症した後五日を経過し、かつ、解熱した後二日を経過するまで」と改めることとする。なお、「発症」とは、発熱を目安とする。

【百日咳】

　潜伏期間は、主に7～10日（5～21日）で幼稚園児・学童が罹患する頻度は高くないが、罹患した場合、放置すれば菌の排出は4週間にわたってみられる。コンコンと咳き込んだ後、ヒューという笛を吹くような音を立てて息を吸う、特有な咳が特徴で、連続性・発作性の咳が長期にわたって続く。生後3か月未満の乳児では呼吸ができなくなる発作（無呼吸発作）、肺炎、中耳炎、脳症などの合併症も起こりやすく、命にかかわることがある。特有の咳が消失するまで、また、5日間適切な抗菌薬療法が終了するまでは登園、登校を控える。

【麻疹（はしか）】

　ウイルスの潜伏期間は主に8～12日（7～18日）、亜急性硬化性全脳炎の平均潜伏期間は10.8年。ウイルスは発疹出現1～2日前から出現後4日目頃まで排出される。感染力が一番強いのは発疹出現前の咳が出始めた頃である。発熱は、発疹出現後3～4日持続し、通常7～9日の経過で回復する。したがって、解熱後（解熱とは平熱が24時間続いた状態）3日を経過するまでとなる。

【流行性耳下腺炎（ムンプスmumps・おたふくかぜ）】

　2～3週間の潜伏期（平均18日前後）を経て発症し、片側あるいは両側の唾液腺の腫脹を特徴とするウイルス感染症であり、通常1～2週間で軽快する。最も多い合併症は髄膜炎であり、その他髄膜脳炎、睾丸炎、卵巣炎、難聴、膵炎などを認める場合がある。登校基準は、唾液腺等腫脹出現後5日を経過し、かつ全身状態が良好となるまでとなる。

【風疹（3日はしか）】

　潜伏期間は、主に16～18日（14～21日）で、飛沫感染、接触感染、母子感染（胎内感染）で、発疹出現7日前から発疹出現7日目ころまでである。日本において、2012～

2013年にワクチン未接種の成人男性を中心に約17,000人、2018 〜 2019年に同じくワクチン未接種の成人男性を中心に約5,000人の流行があった。淡紅色の発疹、発熱、リンパ節の腫脹を主な症状、徴候とする疾患である。脳炎、血小板減少性紫斑病、関節炎などの合併症がみられることがあり、特に妊娠20週ころまでにかかると出生児に先天性風疹症候群と呼ばれる先天異常が生じることがあり（例えば妊娠１か月以内の感染では50％以上の頻度とされている）、2012 〜 2014年に45人、2018 〜 2020年１月までに５人の発症がみられた。

【水疱（みずぼうそう）】

　ウイルスの潜伏期間は、主に14 〜 16日（10 〜 21日）で、紅斑（赤い発疹）、丘疹（小さな発疹）、水疱、膿疱（膿みをもった水疱）、痂皮（かさぶた）の順に進行する発疹が出現し、同時に各病期の発疹が混在する伝染性の強い感染症である。時に皮膚や皮膚の下の軟部組織の細菌感染、肺炎、脳炎、肝炎、ライ症候群（急性脳症）などを合併することもある。新しい発疹がでなくなるまでに４〜５日間を要するので、痂皮形成完了まで出席停止となる。

【咽頭結膜熱（pharyngoconjunctival fever、PCF）】

　発熱、咽頭炎、眼症状を主とする小児の急性ウイルス性感染症であり、数種の型のアデノウイルスによる。プールを介して流行することが多いので、「プール熱」とも呼ばれている。夏期（小規模だが冬期）に地域で流行することもあり、小規模アウトブレイクとしても、散発的にも発生する。

【結核】

　主として空気感染、潜伏期間は、２年以内、特に６か月以内が多い。数十年経って、発症することもある。全身の感染症であるが、呼吸器に病変をおこすことが多い。乳幼児では家族内感染が多く、大部分が初期感染結核である。日本は依然として毎年新たに約1.8万人の患者が発生している結核中まん延国である。

【髄膜炎菌性髄膜炎】2012（平成24）年４月より

　髄膜炎菌性髄膜炎は第２種の感染症（2012（平成24）年４月）に定められており、有効な治療開始後24時間を経過するまでは隔離が必要。病状により学校医その他の医師において感染のおそれがないと認めるまで出席停止とされている。

(3)　第３種の疾患

　学校教育活動を通じ、学校において流行を広げる可能性がある感染症を規定している。出席停止期間の基準は、病状により学校医その他の医師において感染のおそれがないと

認めるまでである。学校で通常見られないような重大な流行が起こった場合、その感染拡大を防ぐために、出席停止の必要がある。

【コレラ】

　東南アジアなどからの帰国者に感染がみられ、乳幼児や高齢者、基礎疾患を持つ人が感染すると重症化し、死に至る場合もある。最近は、海外旅行歴のない発病者が時々見つかっている。主に１～３日（数時間～５日）汚染された水、食物、感染者の便などを介した経口感染。治癒するまで出席停止が望ましい。なお、水質管理や手洗いの励行などの日ごろの指導が重要である。

【細菌性赤痢】

　潜伏期間は、主に１～３日（１～７日）、感染者の便を感染源とする経口感染。帰国者に感染（旅行者下痢症）がみられ、乳幼児や高齢者、基礎疾患を持つ人が感染すると重症化し、死に至る場合もある。日本でも、2011年に集団発生がみられ、2014年には幼稚園でも集団発生があった。海外旅行歴のない発病者も時々見つかっている。治癒するまで出席停止が望ましい。

【腸管出血性大腸菌感染症】

　ベロ毒素を産生する腸管出血性大腸菌による感染症である。ほとんどの大腸菌が主に10時間～６日、O157：H7は３～４日（１～８日）腸管出血性大腸菌（O157、O26、O111）などベロ毒素産生性大腸菌）。全く症状のない人から、腹痛や血便を呈する人まで様々で、うち６～７％は溶血性尿毒症症候群や脳症を併発し、時には死に至ることもある。日本では、1996年に学童を中心とした大規模な集団感染が発生し、その後も2011年の生肉食や2012年の漬物など、さまざまな食材による食中毒が毎年3,000～4,000人前後発生し、死亡例もでている。有症状者の場合には、医師において感染のおそれがないと認められるまで出席停止とする。無症状病原体保有者の場合には、トイレでの排泄習慣が確立している５歳以上の子どもは出席停止の必要はない。手洗いなどの一般的な予防法の励行で二次感染は防止できる。

【腸チフス、パラチフス】

　潜伏期間は、主に７～14日（３～60日）、経口感染、治癒するまで出席停止が望ましい。トイレでの排泄習慣が確立している５歳以上の子どもは出席停止の必要はない。

【流行性角結膜炎】

　伝染性の角膜炎と結膜炎が合併する眼の伝染病。学校ではプール施設内で感染することが多い。潜伏期間は、２～14日、プール水、手指、タオルなどを介して接触感染。ウ

イルス排出は初期数日が最も多いが、その後、数か月、排出が続くこともある。結膜炎の症状が消失していれば、登校してよい。ただし、ウイルスは便中に1か月程度排泄されるので、手洗いを励行する。

【急性出血性結膜炎】

　眼の結膜や白眼の部分にも出血を起こすのが特徴の結膜炎である。潜伏期間は、1〜3日、接触感染、眼の症状が軽減してからも感染力の残る場合があり、医師において感染のおそれがないと認められるまで出席停止とする。なお、このウイルスは便中に1か月程度排泄されるので、登校を再開しても、手洗いを励行する。

　以下、第3種感染症に分類されている「そのほかの感染症」は、学校で流行が起こった場合にその流行を防ぐため、必要があれば、校長が学校医の意見を聞き、第3種の感染症としての措置をとることができる疾患である。そのような疾患は子どもの感染症の中に多数あるが、ここでは子どものときに多くみられ、学校でしばしば流行する感染症を、条件によっては出席停止の措置が必要と考えられる感染症と通常出席停止の措置は必要ないと考えられる感染症に分けて例示した。

【溶連菌感染症】

　A群溶血性連鎖球菌が原因となる感染症である。扁桃炎など上気道感染症、皮膚感染症（伝染性膿痂疹の項を参照）、猩紅熱などが主な疾患である。特に注意すべき点は、本症がいろいろな症状を呈すること、合併症として発症数週間後にリウマチ熱、腎炎をおこすことがある。そのため、全身症状が強いときは安静にし、経過を観察する必要がある。潜伏期間は、2〜5日、飛沫感染、接触感染。適切な抗菌薬による治療開始後24時間以内に感染力は失せるため、それ以降、登校は可能である。

【ウイルス性肝炎】

　A型肝炎が主である。日本で年間数百人の発生があり、8割は牡蠣などの食物による感染、2割は海外渡航からの帰国者である。子どもの80〜95％は不顕性感染（感染しても症状がでない状態）であるが、重症化する例もある。また、不顕性感染であっても便中にウイルスが排泄されるため、感染予防が困難である。発病初期を過ぎ、肝機能が正常になった者については登校が可能である。

【手足口病】

　口腔粘膜と四肢末端に水疱性発疹を生じる疾患である。潜伏期間は、3〜6日、経口感染、飛沫感染、接触感染。流行のピークは夏季である。本人の全身状態が安定しており、

発熱がなく、口腔内の水疱・潰瘍の影響がなく普段の食事がとれる場合は登校可能である。ただし、手洗い（特に排便後）を励行する。

【伝染性紅斑（りんご病）】

　かぜ様症状を認めた後に顔面、頬部に少しもり上がった紅斑がみられる疾患である。その状態からりんご病とも呼ばれている。約5年周期で流行しているが、2015年には全国的な流行がみられた。潜伏期間は通常4〜14日であるが、21日程度になる場合もある。発疹期には感染力はほとんど消失しているので、発疹のみで全身状態のよい者は登校可能である。

【ヘルパンギーナ】

　潜伏期間は、3〜6日、経口感染、飛沫感染、接触感染。主として咽頭、口腔内粘膜に水疱、潰瘍を形成するのが特徴の熱性疾患である。乳幼児に多く見られる夏かぜの代表的な疾患である。春季から夏季に多く発生し、流行のピークは7月ころである。本人の全身状態が安定している場合は登校可能である。ただし、手洗い（特に排便後）を励行する。

【ロタウイルス胃腸炎】

　2020（令和2）年10月より、ロタウイルス感染症の予防接種が定期接種になった。ワクチンを接種することにより、ロタウイルス胃腸炎による入院患者を約70〜90％減らすことができたと報告されている。潜伏期間は、1〜3日、経口感染、接触感染、飛沫感染。冬季から春先に多く発生する。急性期が最も感染力が強いが、便中に3週間以上排泄されることもある。症状のある間が主なウイルスの排出期間なので、下痢、嘔吐症状が消失した後、全身状態のよい者は登校可能であるが、手洗いを励行する。

9）学校感染症と予防接種

⑴　予防接種法に基づき「定期接種」のワクチン

　予防接種法に基づいて市区町村が主体となって実施する「定期接種」と、希望者が各自で受ける「任意接種」がある。「定期接種」は、集団予防を目的とする感染症（A類疾病）、個人予防を目的とする感染症（B類疾病）に分類される。近年、予防接種の制度の変更が続いているため、「日本の定期／任意予防接種スケジュール」の最新版から確認する必要がある。2020（令和2）年10月よりロタウイルス感染症が予防接種法のA類疾病に追加され、10月から定期接種となった。

　学校入学時に実施される就学時健診で定期予防接種実施の有無、感染症の既往歴を確

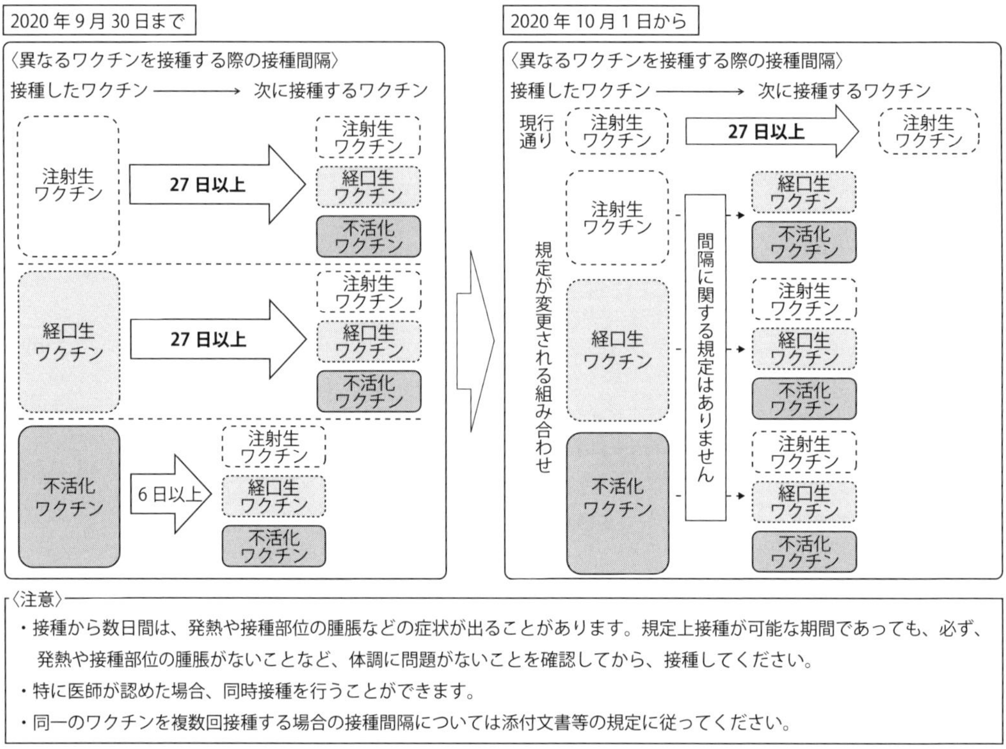

| 2020 年 9 月 30 日まで | | 2020 年 10 月 1 日から | |

〈異なるワクチンを接種する際の接種間隔〉

接種したワクチン ──────→ 次に接種するワクチン

〈異なるワクチンを接種する際の接種間隔〉

接種したワクチン ──────→ 次に接種するワクチン

注射生ワクチン → 27 日以上 → 注射生ワクチン／経口生ワクチン／不活化ワクチン

経口生ワクチン → 27 日以上 → 注射生ワクチン／経口生ワクチン／不活化ワクチン

不活化ワクチン → 6 日以上 → 注射生ワクチン／経口生ワクチン／不活化ワクチン

現行通り 注射生ワクチン → 27 日以上 → 注射生ワクチン

規定が変更される組み合わせ

注射生ワクチン → 間隔に関する規定はありません → 経口生ワクチン／不活化ワクチン

経口生ワクチン → 注射生ワクチン／経口生ワクチン／不活化ワクチン

不活化ワクチン → 注射生ワクチン／経口生ワクチン／不活化ワクチン

〈注意〉

・接種から数日間は、発熱や接種部位の腫脹などの症状が出ることがあります。規定上接種が可能な期間であっても、必ず、発熱や接種部位の腫脹がないことなど、体調に問題がないことを確認してから、接種してください。

・特に医師が認めた場合、同時接種を行うことができます。

・同一のワクチンを複数回接種する場合の接種間隔については添付文書等の規定に従ってください。

図5-1　変更後の接種間隔のイメージ

〔出典：厚生労働省健康・生活衛生局感染症対策部　予防接種課（2023）令和 5 年度予防接種従事者研修資料　予防接種制度の概要及び予防接種健康被害救済制度について、p85〕

認する。入学時までに済ませておくべき基本接種には、インフルエンザ菌 b 型（4 回）、肺炎球菌（4 回）、四種混合（DPT-IPV）・三種混合（DPT）・ポリオ（IPV）（4 回）BCG、麻疹・風疹（MR）（2 回）、日本脳炎（3 回）がある。終了していない場合には、できるだけ早期にかかりつけ医で完了するよう勧奨されている。また、学校感染症予防の立場からは、このほか、B 型肝炎、ロタウイルス、流行性耳下腺炎、水痘、インフルエンザが、自主的に任意接種して入学をすることが望ましい。

⑵　定期接種対象者に対する周知

　定期接種実施要領によれば、定期接種を行う際は、予防接種法第 5 条の規定による公告を行い、政令第 6 条の規定により定期接種の対象者またはその保護者に対して、あらかじめ、予防接種の種類、予防接種を受ける期日または期間及び場所、予防接種を受けるにあたって注意すべき事項、予防接種を受けることが適当でない者、接種に協力する医師その他必要な事項を十分周知することである。その周知方法については、やむを得

ない事情がある場合を除き、個別通知とし、確実な周知に努める。

　また、感染症によっては、児童生徒等に限らず、教職員も予防接種を受けることが必要となる。

表5-2　学校、幼稚園、保育所で予防すべき感染症の潜伏期間と主な感染経路

分類	感染症名	潜伏期間	主な感染経路
第1種	ポリオ	7-21日	経口感染
	ジフテリア	2-7日	飛沫感染
	重症急性呼吸器症候群（SARS）	2-10日	飛沫感染
	鳥インフルエンザ	2-8日	飛沫感染
第2種	インフルエンザ	1-4日	飛沫感染・接触感染
	新型コロナウイルス感染症	オミクロン株では2-3日	飛沫・接触・エアゾル感染
	百日咳	7-10日	飛沫感染
	麻しん	8-12日	空気・飛沫・接触感染
	流行性耳下腺炎（おたふくかぜ）	16-18日	飛沫・接触感染
	風しん	16-18日	飛沫・接触・母児感染
	水痘（みずぼうそう）	14-16日	空気・飛沫・接触・母子感染
	咽頭結膜熱	2-14日	接触・飛沫感染
	結核	2年以内	空気感染
	髄膜炎菌性髄膜炎	4日以内	飛沫感染
第3種	コレラ	1-3日	経口感染
	細菌性赤痢	1-3日	経口感染
	腸管出血性大腸菌感染症	10時間-6日	経口感染
	腸チフス、パラチフス	7-14日	経口感染
	流行性角結膜炎	2-14日	接触感染
	急性出血性結膜炎	1-3日	接触感染
第3種その他の感染症	溶連菌感染症	2-5日	飛沫感染
	ウイルス性肝炎A型	15-50日	経口感染
	ウイルス性肝炎B型	45-160日	血液、体液を介した感染、母子感染
	手足口病	3-6日	経口・飛沫感染
	伝染性紅斑（りんご病）	4-14日	飛沫・母子感染
	ヘルパンギーナ	3-6日	経口・飛沫感染
	マイコプラズマ感染症	2-3週	飛沫感染
	感染性胃腸炎（流行性嘔吐下痢症）		
	ロタウイルス感染症	1-2日	経口感染
	ノロウイルス感染症	12-48時間	経口感染
	サルモネラ感染症	12-36時間	経口感染
	カンピロバクター感染症	2-5日	経口感染
	アタマジラミ	孵化まで10-14日	接触感染
	伝染性軟属腫（水いぼ）	2週-6月	接触感染
	伝染性膿痂疹（とびひ）	2-10日	接触感染

〔出典：学校、幼稚園、保育所において予防すべき感染症の解説　日本小児科学会予防接種・感染症対策委員会2020.5月改訂版　P43-44（高橋改変）

　http://www.jpeds.or.jp/uploads/files/yobo_kansensho_20200522.pdf.pdf（2024.2.7アクセス）〕

予防接種は、健康教育のなかでも一次予防として位置づけられている。学校での感染症対策は、O157による食中毒集団感染事件にみられるように、児童生徒等の生命をも奪う可能性のある健康危機管理につながり、感染症対策を推進することが重要である。さらに、各種感染症に対する知識、情報収集、対応など、学校の管理体制の構築や、医療機関等との連携を強化していくことが求められる。

＊　ヒトパピローマウイルス感染症の定期接種（2013（平成25）年）を行う際は、使用するワクチンについて、子宮頸がんそのものを予防する効果は現段階で証明されていないものの、子宮頸がんの原因となるがんに移行する前段階の病変の発生を予防する効果は確認されており、定期接種が子宮頸がんの予防を主眼としたものであることが適切に伝わるよう努める。

＊　B類疾病の定期接種を行う際は、接種を受ける法律上の義務はなく、かつ、自らの意思で接種を希望する者のみに接種を行うものであることを明示した上で、上記内容を十分周知することとなった。

引用参考文献

学校における新型コロナウイルス感染症に関する衛生管理マニュアル（文部科学省2023.5.8 ～）
　　https://www.mext.go.jp/content/20230427-mxt_kouhou01-000004520_1.pdf（2023.9.25アクセス）
ひまわり医院（内科・皮膚科）新型コロナウイルスの潜伏期間について解説【最新株・平均日数・オミクロン株】2023.9.7　内科、呼吸器内科、急性疾患、新型コロナウイルス感染症
　　https://soujinkai.or.jp/himawariNaiHifu/covid19-incubation-period/（2023.9.25アクセス）
厚生労働省　新型コロナウイルス感染症について
　　https://www.mhlw.go.jp/stf/seisakunitsuite/bunya/0000164708_00001.html（2024.2.7アクセス）
新型コロナウイルス感染症に関する差別や偏見等の防止に向けた文部科学大臣メッセージ（令和2年8月25日）。
　　https://www.mext.go.jp/a_menu/coronavirus/mext_00122.html（2024.2.7アクセス）
公益財団法人予防接種リサーチセンター　予防接種と子どもの健康2020年度版の改訂部分
　　https://www.yoboseshu-rc.com/pages/1/detail=1/b_id=344/r_id=150#block344-150
　　（2024.2.7アクセス）
NIID国立感染症研究所
　　https://www.niid.go.jp/niid/ja/diseases/a/flu.html（2024.2.7アクセス）
　　https://www.niid.go.jp/niid/ja/kansennohanashi/445-smallpox-intro.html（2024.2.7アクセス）
e-Gov　学校保健安全法施行令規則

https://elaws.e-gov.go.jp/search/elawsSearch/elaws_search/lsg0500/detail?lawId=
333M50000080018　（2024.2.7アクセス）

坂本史衣：基礎から学ぶ医療関連感染対策、標準予防策からサーベイランスまで改訂第3版p3、2019

学校、幼稚園、保育所において予防すべき感染症の解説　日本小児科学会予防接種・感染症対策委
　　員会2020.5月改訂版

　　http://www.jpeds.or.jp/uploads/files/yobo_kansensho_20200522.pdf.pdf　（2024.2.7アクセス）

公益財団法人日本学校保健会「学校において予防すべき感染症の解説」平成30（2018）年3月発行

　　https://www.gakkohoken.jp/book/ebook/ebook_H290100/index_h5.html#1　（2024.2.7アクセス）

予防接種ガイドライン2020／ロタ版。Indd

　　file:///C:/Users/takahashi03/Downloads/202009041233556546.pdf　（2020.12.15アクセス）

「2020年10月版予防接種スケジュール」

　　https://www.know-vpd.jp/news/1323.php　（2024.2.7アクセス）

学校で児童生徒等や教職員の新型コロナウイルスの感染が確認された場合の対応ガイドライン（令
　　和5年5月改定版）

　　https://www.mext.go.jp/content/20230427-mxt_kouhou01-000029522_1.pdf　（2023.9.25アクセス）

新型コロナウイルス感染症の5類感染症移行後の対応について

　　https://www.mhlw.go.jp/stf/corona5rui.html　（2023.9.25アクセス）

第6章　救急処置

学習の目標

1．学校における迅速な救急処置の必要性と基本的な応急手当について学習する。
2．学校における心肺蘇生法（一次救命処置）と蘇生後の対応について学習する。
3．学校における生徒児童等への心肺蘇生法の指導について学ぶ。

　学校で養護教諭及び教職員が行う救急処置とは、児童生徒等を救助し、医師または救急隊員、医療機関に引き継ぐまでの救命処置及び応急手当をいう。救命処置は、救命手当とも呼ばれ、自動体外式除細動器（AED）の使用を含む心肺蘇生法、異物除去等の生命維持に関わる手当を示す。また、応急手当とは、突然のけがや病気に対応する必要な手当を言う。たとえば、骨折、脱臼、捻挫、熱傷などの外因性の状態、過換気、痙攣（けいれん）、嘔気・嘔吐（おうき・おうと）などの内因性の状態に行う手当である。学校では、これらの手当を様々な最新のガイドラインを遵守し、それらに従って行うため、救急処置と言われている。学校における救急処置については、下記の通り学校保健安全法に示されている。

> （保健室）
> 第七条　学校には、健康診断、健康相談、保健指導、救急処置その他の保健に関する措置を行うため、保健室を設けるものとする。

　また、1972（昭和47）年及び1997（平成9）年の保健体育審議会答申の趣旨に基づき、文部科学省は「3．救急処置及び救急体制の整備に関すること」として養護教諭の職務内容に救急処置を示している。

　学校における救急処置の目的は、学校管理下で児童生徒等が、不慮の事故などにより負傷したとき、あるいは急病になった場合、生命の維持活動、傷害部位の悪化の予防、苦痛の軽減、精神的不安の除去をしながら、一刻も早く、医師に引き継ぐことである。傷病や疾病に対する医療行為は、医師法に基づき医師が行うことであるが、傷害や急病の発生時には周囲に居合わせた者（バイスタンダー＝by-stander）が、傷病の状態を観察・判断して、適切な応急処置をとることで命が助かる可能性が高くなることはこれまでの文献により示されている（図6-1）。学校管理下で発生する傷害や急病に対しては、養

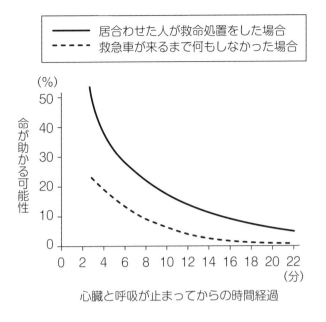

図6-1　応急手当と救命曲線

救命の可能性は時間とともに低下するが、救急隊の到着までの短時間であっても救命処置をすることで高くなる。

〔出典：Holmberg M. et al., Effect of bystander cardiopulmonary resuscitation in out-of-hospital cardiac arrest patients in Sweden. *Resuscitation* 47: 59-70, 2000より一部改変して引用〕

護教諭はもとより教職員全員が、応急的処置の正しい知識と技術を最新のガイドラインに沿って十分に修得しておく必要がある。

　また、学校における救急処置の実施は、傷病した児童生徒等への応急手当のみならず、傷病の知識技術の指導や助言、さらには自己管理能力の育成を図る保健教育を行う場になりうる。また、これらの負傷等の統計的なデータを倫理的配慮のもと児童生徒等の保健管理に活用することもできる。このように救急処置を学校で行うことには、保健教育や保健管理という教育的役割としての意義がある。

　本章では、まず、主な応急手当の概要を概観し、心肺蘇生法（一次救命処置）と生徒児童等への心肺蘇生法の指導について述べる。

① 主な応急手当の概要

ここでは、まず、基本的な応急手当の方法である止血法、包帯法、副木（そえぎ）、RICE処置について説明し、その後、主な傷害と疾病の処置について概要を述べる。

応急手当を実施する際には、汗以外の体液、血液に触れる可能性がある場合は、感染症予防対策として、個人防護具（Personal Protective Equipment=PPE）であるマスク、手袋、エプロン、フェイスシールドなどを必要に応じて使用する。

1）止血法

一般に、人の全血液量は、成人では体重の約13分の１といわれ、その30％が急速に失われると、生命に危険を及ぼす。したがって、出血量が多いほど止血処置を迅速に行わなければならない。

また、血液を含む体液は、何らかの感染症を持つ可能性があることを念頭に置いて、感染症予防対策として個人防護具を使用し止血を行う必要がある。緊急の場合は、身の回りにある個人防護具となりうるもので代用することができる。例えば、手袋の代わりにビニール袋、レジ袋、エプロンの代わりに大きなビニールごみ袋などを使用する。使用した汚染物を捨てるときも二重のビニール袋に入れ汚染物として捨てるなど注意が必要である。

止血法の種類として、直接圧迫法と間接圧迫法がある。

⑴ 直接圧迫止血法（図6-2）

傷口に直接触れないよう個人防護具または代用できるものを使用する。ガーゼ、ハンカチ、タオルなどで直接傷口を圧迫する。傷口は、心臓より高く上げる。止血効果を得るためには、少なくとも４～５分以上の圧迫が必要である。血液がガーゼの表面ににじんできたら、ガーゼは取りかえず、その上からガーゼを当てて押さえる。

⑵ 間接圧迫止血法（図6-3）

直接圧迫止血法のように、傷口の出血部位を直接圧迫して止血するのではなく、傷口よりも心臓に近い部位の血管（動脈）となる止血点を指や手で圧迫し止血を試みる。勢いのある動脈性の出血が続いているときに、ガーゼやタオル、包帯を準備する間に行う。

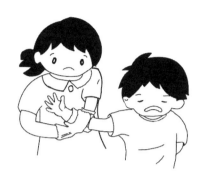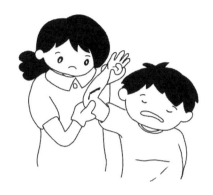

図6-2　直接圧迫止血法　　　　図6-3　間接圧迫止血法

2）包帯法

　包帯の目的は、傷の保護、患部の固定、患部の圧迫、ガーゼや湿布などの保持である。包帯の種類には、巻軸包帯（綿包帯、伸縮包帯、弾性包帯、粘着包帯）管状包帯（弾力チューブ包帯、ネット包帯）、布帛（ふばつ）包帯（三角巾、腹帯、T字帯）、複製包帯（眼帯、耳帯）などがある。

　応急手当では、頭から手や足先まで様々な部分を巻くことができるため、三角巾の使い方を練習しておくと役に立つ。

3）副木（そえぎ）

　副木とは、骨折した部分や関節などを臨時的に固定する器材である。骨折しているところを固定することで、骨折部の動揺が減少し、痛みも軽減する。専用の固定具（シーネ）がある場合は、固定場所の形に合わせ形状を変形させて包帯で固定する。シーネがない場合は、雑誌や段ボールなどを代用する。固定の原則として、骨折が疑われる部位を中心に2つの関節を固定する（図6-4）。

コラム　防災・危機管理eカレッジの紹介

　総務省消防庁のインターネットサイトでは、「防災・危機管理eカレッジ」で、救命手当（包帯法）の動画を用い詳しく解説されているので紹介する。詳しくはスマホ、タブレットなどでQRコード®から最新の情報を入手できる。

QRコード®は（株）デンソーウェーブの登録商標です。

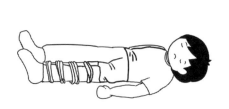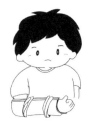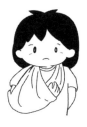

下肢の固定　　　　　　　前腕の固定　　　　上肢の固定
（ダンボール等を活用）　　（雑誌等を活用）　（三角巾を活用）

図6-4　固定の方法

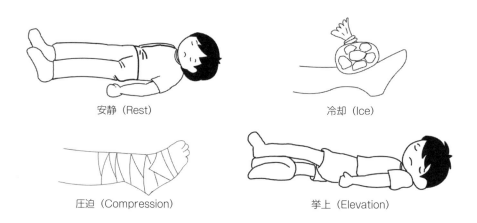

安静（Rest）　　　　　　　　　　冷却（Ice）

圧迫（Compression）　　　　　　挙上（Elevation）

図6-5　RICE処置

4）RICE処置

　RICEとは、安静（Rest）、冷却（Ice）、圧迫（Compression）、挙上（Elevation）の頭字語である。RICE処置は、捻挫や打撲、肉離れなどをしてしまったときに行うケガをできる限り悪化させないための応急処置である。炎症の兆候である腫れや痛みを和らげる効果がある（図6-5）。

5）主な傷害と疾病の処置

⑴　創傷

　学校でよくみられるケガで、初期の対応がその後の経過に影響するため、適切な処置が必要である。

　創傷処置は、水道水でしっかり洗浄し、出血をしている場合は直接圧迫による止血を行う、乾燥させないよう絆創膏などで傷口を保護することが基本となる。広範囲の汚染が見られる擦り傷、出血が止まらない、異物が取れない場合は医療機関を受診する。

⑵　**打撲**

　転倒や衝突などにより、表面に傷はなくても、皮膚の下の組織が損傷し、内出血などが起こる。処置の基本はRICE（安静（Rest）、冷却（Ice）、圧迫（Compression）、挙上（Elevation））であるが、打撲は顔面・頭部・四肢だけでなく全身のあらゆる部位に起こる。受傷直後は軽度に見えても、時間の経過とともに腫れや内出血などが悪化する場合があることを念頭に置き、経過観察をする必要がある。

　腫れがひどいときや強い痛みがある、押すと痛みを訴え、動かしづらいなどの症状がある場合は医療機関を受診する。頭部打撲の場合はできるだけ安静にし、症状が増悪することもあるため、保護者にも連絡し、児童生徒を一人にせず24時間程度観察を行う。

⑶　**捻挫**

　捻挫とは、不自然な形にひねることで関節の靱帯や腱、軟骨などが傷つくケガである。処置の基本はRICE処置である。我慢できない痛みや腫れがある場合は医療機関を受診する。

⑷　**脱臼**

　脱臼とは、骨と骨をつないでいる関節部分で、骨が本来の位置からずれてしまった状態をいう。無理に整復せず、脱臼した部位を固定し、動かさないようにして速やかに医療機関を受診する。

⑸　**骨折**

　骨折とは、骨が持つ強度以上の外力が加わったために、ひびが入ったり、折れたり、砕けたりした状態のことである。基本はRICE処置、特に固定が重要である。痛みが強い、腫れが強い、変形がある、動かせない、歩けない、しびれがある場合は速やかに医療機関を受診する。

⑹　**突き指**

　ボールが当たったり、転倒して指を強く突いたりして起こる指の関節の捻挫である。基本はRICE処置で固定する。突き指した指を引っ張ったり、無理に動かすと、関節周囲の組織がさらに損傷する可能性があるため、決して引っ張ってはいけない。指を伸ばせない場合は、指を軽く曲げた状態で包帯などを使用し固定する。強い痛みや腫れがある場合、しびれがある場合は医療機関を受診する。

⑺ **溺水**

　溺れているのを発見したらすぐに水中から救出する。反応（意識）がない場合は、気道を確保し、呼吸がない場合は人工呼吸を行う。胸骨圧迫と人工呼吸を継続する。

⑻ **軽い熱傷**

　局所の熱傷であれば、直接患部に水がかからないように工夫し流水、シャワーなどで痛みを感じなくなるまで十分冷やす（目安として10分以上）。部位によっては氷囊や保冷剤などのアイスパックも有用である。初期治療が遅れると熱傷は深くなるためできるだけ早く冷やす。水疱が出来た場合は、水疱を破らないよう注意する。

⑼ **食物アレルギー**

　日本小児アレルギー学会では食物アレルギーを、「食物によって引き起こされる抗原特異的な免疫学的機序を介して生体にとって不利益な症状が惹起される現象」と定義し、食物またはその成分がアレルギー症状の誘発に関与している場合は、そのアレルゲンの侵入経路を問わず、食物アレルギーとよぶ。

　食物アレルギーによって、皮膚、粘膜、呼吸器、消化器、神経、循環器などの様々な臓器に症状が誘発される。アナフィラキシーとは、「アレルゲン等の侵入により、複数臓器に全身性にアレルギー症状が惹起され、生命に危機を与え得る過敏反応」で、アナフィラキシーに血圧低下や意識障害を伴う場合をアナフィラキシーショックという。アナフィラキシーショックの可能性を少しでも疑えば、エピペン®や救急車などの処置・要請を行う。

　エピペン®が処方されている児童生徒でアナフィラキシーショックを疑う場合、表6-1の症状がひとつでもあればエピペン®を使用する。

表6-1　一般向けエピペン®の適応（日本小児アレルギー学会）

> **エピペン®が処方されている患者でアナフィラキシーショックを疑う場合，下記の症状が一つでもあれば使用すべきである．**

消化器の症状	・繰り返し吐き続ける	・持続する強い（がまんできない）おなかの痛み	
呼吸器の症状	・のどや胸が締め付けられる ・持続する強い咳込み	・声がかすれる ・ゼーゼーする呼吸	・犬が吠えるような咳 ・息がしにくい
全身の症状	・唇や爪が青白い ・意識がもうろうとしている	・脈を触れにくい・不規則 ・ぐったりしている	・尿や便を漏らす

〔出典：日本小児アレルギー学会アナフィラキシー対応ワーキンググループ（2013）（一社）日本小児アレルギー学会Webサイト https://www.jspaci.jp/gcontents/epipen/ （2023.11.30アクセス）〕

⑩　頭痛

頭痛は様々な原因で起こり、発生原因は複雑である。一般状態が悪くなく、体温が正常ならば、安静休養させて経過を観察する。

⑪　腹痛

腹が痛いという訴えには、腹部以外の胸部の痛み、心因性の腹痛や月経に関する痛みもある。食事との関係、吐き気、嘔吐、便秘の有無などを問診し、休養させる。激痛、発熱、悪化傾向が認められれば、医療機関へ移送する。

⑫　脳貧血

脳貧血は、脳への血流が減少したときに生じる。めまいや冷や汗、顔面蒼白、吐き気などの症状があり、眼前が暗くなり倒れる。血液を脳に行きやすくするため心臓より頭を低くして休ませる。

⑬　熱中症

熱中症は、高温下で運動を続けることで、循環機能や発汗機能の低下、中枢神経系の障害、体温調節機能の失調などが生じ、体温が異常に上昇することである。熱中症には、熱痙攣、熱疲労、熱射病がある。熱中症では、涼しい場所に運び、衣服を緩めて寝かせ、症状により判断する。

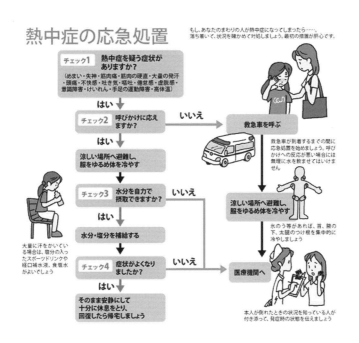

図6-6　熱中症の応急処置

〔出典：小野雅司他編集（2022）熱中症環境保健マニュアル2022、環境省、p26〕

> | コラム | てんかんfor schoolの紹介 |
> | --- | --- |
>
> 　参考サイトとして、「園・学校の先生へ－てんかんfor school－」のてんかんと学校生活では、保護者や学校との連携のための手紙文例・記録用紙の例が準備されているので紹介する。
>
> QRコード®は（株）デンソーウェーブの登録商標です。

⑭　てんかん

　てんかんとは、けいれんや発作を繰り返し起こす脳の病気であり、乳幼児から高齢者までどの年齢でも発症し、てんかん発作は、誰にでも起こる可能性がある。てんかん発作、けいれん発作が5分以上続いたり、短い発作が意識の戻らないうちに繰り返し起こる状態はてんかん重積状態と呼ばれる。学校で起こることもあり、生命が危険な状態である場合に、自ら投薬できない本人に代わって教職員が投薬する場合が想定される。そのため、事前に保護者が医師に相談の上、書面で指示を受け、学校に必要時の投薬を依頼する場合がある。投薬において、処方薬（坐薬、口腔溶液）の投与方法、留意点などを確認しておく必要がある。

② 心肺蘇生法ガイドライン2020

　心肺蘇生法とは、意識がない、呼吸・心臓が停止している状態（それに近い状態も含む）にある人に対して心肺機能を補助するために、胸骨圧迫と気道確保・人工呼吸で行う救命処置である。

　心肺蘇生法は、1992年に設立された国際蘇生連絡委員会（ILCOR）によって2000年以降、5年毎に心肺蘇生ガイドラインの見直しが行われ、標準化されている。様々な国の医療研究者がその見直しの時期までに発表した心肺蘇生関連の研究結果を議論し、傷病者の社会復帰を目指した蘇生率を向上させるために、ガイドラインが作成されている。現在、2020年の心肺蘇生ガイドラインが公表されている。このガイドラインに沿って、各国の委員会がその国のガイドライン（指針）を検討し発表している。

　米国心臓協会が発表している心肺蘇生ガイドラインの推奨ポイントには、衣服を着用したままの胸骨圧迫、衣服の下でAEDパッドの装着、妊婦の心肺蘇生法の体位（腹部を左側に寄せて胸骨圧迫）、小児では、心肺蘇生法の呼吸が重要なことが挙げられている。また、救命の連鎖では、本章のはじめに示したとおり、周囲に居合わせた者（バイスタンダー）が異常を察知し、救急車を呼び、心肺蘇生法を実施することで傷病者が社会復帰できる可能性が高くなることが強調されている。また、蘇生回復後の状態を観察するために定期的な受診までを視野にいれた経過観察が推奨されている。

　日本では、その国際ガイドラインを日本救急医療財団心肺蘇生法委員会が厚生労働省、総務省、文部科学省などの関係省庁、日本医師会、日本赤十字を含む心肺蘇生に関係する組織の協力を得て、日本版のガイドラインを改定し、5年毎に「救急蘇生法の指針」が発表され、その指針に基づき心肺蘇生法の普及は進んでいる。学校での救急処置もこの指針に基づき更新することが必要である。

　2020年の改訂では、AEDを扱う人が迷わないように、AEDのパッドやモードの表記を「小児・成人」の区分から「未就学児・小児～大人」に変更された。

　文部科学省は、2017（平成29）年、2018（平成30）年に学習指導要領において、
　　　「心肺蘇生法について胸骨圧迫、AED（自動体外式除細動器）使用などの心肺蘇生法、包帯法
　　　や止血法としての直接圧迫法などを取り上げ、実習を通して応急手当てができるようにする。」
として、中学校の「保健体育」、高等学校の「保健」の中で取り扱われている。

　近年、感染症に対応するために個人防護具（PPE）の活用が盛り込まれたガイドラインも発表された。今後も新たな感染症の蔓延など、想定外の事態が起こった際には、そ

の都度ガイドラインの更新が想定される。誰かを助けるためには、まず自分が安全であるかを確認し、身を守った上での行動が欠かせない。

対応のポイントを示した心肺蘇生法のアルゴリズム（JRC蘇生ガイドライン2020より引用・一部改変）を図6-7に示す。

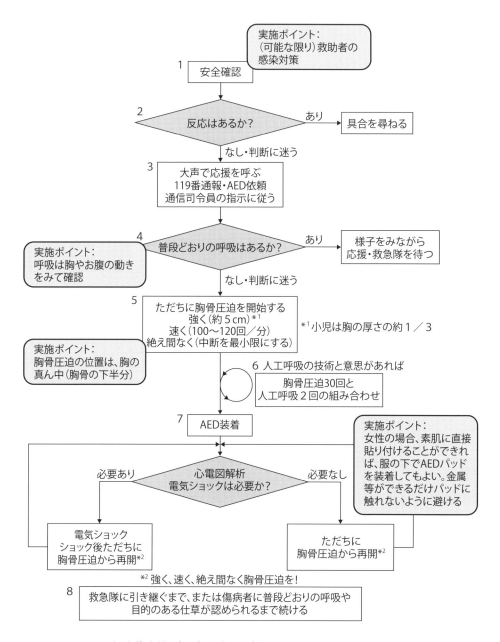

図6-7　心肺蘇生法（一次救命処置）アルゴリズム実施時のポイント

〔出典：（一社）日本蘇生協議会（2021）JRC蘇生ガイドライン2020、医学書院、p20（一部改変）〕

③　児童生徒等への心肺蘇生法の指導

　学校管理下での心臓突然死は年間20 〜 40件といわれ、また、日本での心臓突然死の多くは自宅で発生していることからも、児童・生徒が家庭内や学校内での第一発見者となり得る可能性がある。そのため児童・生徒も応急手当てを習得することは重要な課題である。

1）学校教育における心肺蘇生法の普及の意義と教育方法の多様性

　学校教育内にこの心肺蘇生法を普及することは、国民全体へ心肺蘇生法の普及をはかり、わが国における救命率をあげる近道であるとして日本臨床救急医学会は学校へのBLS（一次救命処置）教育導入検討委員会を立ち上げている。そして、心肺蘇生法を実践できる指導方法の共通認識（コンセンサス）を作成し、学年別目標（図6-8）を設定し、学校教育への普及を行っている。

　さらに、従来の集合教育以外の方法も検討し教育方法の多様化が必要である。例えば、

小学校　低学年

　危険なものに安易に近よらず自らの身の安全を守ることを第一とする。心肺蘇生の手技の質はあえて問わないが、協力して倒れた人を助ける事の重要性や周囲の大人への通報の重要性を理解する。

小学校　中・高学年

　安全を確認しつつ、救命の連鎖を理解し、実技によって友だちと協力して心肺蘇生を実施することができる。心肺蘇生に必要な知識とともにAEDを使用することができる。実技が必ずしも十分伴わなくても容認する。

中　学　生

　生命の維持の仕組みと救命の連鎖を知り、心肺蘇生を正しく実施することができる。友人と協力して確実な心肺蘇生やAEDを実施できることを目標とする。

高　校　生

　確実なバイスタンダーとして心肺蘇生やAEDを成人同様に正しく実施できる。また他の子どもなどに正しく心肺蘇生を教えることができる。

図6-8　心肺蘇生法教育の学年別到達目標

〔出典：（一社）日本臨床救急医学会 学校へのBLS教育導入検討委員会（2016）心肺蘇生の指導方法、指導内容に関するコンセンサス 2015（ver.160303）、p4 https://jsem.me/about/school_bls/teaching_consensus 2015_v160303.pdf（2023.11.30アクセス）〕

総務省のサイトではオンライン学習ができる動画が充実している。パソコン、タブレット、スマートフォンからの視聴が可能となっている。

　たとえば、総務省消防庁の一般市民向け応急手当WEB講習もその一例である。(https://www.fdma.go.jp/relocation/kyukyukikaku/oukyu/）その他、総務省の救急お役立ちポータルサイト（https://www.fdma.go.jp/publication/#usefulness）では、小学生や中高生が楽しんで学習できるような教材も無料で活用できる。このような動画や教材を事前学習として、できるだけ最小限の時間で必要な部分を集合教育することが重要であろう。動画や事前学習の教材であれば、学習者のペースに適した教育方法も可能である。今後は、通信技術の進化に対応した心肺蘇生法の普及を意識し、多様性のある教育方法の充実が必要である。

２）資機材の工夫

　一人に一体の胸骨圧迫トレーニングキット（図6-9）などを利用することが望ましい。複数で実施する場合は、その都度、機材を消毒してから使用する。

３）ハンズオンリーCPR（胸骨圧迫とAED）の実施と指導方法

　突然の心停止は心原性の場合が多く、人工呼吸よりも早期の除細動が有効とされていることから、胸骨圧迫とAEDに重点を置いた指導は有効であると考える。また、新型コロナウイルス感染症の拡大防止の観点からも、現状では人工呼吸の実施指導は行わない。

　最後に、児童生徒等への心肺蘇生法の指導ポイント（図6-10）を表す。

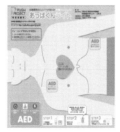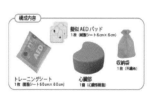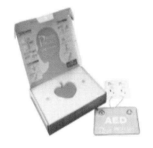

図6-9　大阪ライフサポート協会（監）胸骨圧迫トレーニングキット

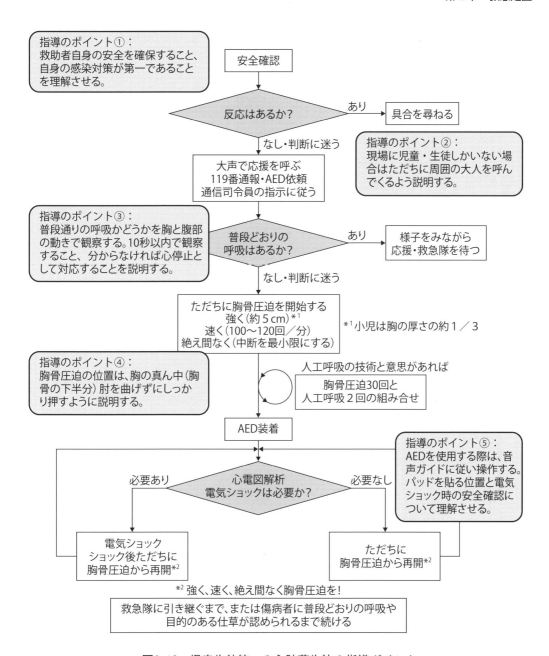

指導のポイント①：
救助者自身の安全を確保すること、自身の感染対策が第一であることを理解させる。

安全確認

反応はあるか？　あり → 具合を尋ねる

なし・判断に迷う

大声で応援を呼ぶ
119番通報・AED依頼
通信司令員の指示に従う

指導のポイント②：
現場に児童・生徒しかいない場合はただちに周囲の大人を呼んでくるよう説明する。

指導のポイント③：
普段通りの呼吸かどうかを胸と腹部の動きで観察する。10秒以内で観察すること、分からなければ心停止として対応することを説明する。

普段どおりの
呼吸はあるか？　あり → 様子をみながら
応援・救急隊を待つ

なし・判断に迷う

ただちに胸骨圧迫を開始する
強く（約5cm）*1
速く（100～120回／分）
絶え間なく（中断を最小限にする）

*1 小児は胸の厚さの約1／3

指導のポイント④：
胸骨圧迫の位置は、胸の真ん中（胸骨の下半分）肘を曲げずにしっかり押すように説明する。

人工呼吸の技術と意思があれば

胸骨圧迫30回と
人工呼吸2回の組み合せ

AED装着

指導のポイント⑤：
AEDを使用する際は、音声ガイドに従い操作する。パッドを貼る位置と電気ショック時の安全確認について理解させる。

心電図解析
電気ショックは必要か？
必要あり　　　　　必要なし

電気ショック
ショック後ただちに
胸骨圧迫から再開*2

ただちに
胸骨圧迫から再開*2

*2 強く、速く、絶え間なく胸骨圧迫を！

救急隊に引き継ぐまで、または傷病者に普段どおりの呼吸や
目的のある仕草が認められるまで続ける

図6-10　児童生徒等への心肺蘇生法の指導ポイント

〔出典：（一社）日本蘇生協議会（2021）JRC蘇生ガイドライン2020、医学書院、p20（一部改変）〕

引用参考文献

日本蘇生協議会（2021）　JRC蘇生ガイドライン2020　医学書院、p20

松野智子、齋藤千景（2016）　養護教諭のための救急処置　第3版、少年写真新聞社

小林正直、石見拓（2017）写真と動画でわかる一次救命処置　学研

日本小児アレルギー学会HP　一般向けエピペン®の適応

　　　https://www.jspaci.jp/gcontents/epipen/（2023.11.30アクセス）

小野雅司他編（2021）熱中症環境保健マニュアル2022、環境省環境保健部環境安全課、p26

臨床救急医学会　学校へのBLS教育導入検討委員会　心肺蘇生の指導方法、指導内容に関するコン
　　　センサス 2015（ver.160303）

　　　https://jsem.me/about/school_bls/teaching_consensus2015_v160303.pdf（2023.11.30アクセス）

総務省消防庁ホーム　防災・危機管理eカレッジ

　　　https://www.fdma.go.jp/relocation/e-college/（2023.11.30アクセス）

総務省消防庁　一般市民向け応急手当WEB講習

　　　https://www.fdma.go.jp/relocation/kyukyukikaku/oukyu/（2023.11.30アクセス）

第7章　心の健康問題とその対応

学習の目標

1. 「暴力」「いじめ」「不登校」「自殺」などの問題行動が学校教育上大きな問題となっていることを理解する。
2. 学校保健安全法では養護教諭その他の職員による保健指導、健康相談、健康観察および心のケア、また組織的計画的な取り組みなどが明記されたことを理解する。
3. 心の健康問題は、全教職員が連携して取り組むことを理解する。
4. 心の健康問題は、児童相談所などの地域の専門機関との連携が求められていることを学ぶ。

① 児童生徒の心の健康に関する現状と課題

　近年、心理的ストレスや悩み、いじめ、不登校、精神疾患など心の健康やアレルギー疾患の増加など、児童生徒の心の健康問題が多様化している。また近年、大地震、集中豪雨や竜巻等自然災害等が多発し、児童生徒に対する心のケアが大きな社会問題となっている。

　これらの心の健康問題への取り組みは、従来は健康相談として学校医・学校歯科医が行うものとされてきたが、学校保健安全法では、第8条、第9条において学校医や学校歯科医のみならず、養護教諭、学級担任等が行う健康相談が規定された。これは、児童生徒の心身の健康問題の多様化に伴い、課題解決にあたって組織的に対応し、関係者の積極的な参画が求められたからである。また、第18条では保健所との連携、第30条では地域の関係機関や地域住民との連携が明記され、組織的に行うこととされている。

　また、心の健康問題には健康教育につながる。児童生徒の発達に応じて心身の健康問題を解決していく過程で、自己理解を深め自分自身で解決しようとする人間的な成長につながることから、教育的な意義が大きく、学校教育において重要な役割を担っている。

1）児童生徒の心の健康問題の現状

　『令和4年度「児童生徒の問題行動等生徒指導上の諸課題に関する調査」結果（令和

表7-1　令和４年度「児童生徒の問題行動等生徒指導上の諸課題に関する調査」結果

【調査結果の主な特徴】
1）小・中・高等学校における、暴力行為の発生件数は暴力行為の発生件数は95,426件（前年度76,441件）であり、前年度より18,985件増加している。児童生徒1,000人当たりの発生件数は7.5件（前年度6.0件）である。
2）小・中・高等学校及び特別支援学校におけるいじめの認知件数は681,948件（前年度615,351件）と前年度より66,597件増加しており、児童生徒1,000人当たりの認知件数は53.3件（前年度47.7件）で差は5.6件である。前年度との差では8.0件であったので、増加率はやや減じている。
3）小・中学校における、長期欠席者数は、460,648人（前年度413,750人）である。このうち、不登校児童生徒数は299,048人（前年度244,940人）で、前年度より54,108人増加している。不登校児童生徒の割合は3.2％（前年度2.6％）である。前年度より0.6ポイント増加している。
4）高等学校における、長期欠席者数は、122,771人（前年度118,232人）である。前年度より4,539人増加している。このうち、不登校生徒数は60,575人（前年度50,985人）であり、前年度より9,590人増加している。不登校生徒の割合は2.0％（前年度1.7％）で0.3ポイント増加している。
5）高等学校における、中途退学者数は43,401人（前年度38,928人）であり、前年度より4,473人増加している。中途退学者の割合は1.4％（前年度1.2％）であり、前年度より0.2ポイント増加している。
6）小・中・高等学校から報告のあった自殺した児童生徒数は411人（前年度368人）で、43人増加している。

〔出典：文部科学省（2023）令和４年度 児童生徒の問題行動・不登校等生徒指導上の諸課題に関する調査結果について、p2〕

５年10月）』が文部科学省から出され、令和４年度と令和３年度との結果を比較すると次のとおりであった。なお、調査対象は国公私立小・中・高等学校および特別支援学校である。

　結果の概要は表７-１のとおりであった。

２）暴力

　小・中・高等学校における、暴力行為の発生件数、校種別、学校管理下で発生した学校数、加害児童生徒の校種別等を表７-２で示した。
①　暴力行為の発生件数は、全体では、95,426件（前年度76,441件）で前年度より増加した。校種別に暴力行為の発生件数を前年度と比べてみると、すべての校種で増加がみられた。
②　暴力行為の対教師暴力、生徒間暴力、器物破壊、対人暴力のいずれも前年度と比べてみると増加した。

③　暴力行為が学校管理下で発生した学校数は、13,619校（前年度12,555校）で、全学
校数に占める割合は39.4%（前年度36.1%）で前年度より増加した。

④　加害児童生徒数は、全体では、78,409人（前年度64,039人）で、前年度と比べ増加した。
校種別では、小学校、中学校、高等学校いずれも増加した。

表7-2　暴力行為・加害者の実態

		令和4年度	令和3年度	令和3年度との比較
暴力発生校種（件）	小学校	61,455	48,138	13,317
	中学校	29,699	24,450	5,249
	高等学校	4,272	3,853	419
	合計	95,426	76,441	18,985
対教師暴力（件）		11,973	9,426	2,547
生徒間暴力（件）		69,580	56,024	13,556
対人暴力（件）		1,178	943	235
器物損壊（件）		12,695	10,048	2,647
学校管理下で暴力行為が発生した件数（件）		95,426	76,441	18,985
加害児童生徒数（人）	小学校	45,539	36,332	9,207
	中学校	27,916	23,382	4,534
	高等学校	4,954	4,325	629
	合計	78,409	64,039	14,370

〔出典：文部科学省（2023）令和4年度 児童生徒の問題行動・不登校等生徒指導上の諸課題に関する調査結
果について、p2、pp7-11他より岡本作成〕

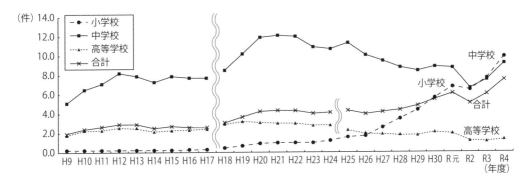

図7-1　学校の管理下以外における暴力行為発生率の推移（1,000人当たりの暴力行為発生件数）

〔出典：文部科学省（2023）令和4年度 児童生徒の問題行動・不登校等生徒指導上の諸課題に関する調査結
果について、p8〕

3）いじめ

　小・中・高等学校および特別支援学校におけるいじめの認知件数は681,948件（前年度615,351件）と前年度より66,597件（10.8％）増加しており、児童生徒1,000人当たりの認知件数は53.3件（前年度47.7件）であった。

①　いじめの認知件数を校種別にみると、小学校551,944件（前年度500,562件で10.3％増）、中学校111,404件（前年度97,937件で13.8％増）、高等学校15,568件（前年度14,157件で10.0％増）、特別支援学校3,032件（前年度2,695件で12.5％増）であった。

②　いじめを認知した学校数は29,842校（前年度29,210校）、全学校数に占める割合は82.1％（前年度79.9％）であった。

③　いじめの現在の状況で「解消しているもの」の件数の割合は77.1％（前年度80.1％）であった。

④　いじめの発見のきっかけは、最も多かったのは、「アンケート調査など学校の取組により発見」は51.4％（前年度54.2％）で、「本人からの訴え」は19.2％（前年度18.2％）、

表7-3　令和4年度「いじめの実態調査」結果

		令和4年度	令和3年度	令和3年度との比較
いじめの認知件数(件)	小学校	551,944	500,562	51,382
	中学校	111,404	97,937	13,467
	高等学校	15,568	14,157	1,411
	特別支援学校	3,032	2,695	337
	合計	681,948	615,351	66,597
いじめを認知した学校数（校）		29,842	29,210	632
いじめの現在の状況で「解消しているもの」の件数の割合（％）		77.1	80.1	-3.0
いじめの発見のきっかけ(%)	アンケート調査など学校の取組により発見	51.4	54.2	-2.8
	本人からの訴え	19.2	18.2	1.0
	学級担任が発見	9.6	9.5	0.1
いじめられた児童生徒の相談の状況「学級担任に相談」（％）		82.2	82.3	-0.1
いじめの態様のうちパソコンや携帯電話等を使ったいじめ（件）		23,920	21,900	2,020
	いじめの認知件数に占める割合（％）	3.5	3.6	-0.1
重大事態の発生件数（件）		923	706	217

〔出典：文部科学省（2023）令和4年度 児童生徒の問題行動・不登校等生徒指導上の諸課題に関する調査結果について、pp2-3、pp20-23他より岡本作成〕

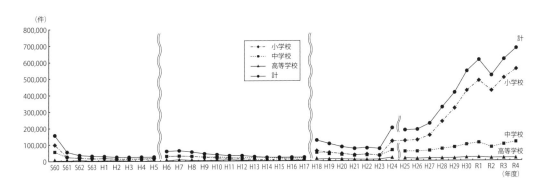

図7-2　いじめの認知（発生）件数の推移

〔出典：文部科学省（2023）令和 4 年度 児童生徒の問題行動・不登校等生徒指導上の諸課題に関する調査結果について、p22〕

「学級担任が発見」は9.6％（前年度9.5％）であった。

⑤　児童生徒からのいじめの相談の状況としては、「学級担任に相談」が82.2％（前年度82.3％）で最も多かった。

⑥　いじめの態様のうちパソコンや携帯電話等を使ったいじめは23,920件（前年度21,900件）で、いじめの認知件数に占める割合は3.5％（前年度3.6％）であった。

⑦　いじめ防止対策推進法第28条第 1 項に規定する重大事態の発生件数は923件（前年度706件）で、217件（30.7％）増加し過去最多となった。

4）不登校

小中学校における不登校児童生徒数は299,048人（前年度244,940人）で前年度より54,108人増加している。不登校児童生徒の割合は3.2％（前年度2.6％）であった。

不登校の要因の主なものは、「無気力・不安（51.8％）」、「生活リズムの乱れ・遊び・非行（11.4％）」、「いじめを除く友人関係をめぐる問題（9.2％）」の順で多い。

また、高等学校における不登校生徒数は60,575人（前年度50,985人）で、前年度より9,590人増加している。不登校生徒の割合は2.0％（前年度1.7％）であった。

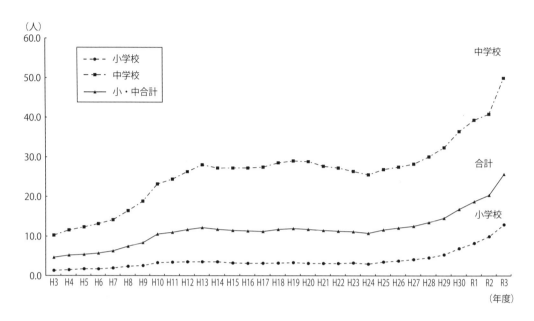

図7-3　不登校児童生徒の割合の推移（1,000人当たりの不登校児童生徒数）

(注) 調査対象：国公私立小・中学校（小学校には義務教育学校前期課程、中学校には義務教育学校後期課程
　　 及び中等教育学校前期課程、高等学校には中等教育学校後期課程を含む。）

〔出典：文部科学省（2022）令和３年度 児童生徒の問題行動・不登校等生徒指導上の諸課題に関する調査結
　果について〕

5）自殺

　小・中・高等学校から報告のあった自殺した児童生徒数は411人（前年度368人）で、
43人増加している。

① 　自殺した児童生徒数は、小学校19人（前年度８人）、中学校123人（前年度109人）、
　　 高等学校269人（前年度251人）である。

② 　自殺した児童生徒が置かれていた状況として「いじめの問題」があった児童生徒は
　　 ５人（前年度６人）である。

6）保健室利用状況

(1)　保健室利用状況を校種別に上位順

　保健室利用状況を校種別に上位順に取り上げてみた。小学校、中学校、高等学校に共
通に順位が高かったのは「発達障がい（疑いを含む）に関する問題」「友達との人間関
係に関する問題」「家族との人間関係に関する問題」であった。小学校、中学校では、「児
童虐待に関する問題」「教職員との人間関係に関する問題」で他者による訴えがあった。

表7-4　校種別養護教諭が過去1年間に把握した心の健康に関する問題等（児童生徒1,000人あたりの人数）

	小学校		中学校		高等学校	
第1位	発達障がい（疑いを含む）に関する問題	24.2	友達との人間関係に関する問題	22.3	友達との人間関係に関する問題	16.3
第2位	友達との人間関係に関する問題	12.9	発達障がい（疑いを含む）に関する問題	21.2	発達障がい（疑いを含む）に関する問題	8.9
第3位	いじめに関する問題	7.4	家族との人間関係に関する問題	9.8	家族との人間関係に関する問題	8.8
第4位	家族との人間関係に関する問題	3.4	いじめに関する問題	7.7	過換気症候群	3.6
第5位	児童虐待に関する問題	2.6	リストカット等の自傷行為に関する問題	4.3	過敏性腸症候群	3.2
第6位	教職員との人間関係に関する問題	1.5	過換気症候群	3.7	その他	2.9
第7位	その他	0.8	教職員との人間関係に関する問題	3.0	過敏性腸症候群の心身症に関する問題	2.8
第8位	過敏性腸症候群の心身症に関する問題	0.7	児童虐待に関する問題	2.7	教職員との人間関係に関する問題	2.8
第9位	過換気症候群	0.5	過敏性腸症候群の心身症に関する問題	2.6	不眠等の睡眠障害に関する問題	2.7
第10位	不眠等の睡眠障害に関する問題	0.5	不眠等の睡眠障害に関する問題	2.5	精神疾患（統合失調症、うつ等疑いを含む）に関する問題	2.6
第11位	精神疾患（統合失調症、うつ等疑いを含む）に関する問題	0.3	過敏性腸症候群	2.1	リストカット等の自傷行為に関する問題	2.4
第12位	リストカット等の自傷行為に関する問題	0.3	その他	2.0	性に関する問題	2.0
第13位	拒食や過食等の摂食障害に関する問題	0.3	精神疾患（統合失調症、うつ等疑いを含む）に関する問題	2.0	いじめに関する問題	1.8
第14位	性に関する問題	0.3	性に関する問題	2.0	拒食や過食等の摂食障害に関する問題	1.1
第15位	過敏性腸症候群	0.3	拒食や過食等の摂食障害に関する問題	0.9	児童虐待に関する問題	1.1

〔出典：（公財）日本学校保健会（2018）保健室利用状況に関する調査報告書（平成28年度調査結果）、p15（元にして岡本作成）〕

中学校では「リストカット」「過換気症候群」、高等学校では「過換気症候群」「過敏性腸症候群」等のメンタルでの訴えが上位を占めた。

(2)　1日あたりの保健室利用者

　1日あたりの保健室利用者を学年別・性別にみると、小学校、中学校、高等学校別では、小学校で6年、中学校高等学校で3年とそれぞれ最上学年で多く、また、女子が多かった。

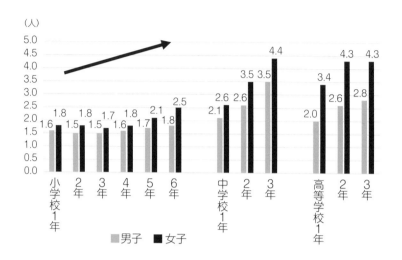

図7-4　1校当たりの1日平均の保健室利用者数（学年別・性別）

〔出典：（公財）日本学校保健会（2018）保健室利用状況に関する調査報告書（平成28年度調査結果）、p19（岡本一部改変)〕

(3)　保健室利用者の来室理由

　保健室利用者の来室理由で最も多いのは「けがの手当」、次いで「体調が悪い」、「友達関係」の順で多かった。

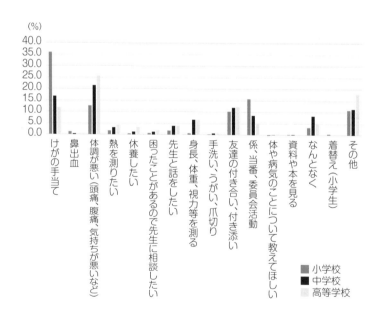

図7-5　保健室利用者の来室理由（学校種別）

〔出典：（公財）日本学校保健会（2018）保健室利用状況に関する調査報告書（平成28年度調査結果）、p22（元にして岡本作成)〕

⑷　保健室登校

　保健室登校について日本学校保健会によると児童生徒が「常時保健室にいるか、特定の授業に出席できても、学校にいる間は主として保健室にいる状態」とし、また、「保健室に隣接する部屋にいて、養護教諭が対応している場合も保健室登校とする」としている。

①　保健室登校の有無

　保健室登校の有無では、小学校32.4％、中学校36.5％、高等学校36.8％、全体では34.0％が有であった。

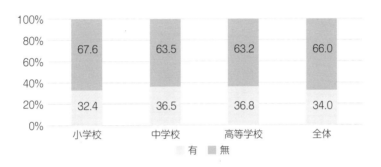

図7-6　平成27年10月から平成28年９月までの保健室登校の有無（学校種別・全体）

〔出典：（公財）日本学校保健会（2018）保健室利用状況に関する調査報告書（平成28年度調査結果）、
　p10（岡本一部改変）〕

②　保健室登校開始時期

　保健室登校開始時期は、小学校、中学校、高等学校のいずれも９月が最も多かった。

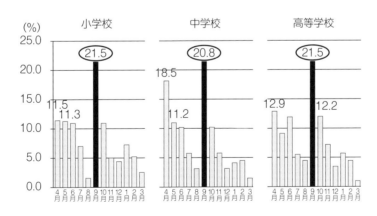

図7-7　保健室登校の開始時期（学校種別）

〔出典：（公財）日本学校保健会（2018）保健室利用状況に関する調査報告書（平成28年度調査
　結果）、p11（岡本一部改変）〕

③　保健室登校からの復帰

　　保健室登校していた児童生徒が教室への復帰した割合は、小学校44.1％、中学校
32.3％、高等学校43.3％であった。教室に復帰するまでに要した日数は小学校50.3日、
中学校47.1日、高等学校30.3日であった。

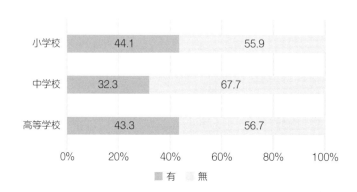

図7-8　保健室登校した児童生徒の教室復帰の割合

〔出典：（公財）日本学校保健会（2018）保健室利用状況に関する調査
報告書（平成28年度調査結果）、p12（岡本一部抜粋）〕

④　教育相談の連携

　　都道府県・指定都市教育委員会および市町村教育委員会による教育相談の件数は、
都道府県・指定都市教育委員会は256,285件（前年度255,404件）、市町村教育委員会
769,812件（前年度797,872件）であった。併せて1,026,097件（1,053,276件）で前年
度に比べ27,179件減少した（表7-5）。

表7-5　都道府県・指定都市および市町村における相談形態別教育相談件数
(単位：件)

	来所相談	電話相談	訪問相談	巡回相談	SNS等オンラインを活用した相談	令和4年度計	令和3年度計
都道府県・指定都市における相談形態別教育相談件数	48,383	158,646	5,677	15,783	33,456	261,945	258,511
市町村における相談形態別教育相談件数	391,243	253,123	120,012	106,856	32,091	903,325	828,565
計	439,626	411,769	125,689	122,639	65,547	1,165,270	1,087,076

〔出典：文部科学省（2023）令和4年度 児童生徒の問題行動・不登校等生徒指導上の諸課題に関する調査結
果について、p128、p129より岡本作成〕

② 心のケア

1）自然災害とストレス

　文部科学省は、児童生徒が犯罪に遭ったり事件、事故に巻き込まれたり自然災害等に遭遇して強い恐怖や衝撃を受けた場合、その後の成長や発達に大きな障害が生じることがあるため、参考事例を通して「児童生徒の心のケア」への理解が深められるよう『児童生徒の心のケアのために－災害や事件・事故発生時を中心に－』を作成した（2010（平成22）年7月）。そこでは、児童生徒に現れやすいストレス症状の健康観察のポイント（表7-6）、急性ストレス障害（ASD）と外傷後ストレス障害（PTSD）の健康観察のポイント（表7-7）について述べられている。

⑴　児童生徒に現れやすいストレス症状の健康観察のポイント

　児童生徒は、自分の気持ちを自覚していないことや言葉でうまく表現できないことが多く、心の問題が行動や態度の変化や頭痛・腹痛などの身体症状となって現れることが多いため、きめ細かな観察が必要である。危機発生時の心身の健康観察のポイントとして、表7-7のようなことが考えられる。

⑵　急性ストレス障害（ASD：Acute Stress Disorder）と外傷後ストレス障害（PTSD：Posttraumatic stress disorder）の健康観察のポイント

　災害等に遭遇した後に現れることが多い反応や症状として不安感、絶望感、ひきこもり、頭痛、腹痛、食欲の不振などが挙げられる。事故等に児童生徒等が遭遇すると、恐怖や喪失体験などにより心に傷を受け、そのときの出来事を繰り返し思い出したり遊びの中で再現するなどの症状に加え、情緒不安定、睡眠障害などが現れ、生活に大きな支障を来すことがある。こうした反応は誰にでも起こり得ることであり、ほとんどは、時間の経過とともに薄れていくが、このような状態が事故等の遭遇後3日から1か月持続する場合を「急性ストレス障害（Acute Stress Disorder 通称ASD）」、1か月以上長引く場合を「心的外傷後ストレス障害（Post Traumatic Stress Disorder 通称PTSD）」という。事故等の発生直後から支援を行いPTSDの予防と早期発見に努めることが大切である。また、事故等の遭遇後まもなくASDの症状を呈し、それが慢性化してPTSDに移行するケースのほか最初は症状が目立たないケースや症状が一度軽減した後、2〜3か月後に再び発症するケースもあることから、なるべく長期にわたって心のケアを実施することが大切である。また、被害児童生徒等の保護者や教職員にも自らの心身の不調に対し鈍感になる傾向から心のケアが必要になることがある。被害児童生徒等にとっては、

表7-6　子どもに現れやすいストレス症状の健康観察のポイント

体の健康状態	心の健康状態
・食欲の異常（拒食・過食）はないか ・睡眠はとれているか ・吐き気・嘔吐が続いてないか ・下痢・便秘が続いてないか ・頭痛が持続していないか ・尿の回数が異常に増えていないか ・体がだるくないか	・心理的退行現象（幼児返り）が現れていないか ・落ち着きのなさ（多弁・多動）はないか ・イライラ、ビクビクしていないか ・攻撃的、乱暴になっていないか ・元気がなく、ぼんやりしていないか ・孤立や閉じこもりはないか ・無表情になっていないか

〔出典：文部科学省（2012）子どもの心のケアのために－災害や事件・事故発生時を中心に－、p21〕

表7-7　外傷後ストレス障害（PTSD）の健康観察のポイント

体の健康状態	心の健康状態
持続的な再体験症状	・体験した出来事を繰り返し思い出し、悪夢を見たりする ・体験した出来事が目の前で起きているかのような生々しい感覚がよみがえる〈フラッシュバック〉等
体験を連想させるものからの回避症状	・体験した出来事と関係するような話題などを避けようとする ・体験した出来事を思い出せないなど記憶や意識が障害される（ボーッとするなど） ・人や物事への関心が薄らぎ、周囲と疎遠になる等感情や緊張が高まる
覚せい亢進症状	・よく眠れない、イライラする、怒りっぽくなる、落ち着かない ・物事に集中できない、極端な警戒心を持つ、ささいなことや小さな音で驚く等

〔出典：文部科学省（2012）子どもの心のケアのために－災害や事件・事故発生時を中心に－、p22〕

周囲にいる保護者や教職員が精神的に安定していることが大切である。周囲の者は自分自身の心身の状態を常に意識して早目に休息したり、心のケアが必要なことを自覚したときは専門家に相談する。

　なお、心のケアが長期にわたって必要になることがあるため、被害児童生徒等が進学や転校した場合においても心の健康状態の把握や支援体制等を継続して行うよう、学校間で引継ぎ等の連携を十分に図っておくことも必要である。

2）虐待

(1)　児童虐待の実態

　児童虐待は、年々増加しており社会問題となっている。児童虐待は、心身の成長や人

格形成に大きな影響を与え、心身の成長を著しく妨げる重大な要因となっている。

　そのため、平成12（2000）年に「児童虐待防止に関する法律」が制定され、児童に対する虐待の禁止、児童虐待の予防・早期発見、国・地方公共団体の責務、児童虐待を受けた子どもの保護や支援などについて規定し、施策の充実が図られている（最終改正は平成19（2007）年）。

⑵　児童虐待の相談件数

　令和4（2022）年度の厚生労働省の調査によると、全国の児童相談所の相談対応件数は219,170件であり、前年度に比べると11,510件増えている（図7-9）。平成16年度に児童虐待防止法が改正され、通告義務が「虐待を受けた」子どもから、「虐待を受けたと思われる」子どもまで拡大したことや国民や関係機関に児童虐待の認識が高まってきたことなどが要因と推測され、これにより年々増加している。

⑶　児童虐待の相談内容別件数

　児童虐待には、①心理的虐待、②身体的虐待、③ネグレクト（保護の怠慢ないし拒否）、④性的虐待がある。虐待の相談内容別件数は、心理的虐待が129,484件（59.1％）で最も多く、次いで身体的虐待51,679件（23.6％）、ネグレクト（保護の怠慢ないし拒否）35,556件（16.2％）、性的虐待2,451件（1.1％）である。

⑷　学校における児童虐待への対応

　児童虐待は、早い時期に発見し適切な対応をすることによって子どもの被害を最小限にくい止めることが重要である。学校における教職員、なかでも養護教諭は職務上けがや身体的不調など心身の多様な健康問題で保健室を訪れる子どもの対応にあたっていることから、身体的な虐待や心理的な虐待などを発見しやすい立場にあり、児童虐待の早期発見・早期対応にその役割がある。

　児童虐待防止法においては、学校および教職員に求められている役割は次のように規定されている。

① 児童虐待の早期発見に努めること（努力義務）【第5条】

② 虐待を受けたと思われる子どもについて、児童相談所等へ通告すること（義務）【第6条】

③ 虐待を受けた子どもの保護・自立支援に関し、関係機関への協力を行うこと（努力義務）【第8条】

④ 虐待防止のための子どもへの教育に努めること（努力義務）【第5条】

　等について規定されている。

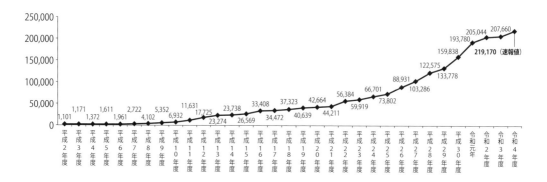

図7-9　児童相談所における児童虐待相談対応件数とその推移

〔出典：こども家庭庁（2022）令和4年度 児童相談所における児童虐待相談対応件数（速報値）https://www.cfa.go.jp/assets/contents/node/basic_page/field_ref_resources/a176de99-390e-4065-a7fb-fe569ab2450c/12d7a89f/20230401_policies_jidougyakutai_19.pdf（2024.3.10アクセス）〕

(5) 児童虐待の対応

　体の不調を訴えて頻回に保健室に来室する子どもや不登校傾向の子ども、非行や性的な問題行動を繰り返す子どもの中には、虐待を受けているケースもある。こうした場合は児童虐待があるかもしれないという視点を常にもち、相談活動などを通じて早期発見、早期対応に努めていく必要がある。養護教諭は職務の特質から、児童虐待を発見しやすい立場にあると言える。健康診断では、身長や体重測定、内科検診、歯科検診等を通して子どもの健康状況を見ることで、外傷の有無やネグレクト状態であるかどうかなどを観察できる。また救急処置では、不自然な外傷から身体的な虐待を発見しやすい。

　疑わしい外傷を見た場合は、児童虐待防止法第6条に基づき、虐待が疑われた時点で速やかに、市町村もしくは児童相談所に通告することが求められる。発見時点の安全および継続的な安全を確保することが重要である。

3) 自殺

(1) 子どもの自殺の実態と対応

　1998年以来わが国では年間自殺者数が3万人を超え、深刻な社会問題となっている。しかし子どもの自殺は、決して多くはない（2%）。

　子どもの自殺の原因は時にはいじめが唯一の原因となっている場合もあるが、様々な複雑な要因からの結果であるといえる。子どもが経験しているストレス、心の病、家庭的な背景、独特の性格傾向、衝動性などといった背景がある。このため、教職員が知識

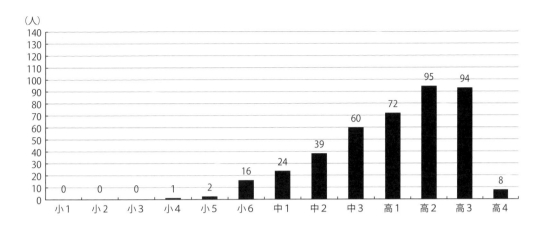

図7-10　令和4年度の学年別児童生徒の自殺の状況

〔出典：文部科学省（2023）令和4年度 児童生徒の問題行動・不登校等生徒指導上の諸課題に関する調査結果について、p126〕

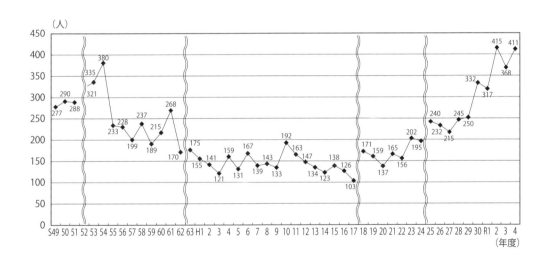

図7-11　児童生徒の自殺状況推移

〔出典：文部科学省（2023）令和4年度 児童生徒の問題行動・不登校等生徒指導上の諸課題に関する調査結果について、p125〕

と理解を深め、そのサインを見逃さないことが予防にもつながる。

　複雑な背景がある子どもの自殺予防のためには、教職員一人の対応や努力では十分な成果が上がらない。学校全体で取り組み、家庭、地域、児童相談所などの関係機関の協力のもとでの対応が求められる。

⑵ 自殺の心理

自殺はある日突然、何の前触れもなく起こるというよりも、長い時間かかって徐々に危険な心理状態に陥っていくことが多い。次のような共通点を挙げることができる。

① ひどい孤立感

「誰も自分のことを助けてくれるはずがない」「居場所がない」「皆に迷惑をかけるだけだ」としか思えない心理に陥っている。

② 無価値感

「私なんかいない方がいい」「生きていても仕方がない」と思い込む。その典型的な例が幼い頃から虐待を受けてきた子どもたちであり、愛される存在としての自分を認められた経験がないため、生きている意味など何もないという考えに陥る。

③ 強い怒り

自分の置かれているつらい状況をうまく受け入れることができず、やり場のない気持ちを他者への怒りとして表す場合がみられるが、その怒りが自分自身に向けられたとき自殺の危険は高まる。

④ 苦しみが永遠に続くという思い込み

自分が今抱えている苦しみはどんなに努力しても解決せず、永遠に続くという思いで絶望的な感情に陥る。

⑤ 心理的視野狭窄

自殺以外の解決方法が全く思い浮かばなくなる心理状態である。

⑶ 自殺の危険因子

子どもの周りにいる大人たちは、子どもが自殺に追いつめられる前に、自殺の危険性に気づくことが重要である。次に自殺の危険因子を示した。

① 自殺未遂

飛び降りたり、薬を少し余分に服用したり手首自傷（リストカット）をしたりと、死に直結しない自傷行為の場合であっても、その後、適切なケアを受けられないと、長期的には自殺によって生命を失う危険が高まる。

② 心の病

自殺の危険の背後にうつ病、統合失調症、パーソナリティ障害、薬物乱用、摂食障害などが潜んでいることがある。発症が疑われる場合には、専門家の助言を求めることが大切である。

③　安心感のもてない家庭環境

　　自殺の危険の背後に虐待、親の養育態度の歪み、頻繁な転居、兄弟姉妹間の葛藤といった安心感のもてない家庭環境を認めることがある。

④　独特の性格傾向

　　自殺の危険が高まりやすい性格として、未熟・依存的、極端な完全癖、反社会的などが挙げられる。

⑤　喪失体験

　　離別、死別（とくに自殺）、失恋、病気、けが、急激な学力低下、予想外の失敗など、自分にとってかけがえのない大切な人や物や価値を失うなどがある。大人からは、たいしたことがないように思われる苦しみや悩みなども、軽く扱ったり、安易に励ましたりするのではなく、子どもの立場になって考えることが大切である。

⑥　孤立感

　　大人は自分の家庭以外にも、自分自身の親や兄弟姉妹、職場の人間関係、学生時代の友人、趣味の仲間など生活圏が多岐にわたっているが、子どもの場合は、人間関係が家庭と学校を中心とした限られたものになっている。そのなかで問題が起きると、子どもには大きなストレスとなる。とくに思春期には、友だちの存在が大きな意味を持っている。仲間からのいじめや無視によって孤立感を深めることは、心の悩みを引き起こす。時には、そのような不安を隠そうとしていつも以上に元気そうにふるまう場合もみられる。

⑦　安全や健康を守れない傾向

　　自殺はある日突然、何の前触れもなく起こると考えられがちであるが、それに先立って自分の安全や健康を守れないような事態がしばしば生じている。それまでとくに問題のなかった子どもが事故や怪我を繰り返すようなことがあれば、無意識的な自己破壊の可能性もあるので、注意を払う必要がある。

⑷　**対応の原則**

　子どもの自殺の危険に対処するには、子どもたちがあらわす変化の背景にある意味の一つひとつを丁寧に理解しようとすることが大切である。

　自殺の危険が高まった子どもへの対応においては、次のようなTALKの原則が求められる。

```
Tell      ：言葉に出して心配していることを伝える
           例）「死にたいくらい辛いことがあるのね。とってもあなたのことが心配だわ」
Ask       ：「死にたい」という気持ちについて、率直に尋ねる
           例）「どんなときに死にたいと思ってしまうの？」
Listen    ：絶望的な気持ちを傾聴する：死を思うほどの深刻な問題を抱えた子どもに対しては、
           子どもの考えや行動を良し悪しで判断するのではなく、そうならざるを得なかった、
           それしか思いつかなかった状況を理解しようとすることが必要である。そうすること
           で、子どもとの信頼関係も強まる。徹底的に聴き役にまわるならば、自殺について話
           すことは危険ではなく、予防の第一歩になる。これまでに家族や友だちと信頼関係を
           持てなかったという経験があるために、助けを求めたいのに、救いの手を避けようと
           したり拒否したりと矛盾した態度や感情を表す子どももいる。不信感が根底にあるこ
           とが多いので、そういった言動に振り回されて一喜一憂しないようにすることも大切
           である。
Keep safe ：安全を確保する：危険と判断したら、まずひとりにしないで寄り添い、他からも適切
           な援助を求めるようにする。
```

⑸ 対応の留意点

① ひとりで抱えこまない。

② 急に子どもとの関係を切らない。

③ 「秘密にしてほしい」という子どもへの対応　保護者に、過剰な反応やその正反対に無視するような態度をとらずに子どもの心のうちを理解してほしいと訴える。

④ 手首自傷（リストカット）への対応

⑹ 子どもに必要な自殺予防の知識

　自殺の危険の高い子どもへの対応をよりスムーズにするには、日常から次のような教育を行うことが大切である。

① ひどく落ちこんだときには相談する。

　ひどく落ちこんで解決が難しいと思われる問題が起こったとき、もちろん自分の力で乗り越えようとすることは大切である。しかし、人に相談できることも生きていくうえですばらしい能力だということを説いておく。

② 友だちに「死にたい」と打ち明けられたら、信頼できる大人につなぐ。

③ 自殺予防のための関係機関について知っておく。

4）不本意入学

　中学校から高等学校、高等学校から大学といった移行期に生じる問題として、不本意

入学が挙げられる。不本意入学とは、入学する学校に満足していないことを表す（竹内、2022）。不本意入学者の割合は、高等学校において25%前後、大学においても40%前後である。

　不本意入学は学業への意欲や学校生活への満足感の低さや不登校など、入学後の不適応につながり、イライラや抑うつ、将来への不安など精神的健康にも悪影響を及ぼす。このような不適応が長期化する場合、中途退学等によるキャリア形成の問題や深刻な精神症状にも発展しうる。しかし、入学先の仲間や担任教師、養護教諭など、学校内の関係者による支援によって、本人が不本意入学から立ち直り、学校生活に適応することが可能となる。また、不本意入学というネガティブな経験を振り返り、その経験からポジティブな意味を見出すことも、不本意入学からの立ち直りや内面的な成長にとって有効である。不本意入学者の支援の最終目標は生徒のニーズによって異なるものの、本人に不適応症状が見られず、不本意入学から立ち直って学校生活に適応し、正しい自己理解や現実的な状況に基づき将来目標を抱けるようになることが大きな目安になるだろう。

　不本意入学者に対する実際の支援においては、学校に不本意な気持ちを抱く生徒の話を傾聴し、寄り添う姿勢を持ち、話しやすい雰囲気を形成することが基本である。その中で、本人から語られる不本意入学に至った背景や不本意な気持ちの具体的な様相、学習やキャリア意識、対人関係などの様々な観点からの学校生活の現状、さらに本人の強みやできていることを把握し、本人の支援ニーズを整理するとよい。その上で、不本意入学者に対する支援の目標を定め、支援ニーズに応じた支援の計画を立て、本人の強みを踏まえた支援を実施することが必要である。また、学校生活の中で、本人が担任教師や養護教諭とともに定期的に自分の不本意入学の経験を共に振り返り、その経験が現在の自分にどのような意味をもたらしているのかを共に考える機会も設定するとよいだろう。さらに、不本意入学者の支援においては、担任教師など他の学校関係者とも情報共有し、支援の方針を定めておくなど、チームでの支援の視点も欠かせない。そして、時間の経過に伴い、チームでの支援の在り方も調整することが望ましい。

（事例　A子　高校1年生）

　A子は、入学後順調に高校生活を送っていたが、6月に入り、保健室来室が続いた。主訴は、頭痛、倦怠感だった。養護教諭は症状には緊急性はないと判断し、傾聴を心掛けた。A子は「教室で授業を受けている時にイライラする。こんな内容も分からない子と一緒に授業を受けているのかと思うと情けなくなる。こんな学校辞めたい。なんでこ

んな学校に来ると決めたのか中学校の担任が恨めしくなる」とクラスメートと授業担当者への非難が続き、中学校3年生時の担任の勧めで、希望高校への受験をあきらめ入学した経緯を話した。当時の自分の頑張りの無さと、希望高校での生活への希望がかなわなかった思いの強さが見て取れた。

保健室では、A子に対して休養等の処置ではなく傾聴に努め、一方で担任等学年に情報提供し、学校生活全般を見守ることに決めた。6月中は保健室来室や欠席が続き落ち着かなかったが、7月の期末テストが近づくと授業集中ができ自分の学習に専念できるようになった。

5）認知地図を利用して、児童・生徒を理解する

(1)　認知地図（cognitive map）とは[注1]

一日の殆どの時間を学校で過ごしている子どもたちにとって、学校生活をどのように感じて過ごしているかを知るために考案されたのが認知地図（図7-12）である。この認知地図は、一枚の用紙の枠の中を心理的空間として捉え、その中に学校生活における友人との関係・教師との関係・その他職員とどのように交流しているのか、そして学校の施設・空間とはどのように慣れ親しんでいるのかを図や絵や文字で描き込む方法である。

子どもたちの描く絵は、子どもの内的世界が多分に表現され、そこからは、ほのぼのとした感情が読み取れる。絵の一枚一枚ごとにそれぞれの子どもの個性があふれている。そのなかから、現在の学校生活をどのように認知しているかを知る手掛かりの一つにする。学校生活の中で感じていることまたは無意識に過ごしている人間関係・空間を文章ではなく、図や絵や文字などで描き込むので、理解しやすいであろう。そして、また付帯的効果としては、描いている作業の中で引き起こされる感情があり、自己認識することができ、自己洞察、自己再発見などの心理療法的な効果がある点を考慮して作成したものである。

(2)　記入方法

① 　A面（人間関係）（図7-12）

あなたの周りにいる学校内での友達や先生などについて思い浮かぶ人だけを右側の欄(人物・友人F○←イニシャル〜 F○・T○〜 T○・教職員・担任・教科別・校長・教頭・養護教諭・司書・事務・売店など)の表し方で描いてください。描くときは、自分により身近に感じる人を自分に近い位置に描き、位置を決めてください。位置が決まった

ら、その人のイニシャルまたは名前を入れましょう。自分により近いと思う人から順番に赤鉛筆で番号を付けてみましょう。この時全員に番号を付ける必要はありません。

　この図の中に父・母またはそれに代わる人を描くとすれば、どの位置に描きますか。

② 　B面（好きな所、落ち着ける所）（図7-13）

　学校内での自分の好きな場所や落ち着ける場所を右側の欄（教室・特別教室・校庭・グランド・部室・図書館・保健室・売店・トイレ・その他）の表し方で図に描いてください。

　一番下の欄は、この地図を描きながら感じたことや思いついたことがあれば書いてください。

認知地図（A面）
（B4サイズ）

＿＿＿＿学年＿＿＿＿組＿＿＿＿番

あなたの、学校での生活が知りたいので、調査に協力してください。

1．この○は、あなたです。
2．□は、学校内です。
3．あなたのまわりにいる人を思い浮かべてください。その中で、自分にとって近い人を自分の近くにおき、遠くにいる人
　を遠くに、右側欄の人物の表わし方を参考に書いてください。
4．次にこの図の中に父と母を描くとしたらどこにおきますか。父（F）・母（M）を赤鉛筆で記入してください。

<u>人　物</u>

友人
F ○

　名前

教職員
担任
教科別
校長
教頭
養護
司書
事務
売店
・
・
・

又は
T ○

　名前

何か思い付くことを記入ください。

（広島・養護教諭精神衛生研究会）

図7-12

認知地図（B面）

（B4サイズ）

下の面は学校内のなかで、自分の好きなところ、落ち着けるところを描いてください。

（校内の配置図ではありません。）

場　所
教室
教室別室
グラウンド
特別室
校庭
図書室
保健室
売店
トイレ
その他
・
・
・
・
・

何か思い付くことを記入ください。

図7-13

(3) **調査中の留意点**

　児童・生徒の中には、描く中でイメージができなかったり、混乱する子どもがいるかもしれない。その子どもに対しては、別の方法を検討することも必要になる。また、描いていく中で、落ち込んだり淋しそうにしたりしていないか様子を観察し、そんな子どもに対しても、個人指導や面接などの別の対処が必要になる。

(4) **認知地図分析**

　個人データ集計カードを使用（図7-14）。

(5) **認知地図**

　事例（図7-15、図7-16）

```
┌─────────────────────────────────────────────────┐
│  認知地図　個人データ集計カード                        │
│ ┌──────────────────────────┬──────────────┐ │
│ │ 校種（小・中・高）　　　性別（男・女）  │ パターン       │ │
│ │ 出席No.                            │ 1・2・3・4   │ │
│ ├──────────────────────────┴──────────────┤ │
│ │   A　面                                         │ │
│ │     1．人数                                      │ │
│ │         F                    人                  │ │
│ │         T                    人                  │ │
│ │     2．距離                                      │ │
│ │             父（    ）母（    ）その他（    ）    │ │
│ │                                                  │ │
│ │             F　近い（    ）遠い（    ）          │ │
│ │             T　近い（    ）遠い（    ）          │ │
│ │                                                  │ │
│ │     3．配置の形による分類                         │ │
│ │       1．ダンゴ集中          5．その他           │ │
│ │       2．バラバラ散乱                            │ │
│ │       3．波紋                                    │ │
│ │       4．渦巻                                    │ │
│ │                                                  │ │
│ │     4．印象                                      │ │
│ │       1．さみしい            1．見張的           │ │
│ │       2．にぎやか            2．友好的           │ │
│ │       3．その他              3．その他           │ │
│ │                                                  │ │
│ │   B　面　（大きい場所　順番・面積）               │ │
│ │       1                                          │ │
│ │       2                                          │ │
│ │       3                                          │ │
│ │       4                                          │ │
│ │       5                                          │ │
│ └──────────────────────────────────────────┘ │
└─────────────────────────────────────────────────┘
```

図7-14　認知地図　個人データ集計カード

認　知　地　図　　（A面）　　中学2年　（男）

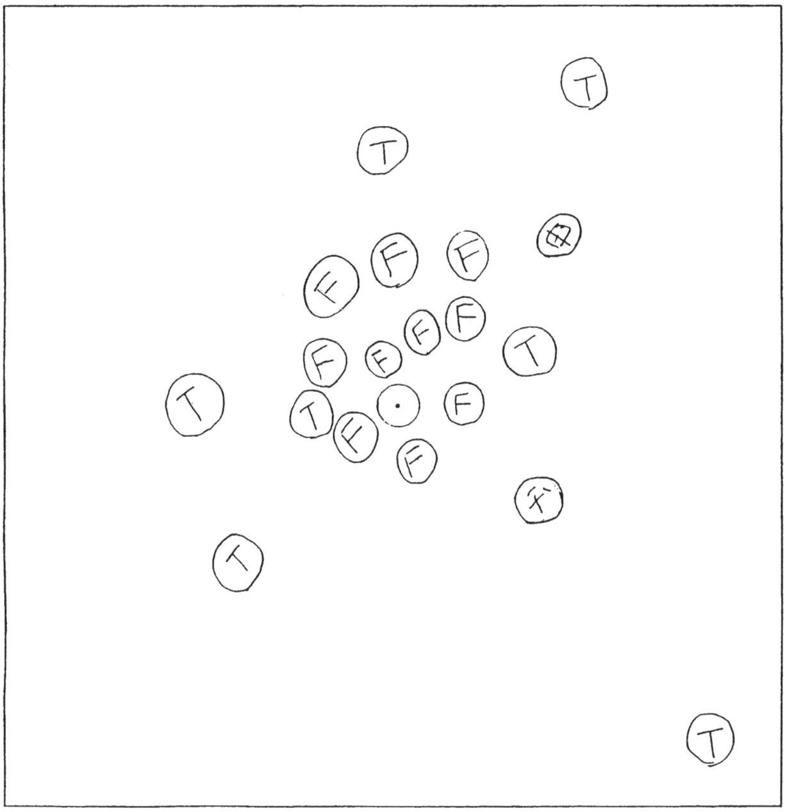

⊙ 自分　　F 友人　　T 教師　　Ⓧ 父親　　㊵ 母親

認知地図のまとめ

項　目	印　象　・　要　約
対人関係図 （A面）	友達や教師と上手につき合っている。
くつろげる 場所 （B面）	図書室は社交場、トイレの中で自分を開放しようとするのか。

図7-15

認 知 地 図 （B面） 中学2年 （男）

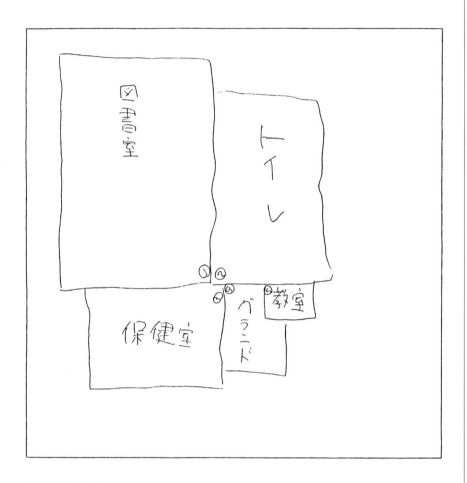

学校生活の状況

項　　目	印　象　・　要　約
養教からみて	甘えがあるが感じのよい子。 女の子に人気がある。
他教師からの 情報	普通の子。

図7-16

注

1　認知地図

①　この用語はE. C. Tolman(1948)より考え出されたものである。以後、1978年頃よりこの用語は
また新しくよく使われるようになってきたといわれる。

②　Kenneth Boulding（1961）は、認知地図とは丁度環境を心に描いたようなものであり、その心
の持ち主は心の目を使ってゆっくりとそれを吟味するようなものである。

引用参考文献

1 ）文部科学省「令和 4 年度 児童生徒の問題行動・不登校等生徒指導上の諸課題に関する調査結
果について」2023

2 ）日本学校保健会「保健室利用に関する調査報告書」2016

3 ）こども家庭庁「令和 4 年度 児童相談所における児童虐待相談対応件数（速報値）」2022
https://www.cfa.go.jp/assets/contents/node/basic_page/field_ref_resources/a176de99-390e-
4065-a7fb-fe569ab2450c/12d7a89f/20230401_policies_jidougyakutai_19.pdf （2024.3.10アクセ
ス）

4 ）厚生労働省「子ども虐待による死亡事例等の検証結果等について（第15次報告）、平成30年度
の児童相談所での児童虐待相談対応件数及び「通告受理後48時間以内の安全確認ルール」の実
施状況の緊急点検の結果」2019

5 ）津島ひろ江編集代表　岡本陽子『学校における養護活動の展開　改訂10版』2023

6 ）児童生徒の自殺予防に関する調査研究協力者会議（2009）「教師が知っておきたい子どもの自
殺予防」のマニュアル及びリーフレットの作成について、文部科学省Webサイト
https://www.mext.go.jp/b_menu/shingi/chousa/shotou/046/gaiyou/1259186.htm （2024.3.10ア
クセス）

7 ）文部科学省「養護教諭のための児童虐待対応の手引」2009

8 ）文部科学省「教師が知っておきたい子どもの自殺予防」2009

9 ）竹内正興（2022）　不本意入学になる人とならない人の分岐点——第一志望でなければ不本意
なのか　広島大学出版会

③ 新型コロナ対応様式とその対応

　新型コロナウイルス感染症は、2023年5月8日から感染症法の位置づけが新型インフルエンザ等感染症（2類相当）から「5類感染症」に移行された。

　新型コロナウイルスの感染拡大には、「病気そのものへの不安」、「わからなさ（未知）への不安」、「嫌悪や差別、偏見への不安」の3つの不安が伴うとされる[1]。2021年度の養護教諭を対象とした調査結果では、心のケア・学校不適応の支援について多くの心配・懸念が示されており[2]、今後もウイルスの変異等もあり得ることから、継続的な心のケアが求められる。

1）新型コロナウイルス感染症に対応した持続的な学校運営のために

⑴　「心の健康」とその対応

　新型コロナウイルス感染症についての児童生徒の心の健康とその対応においては、継続的に取り組んでいくことが求められる。

⑵　児童生徒等の心身の状況の把握と感染者等に対する偏見や差別への対応

　学級担任や養護教諭等を中心としたきめ細かな健康観察等を行い、スクールカウンセラー・スクールソーシャルワーカー等の関係教職員がチームとして組織的に対応する。

　感染者、濃厚接触者とその家族、医療従事者等とその家族等に対しては、発達段階に応じた指導を行うことなどを通し、偏見や差別が生じないようにする。

2）新型コロナ対応様式の学校における養護教諭の役割

　新型コロナウイルス感染症の対応は、「学校における新型コロナウイルス感染症に関する衛生管理マニュアル（2023.5.8 〜）」[3]を基本とするが、感染拡大及びこれらに伴う行動制限等による日常生活の変化が、人々の心や体の健康に与える影響（感染に対する不安や恐怖、人との交流が制限されることによる孤独や寂しさ等による心の脆弱化等）が懸念される[4]。学校においては、手洗い、換気、咳エチケットなどの「感染予防対策」等の保健管理を行うとともに、子どもたちの心のケアや「安心」を高める保健教育が求められる。

　養護教諭は、職務の特質[5]から、児童生徒の心身の健康問題を発見しやすい立場にあるといわれている[6]。養護教諭の役割としては、新型コロナ対応様式の学校における児童生徒の（心の）健康課題を的確に早期発見し、課題に応じた支援を行うことのみならず、

全ての児童生徒が生涯にわたって健康な生活を送るために必要な力を育成するための取組を、他の教職員と連携しつつ、日常的に行うことが重要である[7]。

3) 新型コロナ対応様式の中で、子どもたちや保護者、教職員に伝えたいこと[8]

(1) 子どもたちに伝えたいこと[8]

① 現在の状況に関する説明および、感染拡大防止のために気をつける。

② 心の健康を維持・回復できる能力（レジリエンス）を働かせる生活を送る。

・規則正しい生活（食事、睡眠）を送る。

・適度な運動やリラックスできる時間をとる（リラックス呼吸法等のセルフケア）。

・不安をあおりがちなメディアに接する時間を減らす。

・家族や親せき、友人などの親しい人と話す時間をもち、孤立しない。

・ストレスに伴う心理的な反応について気をつける。

③ 感染に関するいじめをしない。

(2) 保護者に伝えたいこと

保護者の過剰な不安感は、子どもの不安を高める。適切な予防方法を伝え、子どもの不安や心配な気持ちに寄り添い、感染の危険をコントロールできるという感覚を持たせることが、不安を減らすことにつながるということを伝えていくことが必要である[9]。

(3) 教職員に伝えたいこと

児童生徒や保護者に直接かかわる教職員に、新型コロナウイルス感染予防対応に伴う「心の健康」とその対応について啓蒙・資料提供をおこなうことは、子どもたちへ心の健康問題出現への早期対応、未然防止につながる。

例) 「学校や家庭での児童生徒への対応例」の資料提供（急に泣いたり怒ったりした時や身体的反応が現れた時、学習意欲が減退した時等の対応例）。

4) 新型コロナ対応様式と健康相談及び心のケア

(1) 「対象者の把握（相談の必要性の判断）」

＊いつもと違う様子の変化（サイン）に気づく。特に、隔離や自宅待機になった児童生徒や基礎疾患を持つ児童生徒等はリスクが高い。

例) 眠れない・食欲なし・体調不良の継続（来室記録）、欠席増加（健康観察表）、過剰な手洗いや消毒の実施（担任からの情報）等。

(2) 「健康問題の背景の把握」

　　＊様々な活動の変容が求められる状況の中、子どもたちは心身ともにストレスを受けている。心理社会的要因、環境要因等、多角的な視点で背景を把握し、分析する。

例) 感染をきっかけに何をするのも億劫になった（医学的要因）、部活動の試合が中止になり目標を失った（心理社会的要因）、母（二人暮らし）が失業（環境要因）等。

(3) 問題の性質の見極め（心のケアが必要な場合、医療機関への連携が必要な場合等）

　　＊ストレス症状が大きく心のケアを必要とする子どもに対しては、①安心できる環境を整える、②じっくり話を聴く（受容・共感）、③子どもの置かれている状況を想像しながら対応を一緒に考えることが求められる。

(4) 「校内組織による支援方針・支援方法の検討（支援チーム）」

　児童生徒の状況を関係する教職員で共有・連携し、組織的に支援する。気になる症状が1か月以上続く、悪化するなどの場合は、スクールカウンセラー等の専門家や医療機関と連携する。

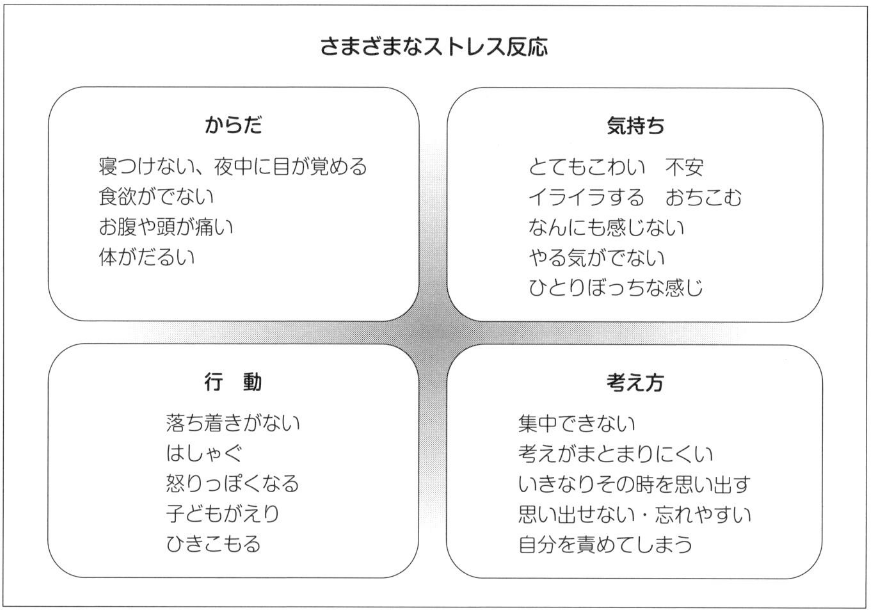

さまざまなストレス反応

からだ
寝つけない、夜中に目が覚める
食欲がでない
お腹や頭が痛い
体がだるい

気持ち
とてもこわい　不安
イライラする　おちこむ
なんにも感じない
やる気がでない
ひとりぼっちな感じ

行　動
落ち着きがない
はしゃぐ
怒りっぽくなる
子どもがえり
ひきこもる

考え方
集中できない
考えがまとまりにくい
いきなりその時を思い出す
思い出せない・忘れやすい
自分を責めてしまう

図7-13　さまざまなストレス反応[10]

〔出典：静岡県臨床心理士会・被害者支援委員会ハンドブック作成ワーキンググループ（2010）
学校現場・養護教諭のための災害後のこころのケアハンドブック〕

⑸　「支援の実施と評価」

　遅れてストレス症状が出たり、１年後など節目となるタイミングでストレス症状がぶり返したりすることがある。支援方針の評価・見直しを行いながら、長期的に子どもの経過を見守る。

5）新型コロナ対応様式と保健学習における「心の健康教育」

　心の健康教育の進め方に関しては、保健体育や、総合的な学習の時間、特別活動（学級活動）、道徳の時間等と関連付け、新型コロナ対応様式の対応を行う中で、子どもたちに伝えたいこと〔3）−⑴参照〕についての指導内容を検討する。

例）「新型コロナウイルスの３つの顔を知ろう！〜負のスパイラルを断ち切るために〜」[1]の資料を参考に、新型コロナウイルスの３つの感染症「病気」、「不安」、「差別」について知り、自分にできることは何かを考える。

引用参考文献

1）日本赤十字社　新型コロナウイルス感染症対策本部（2020）新型コロナウイルスの３つの顔を知ろう！〜負のスパイラルを断ち切るために〜

　http://www.jrc.or.jp/activity/saigai/news/200326_006124.html（2023.9.26アクセス）

2）戸部秀之（2022）学校における新型コロナウイルス感染症対策も実施状況と課題− 2021年度当初における養護教諭を対象とした調査より−、学校保健学研究、pp.135-145

3）文部科学省（2023）学校における新型コロナウイルス感染症に関する衛生管理マニュアル（2023.5.8〜）

　https://www.mext.go.jp/content/20230427-mxt_kouhou01-000004520_1.pdf（2023.9.26アクセス）

4）川畑輝子・村中峯子・中村正和（2020）ヘルスプロモーション研究センター作成教材「コロナに負けない！新型コロナ長期戦に向けた心と体づくり」の紹介、月刊地域医学、Vol.34 No.9

5）日本学校保健会(2012)学校保健の課題とその対応−養護教諭の職務等に関する調査結果から−、p65

6）文部科学省（2011）教職員のための子どもの健康相談及び保健指導の手引、p6

7）文部科学省（2017）児童生徒の心身の健康の保持増進に向けた取組、現代的健康課題を抱える子供たちへの支援〜養護教諭の役割を中心として〜、p1

8）日本児童青年精神科・診療所連絡協議会（2020）新型コロナウイルスに対する学校でのメンタルヘルス支援パッケージ（2020年３月９日初版、３月11日改定第８版）

https://www.pref.kanagawa.jp/documents/20035/koronagakosien.pdf （2023.9.26アクセス）

9 ）NASP（アメリカ学校心理士会）・NASN（アメリカ学校看護師会）（2020）新型コロナウイル
ス（COVID-19）について子どもに話す（保護者向け情報）、日本学校心理士会・日本学校心
理学会　石隈利紀監訳　飯田順子・池田真依子・西山久子・渡辺弥生翻訳
schoolpsychology.jp/info/info-covid/2020/200310-short.pdf （2023.9.26アクセス）

10）静岡県臨床心理士会・被害者支援委員会ハンドブック作成ワーキンググループ(2010)学校現場・
養護教諭のための災害後のこころのケアハンドブック
http://www.shizuoka.ac.jp/th_earthquake/eq20120403_careedu.html （2023.9.26アクセス）

参考資料

筑波大学医学医療系災害・地域精神医学講座筑波大学附属病院　茨城県災害・地域精神医学研究セ
ンター（2020）新型コロナウイルス感染症（COVID-19）に関するこころのケアについて
www.hosp.tsukuba.ac.jp/care.html （2024.2.7アクセス）

日本赤十字社（2020）感染症流行期にこころの健康を保つために～隔離や自宅待機により行動が制
限されている方々へ～
http://www.jrc.or.jp/activity/saigai/pdf/ （2024.2.7アクセス）

国立研究開発法人国立成育医療研究センターこころの診療部（2020）学校関係のみなさまへ学校再
開にむけて
https://www.ncchd.go.jp/news/2020/e8a9b2d58f72a6aa8eb10c79cd8c89aacd15291e.pdf
（2024.2.7アクセス）

第8章　性の教育

学習の目標

1．学齢期における心身の発育発達や性行動の実態から、性教育の必要性について学習する。

2．学校における性教育の学習・指導は、各教科と関連し系統的に学習指導要領に基づき実施されているが、授業時には学校、家庭や地域と情報共有し、実態に応じ連携して実施する。

3．性は人権的な要素を含んでおり、多様性があり、人格形成教育の包括的な視点に基づく内容として学ぶ。

4．自他の生命（いのち）の安全教育は、発達段階に応じて適切な実施が求められている。

① 性の教育・指導

　学齢期における心身の成長において、性に関する発育発達は特別な位置付けがある。それは、性的な心身の発達は自身のアイデンティティ形成に関係し、教育基本法の目的である「人格形成」においても重要な教育内容であるといえる。しかしながら学校現場では、心身の成長発達のアンバランスや、社会背景による性的な刺激や行動から、多様な性に関する考え方や問題も生じている。これらのことから、性における人権尊重を教育の柱として、学校が家庭・地域と連携しながら包括的な性教育が今日求められている。

1）児童生徒の性は分極化している（第8回青少年の性行動全国調査2017年[1]より）

　日本性教育協会は、青少年の性行動全国調査を40余年にわたり8回実施し、性行動と性意識の変化についてその背景から要因を解説している。

⑴　性経験について

① デート経験は、中学生28.1％、高校生56.7％、大学生70.6％であり、経験率は過去最低基準となった。中学生は女子の経験率が高い結果となった（図8-1）。

② キス経験率は、中学生11.1％、高校生35.9％、大学生56.7％であり、経験率は低下傾向にある。性差では中学生・高校生・大学生では1981年以降女子の経験率が男子を

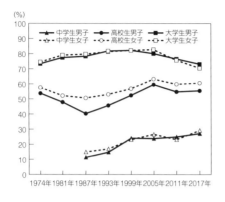

図8-1　デート経験率

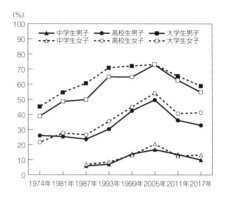

図8-2　キスの経験率

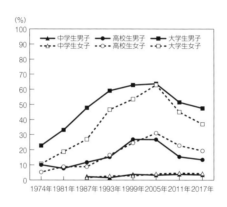

図8-3　性交の経験率

〔出典：日本性教育協会（2019）第8回青少年の性行動調査 https://www.jase.faje.or.jp/jigyo/
youth.html（2024.2.7アクセス）〕

　上回る結果となった（図8-2）。

③　性交経験は、中学生4.1%、高校生16.5%、大学生41.9%であり、経験率は低下傾向
　　にある（図8-3）。

④　性に対するイメージは、中学生では否定的なイメージをもっており、高校生男子は
　　肯定的イメージの割合が高いが、女子は過半数が否定的イメージを持っている。大学
　　生では、高校生に比べ肯定的イメージが増加しているが、女子における性に対する否
　　定的イメージが増大しており、男女間のイメージの差異が広がっている。

⑤　性的な関心の有無は、男子の割合が高いが、その割合も低下している。

⑥　性教育実施の評価は、中学生男子では役に立つと感じた割合は低下し、女子では「あ
　　まり役に立たない」回答が増加している。高校生の女子では、肯定的な評価が多くなっ

ているが、大学生では否定的な評価が半数に達している。

⑦ 中学校における性教育内容で「性交」を「性的接触」とする曖昧な取り扱いから、性教育に対する評価が下がった。

⑧ 第8回調査のまとめ

性の行動については、不活発化が見られ二極化している。中学校・高等学校を経て、大学生になると50％が性交経験者であった。また、大学生はそれまでの学校における性教育は役に立たないと否定的な評価であった。このことから、学習指導要領における避妊の扱い、性感染症予防など性教育が実態とは異なることが想定された結果となった。

(2) 今日の性教育の課題

① 性感染症の予防

性教育において妊娠を取り上げているが、性交を教えない教育であるために、性感染症を具体的に教える機会がなく、近年女性の梅毒感染患者が増加している。

② 男女共同参画社会化

家族や社会制度の中で男女共同参画意識は多様で、人権意識が定着しつつある。

しかし、既に存在する社会生活の中で男女差は無意識の中に存在している。

③ 多様なセクシュアリティ

性の多様性が明らかになり、性的マイノリティ者に対し理解し、肯定的な考え方の動向があるが、当事者の相談機関は十分ではない。

④ 望ましい人間関係の構築

自尊感情や自己を大切にする人間関係性が、性に対する考えの根底にある。しかし性に関する自己決定権の構築は社会的な男性社会の通念により、現在でも男女ともに女性は性行動において受動的な意識である根強い課題がある。

⑤ 性犯罪や性暴力防止の生命（いのち）の安全教育の実施

生命の尊さを学び、性暴力の根底にある誤った認識における行動や影響を理解し、生命を大切にする教育や自他を尊重する態度・行動を、発達段階に応じ身に付ける必要がある。今後デジタル社会におけるSNSに起因する犯罪、盗撮などインターネット上での犯罪に巻き込まれないような社会全体の環境づくりが望まれる。

2）教育課程における性教育の実際

性に関する教育は、学習指導要領を基に小学校では体育科、中学校は保健体育科、高

等学校では保健科で実施されている。また同時に教科として理科・社会科・家庭科・道徳科、総合的な学習の時間などで実施されている。特別活動では、身近な心身の健康管理に関する指導も実施されている[3)4)5)]。一方、指導内容について「はどめ教育」があり、特定の内容は取り扱わないために、性教育の内容が伝わりにくい課題がある（表8-1）。

表8-1　学習指導要領のいわゆる「はどめ規定」の内容[6)]

教科領域	内容（関連する部分のみ抜粋）	内容の取扱い（「はどめ規定」部分を太字加工）
小学校理科	5年　B生命・地球（2）動物の誕生 動物の発生や成長について、魚を育てたり人の発生についての資料を活用したりする中で、卵や胎児の様子に着目して、時間の経過と関係付けて調べる活動を通して、次の事項を身に付けることができるよう指導する。 ア　次のことを理解するとともに、観察、実験などに関する技能を身に付けること。（中略） （イ）人は、母体内で成長して生まれること。	「B生命・地球」の（2）のアの（イ）については、**人の受精に至る過程は取り扱わないものとする。**
中学校保健体育	（2）心身の機能の発達と心の健康 心身の機能の発達と心の健康について、課題を発見し、その解決を目指した活動を通して、次の事項を身に付けることができるよう指導する。 ア　心身の機能の発達と心の健康について理解を深めるとともに、ストレスへの対処をすること。（中略） （イ）思春期には、内分泌の働きによって生殖に関わる機能が成熟すること。また、成熟に伴う変化に対応した適切な行動が必要となること。	内容の（2）のアの（イ）については、妊娠や出産が可能となるような成熟が始まるという観点から、受精・妊娠を取り扱うものとし、**妊娠の過程は取り扱わないものとする。**
高校保健体育（解説）	（3）生涯を通じる健康 生涯を通じる健康について、自他や社会の課題を発見し、その解決を目指した活動を通して、次の事項を身に付けることができるよう指導する。 ア　生涯を通じる健康について理解を深めること。 （ア）生涯の各段階における健康 生涯を通じる健康の保持増進や回復には、生涯の各段階の健康課題に応じた自己の健康管理及び環境づくりが関わっていること。	（イ）結婚生活と健康 結婚生活について、心身の発達や健康の保持増進の観点から理解できるようにする。その際、受精、妊娠、出産とそれに伴う健康課題について理解できるようにするとともに、健康課題には年齢や生活習慣などが関わることについて理解できるようにする。（中略） なお、妊娠のしやすさを含む**男女それぞれの生殖に関わる機能については、必要に応じ関連付けて扱う程度とする。**

〔小学校学習指導要領（平成29年告示）、中学校学習指導要領（平成29年告示）、高校学習指導要領（平成30年告示）解説より事務局作成
〔出典：（公財）日本財団 性と妊娠にまつわる有識者会議（2022）包括的性教育の推進に関する提言書　令和4年8月、p6〕

⑴　性に関する指導のねらい

　学校教育の一環として行う性教育⇒生きる力を育む教育として位置づけ、自分自身を大切にする価値観と正しい知識に基づいて主体的に思考・判断し、適切に行動できる能力を育てることを目標としている。

> ○学校全体で共通理解を図りつつ、体育科、保健体育科などの関連する教科、特別活動等において、発達の段階を踏まえ、心身の発育・発達と健康、性感染症等の予防などに関する知識を確実に身に付けること、生命の尊重や自己及び他者の個性を尊重するとともに、相手を思いやり、望ましい人間関係を構築することなどを重視し、相互に関係づけて指導することが重要である。また、家庭・地域との連携を推進し保護者や地域の理解を得ること、集団指導と個別指導の連携を密にして効果的に行うことが重要である。
>
> 中央教育審議会答申（性についての正しい理解）2008年1月

⑵　体育科及び保健体育科での保健の指導

　※発達の段階に応じて系統的に位置づけ、指導方法や教材を工夫する。

　小学校3・4年：「体の発育・発達」思春期の体の変化、初経・精通

　中 学 校：「心身の機能の発達と心の健康」生殖機能の成熟と行動

　　　　　　：「健康な生活と疾病の予防」エイズ・性感染症の予防、感染経路

　高等学校：「生涯を通じる健康」思春期の性的成熟変化から、行動に対する責任や異性を尊重する態度、健康な結婚生活

　　　　　　：「現代社会と健康」エイズ・性感染症の予防のための行動20

⑶　特別活動における指導

　※集団活動を通して、当面する課題を自ら解決していけるように指導の工夫をする

　小 学 校：「心身ともに健康で安全な生活態度の形成」

　中 学 校：「男女相互の理解と協力」「思春期の不安や悩みの解決、性的な発達への適応」

　高等学校：「男女相互の理解と協力」「生命の尊重と心身共に健康で安全な生活態度や規律ある生活習慣」

⑷　総合的な学習の時間及び総合的な探求の時間

　※横断的・探求的な学習を通じて「自己の生き方」「自己の在り方生き方」を考えるための資質・能力の育成を目指す。探求課題として「福祉・健康」、性に関する内容を取り上げている。

⑸ 特別の教科道徳

　小 学 校：人との関わりに関すること、友情、信頼

　中 学 校：異性の特性や違いを理解して尊重し、望ましい人間関係を構築する

⑹ 学校教育における性に関する指導とその考え方[7]

　性に関する指導は、年間指導計画を作成し、学校全体で共通理解を図る。また、子どもの実態を把握し、学習指導要領に示された内容に即した教材を工夫する。子どもの心身の成長は個人差があり、集団指導と個別指導の内容を考え、効果的に行うことが必要である。

　さらに実施については、保護者に対し授業公開や、学年だよりの情報提供等により、家庭・地域の連携を推進し、性教育の理解を得ることが必要である。

3）多様な性、性的マイノリティを含めた教育

　2013年、文部科学省が全国の学校調査を行った結果、身体的な違和感を持って学校で相談を受けている人数は、606人であった。性は男性女性の2通りではなく、体と心、好きになる性は様々であり多様である（図8-4）。

　2016年に性同一性障がいや性的思考・性自認に係る児童生徒に対するきめ細やかな対応策として、文部科学省から教職員向けの資料を作成・公表が行われた。対象となる児童生徒は、成長に伴い発来する性的な体の変化に対し悩みを持ち、インターネットなどの知識を拠所とし、行動に対する偏見や差別、自殺念慮など、深刻な状況が明らかになっ

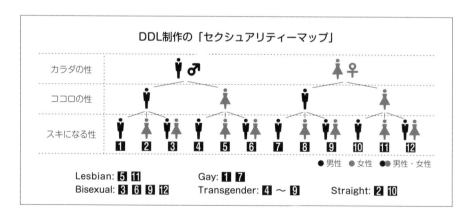

図8-4　電通ダイバーシティ・ラボ（DDL）による「多様な性」[8]

〔出典：（株）電通 ダイバーシティ・ラボ（2019）ニュースリリース https://www.dentsu. co.jp/news/release/2019/0110-009728.html（2024.2.7アクセス）〕

てきた。その結果特別な配慮の一つとしての対応に伴い、学校ではカミングアウトなどの相談体制が作られ、本人の意思を尊重した医療や福祉につなぎやすい状況が生まれてきている。以下に指導資料の内容を記載した（表8-2）。

文部科学省初等中等教育局児童生徒課長「性同一性障害にかかる児童生徒に対するきめ細やかな対応の実施等について」通知（2015年4月30日）[9]

〈性同一性障害にかかる児童生徒についての特有の支援〉

① 学校における支援体制（サポートチーム）による情報共有と理解の進展

② 医療機関との連携（当事者の保護者の意向により）

③ 学校生活の各場面での支援（先入観の解消、個別に応じた対応、専門機関の意向に沿う）

④ 卒業証書等（学齢簿：戸籍の記載に基づき行う、卒業後法に基づく変更後の証明書発行は不利益にならない対応をする）

⑤ 児童生徒と保護者の関係（悩みを軽減し問題行動未然防止のため保護者と十分話し合う）

⑥ 教育委員会等の支援（教員、管理職、学校医、養護教諭等の研修とサポート体制支援）

〈性同一性障害に係る相談体制の充実〉

① 学級・ホームルームにおいて、いかなる理由でもいじめや差別を許さない適切な生徒指導・人権教育等を推進すること。

② 教職員は悩みや不安を抱える児童生徒のよき理解者となる。

表8-2　学校における支援の事例

項目	学校における支援の事例
服装	自認する性別の制服・衣服や、体操着の着用を認める。
髪型	標準より長い髪形を一定の範囲で認める（戸籍上男性）。
更衣室	保健室・多目的トイレ等の利用を認める。
トイレ	職員トイレ・多目的トイレの利用を認める。
呼称の工夫	校内文書（通知表を含む）を児童生徒が希望する呼称で記す。 自認する性別として名簿上扱う。
授業	体育又は保健体育において別メニューを設定する。
水泳	上半身が隠れる水着の着用を認める（戸籍上男性）。 補習として別日に実施、又はレポート提出で代替する。
運動部の活動	自認する性別の係る活動への参加を認める。
修学旅行等	一人部屋の使用を認める。入浴時間をずらす。

〔出典：文部科学省（2023）生徒指導提要 https://www.mext.go.jp/content/20230220-mxt_jidou01-000024699-201-1.pdf、p266（2024.2.7アクセス）〕

③　該当者は秘匿にしておきたい場合を踏まえ、日頃より相談環境を整えておく。

④　教職員自身の性的マイノリティな言動を慎む。(戸籍と異なる服装や髪形である場合など)

⑤　教職員が児童生徒から相談を受けた場合、まずは悩みや不安を聞く姿勢が重要である。

　これらの周知資料は教職員向けに作成され、2016年全国の教育機関に対応の実施を意図して配布された。文部科学省の学校教育における性に関する取扱いは、学校全体で共通理解を図り、保護者の理解を得ることや、集団指導と個別指導の内容の区別など計画的な実施を求めている。同時に、義務教育段階における指導においては、児童生徒の発達段階を踏まえた配慮や、教育の中立性の確保における指導の目的や内容、取り扱い方の適正化の必要性を求めている。

4）求められる包括的な性教育（Comperhensive Sexuality Education）

　今日では性自認や多様性の主張と同時に、男女・年齢に関わらず人間の尊厳や心身の健康に関係する性に関する事件等が生じており、ジェンダー平等や性の多様性を含む人権尊重を基盤とした包括的性教育が求められている。

　2009年ユネスコは、『国際セクシュアリティ教育ガイダンス』（2018年に第2版）[10]を作成しており、国際的な指針となっている。包括的性教育の目的は「自らの健康・幸福・尊厳への気づき、尊厳の上に成り立つ社会的・性的関係の構築、個々人の選択が自己や他者に与える影響への気づき、生涯を通して自らの権利を守ることへの理解を具体

表8-3　包括的性教育を構成する10の特徴

1．科学的に正確であること
2．徐々に進展すること（スパイラル型カリキュラムアプローチ）
3．年齢・成長に即していること
4．カリキュラムベースであること
5．包括的であること
6．人権的アプローチに基づいていること
7．ジェンダー平等を基盤としていること
8．文化的関係と状況に適応させること
9．変化をもたらすこと（個人のコミュニティのエンパワメント、批判的思考のスキルの促進、若者の市民権の強化をすることにより、公正で思いやりのある社会の機構に貢献）
10．健全な選択のためのライフスキルを発達させること

〔出典：ユネスコ編、浅井春夫他訳（2020）改訂版国際セクシュアリティ教育ガイダンス、図表掲載[10]〕

化できるための知識や態度等を身につけさせること」とし、その論理的根拠と、教育を効果的に進めるための内容や年齢段階別の学習目標を提示している。この学習は子どもの権利を保障し、子どもの健康とウエルビーイングを高め、性暴力・性被害にとどまらず、人権教育を基盤に据え、肯定的・ポジティブなアプローチを基本としている。

　2022年８月日本財団は、ユネスコの指針を受けて予期せぬ若年妊娠などを減らし、子どもや若者が「性」に関する学習を通して、生殖や性的行動の知識を学ぶだけでなく、人権の尊重や多様性への肯定的な価値観を育むことのできる「包括的性教育の推進に関する提言書」[6] を発表している（表8-3）。

　包括的性教育は１回限りの授業や介入ではなく、経年的に提供される内容を含んでおり、生殖や性的行動、リスク、病気の予防に関する内容だけでなく、相互の尊重と平等に基づく愛や人間関係のようなポジティブな側面も含む機会を提供するとされている。さらに、学校はもとより、子どもが関わる個人、団体（家庭、養育者、放課後活動、地域コミュニティ等）が積極的に参加する社会教育の構築や進展が求められている。

　日本における包括的性教育の政策面においては、2021年厚生労働省が「健やか親子21の中間評価に関する検討会報告書」の中で、十代の性に関する課題について正しい知識を身に付けることとして、産婦人科医や小児科医、助産師等の専門家講師の活用による効果的な教育の取組を文部科学省や都道府県に協力要請している。

　2023年「こども家庭庁」が創設され、子どもの視点に立った当事者目線の政策を強力に進めていくことを目指し政府機関として位置付けられた。こども家庭庁は、文部科学省と密接に連携して「こどもの教育の振興を図り、こどもの健やかな成長を保障する」ことを基本理念としている。

5）命の安全教育

　社会における性に関係する犯罪等がかねてより散見されていたが、2020年政府の「性犯罪・性暴力対策強化の方針」を受けて、文部科学省は2022年12月、生徒指導に関する学校・教職員向けの基本書である「指導提要」を改訂した（図8-5、表8-3）。指導提要第12章性における課題では、生命（いのち）の安全教育を各教科、学級・ホームルーム活動等において、全ての児童生徒が性犯罪・性暴力に対して適切な行動がとれる力を身に付けることができるように、各教科や道徳科、特別活動での取組の授業時間の確保をめざしている。

　しかしながら、社会における子ども・成人の性に関する犯罪の増加・表面化に伴い、

文部科学省は2023年3月「命の安全教育」推進について強化通知を行っている[11]。また内閣府やこども家庭庁等の「こども・若者の性被害防止のための緊急対策パッケージ」を受けて、同年7月児童・生徒への教育啓発の充実について加害防止や、相談申告、加害者の支援策の強化について具体的に通知を行っている[12]。

1）児童生徒の発達段階に応じた教育の推進

①　「生命（いのち）の安全教育」の取組の推進

②　教職員の研修

③　性差別意識の解消

④　学校等における教育や啓発の内容の充実

2）こどもの犯罪被害防止対策の実施

3）社会全体への啓発

　　地方公共団体、学校、関係機関等との連携の下で広報活動の展開、啓発を強化

＜指導提要＞

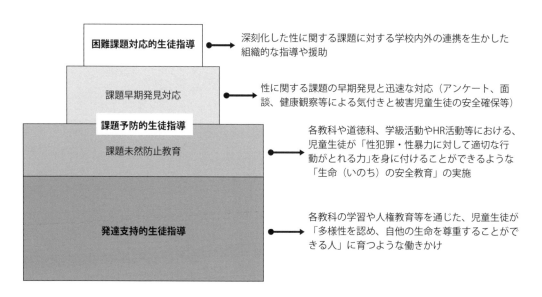

図8-5　性犯罪・性暴力に関する生徒指導の重層的支援構造

〔出典：文部科学省（2023）生徒指導提要 https://www.mext.go.jp/content/20230220-mxt_jidou01-000024699-201-1.pdf、p258（2024.2.7アクセス）〕

表8-4　「生命（いのち）の安全教育」の各段階におけるねらい

段 階	ね　ら　い
幼児期	幼児の発達段階に応じて自分と相手の体を大切にできるようにする。
小学校 (低・中学年)	自分と相手の体を大切にする態度を身に付けることができるようにする。また、性暴力の被害に遭ったとき等に、適切に対応する力を身に付けることができるようにする。
小学校 (高学年)	自分と相手の心と体を大切にすることを理解し、よりよい人間関係を構築する態度を身に付けることができるようにする。また、性暴力の被害に遭ったとき等に適切に対応する力を身に付けることができるようにする。
中学校	性暴力に関する正しい知識をもち、性暴力が起きないようにするための考え方・態度を身に付けることができるようにする。また、性暴力が起きたとき等に適切に対応する力を身に付けることができるようにする。
高校	性暴力に関する現状を理解し、正しい知識を持つことができるようにする。また、性暴力が起きないようにするために自ら考え行動しようとする態度や，性暴力が起きたとき等に適切に対応する力を身に付けることができるようにする。
特別支援学校	障害の状態や特性及び発達の状態等に応じて、個別指導を受けた被害・加害児童生徒等が、性暴力について正しく理解し、適切に対応する力を身に付けることができるようにする。

〔出典：文部科学省（2023）生徒指導提要 https://www.mext.go.jp/content/20230220-mxt_jidou01-000024699-201-1.pdf、p260（2024.2.7アクセス）〕

資料8-1　性犯罪・性暴力の特性（「性犯罪・性暴力対策の強化の方針」抜粋）[9]

- ●性犯罪・性暴力は、被害者の人としての尊厳を傷付け、心身に深刻な影響を与え、その後の生活にも甚大な影響を与えることが多いこと。レイプ被害者の半数程度がPTSDの症状を抱えるとも言われており、日常生活に深刻な影響を及ぼすこと。
- ●被害者が勇気を出して相談しても、二次被害が生じ、被害を誰にも話さなくなり、社会が被害の深刻さに気付かず、無知、誤解、偏見がそのまま温存されるといった悪循環に陥っている場合があること。
- ●加害者の7～8割が顔見知りであるとの調査結果もあり、特にこどもは、親、祖父母やきょうだい等の親族や、教師・コーチ、施設職員等、自分の生活を支えている人や友好的だと思っている人からの被害を受けることや、被害が継続することも多いところ、このような相手からの被害や、継続的な性被害を受けている最中である場合には、被害を他人には言えない状況があること。
- ●同じ加害者による類似の性犯罪・性暴力事案が何度も繰り返される例が少なくないこと。
- ●障害者が被害を受けることが多い一方で、被害が潜在化しやすいという指摘があること。
- ●男性やセクシュアルマイノリティが被害に遭った場合、被害を申告しにくい状況があること。

〔出典：文部科学省（2023）性犯罪・性暴力対策の更なる強化の方針の決定について（通知）https://www.mext.go.jp/content/20230608-mxt_kyousei01-000014005_1.pdf、p15（2024.2.7アクセス）〕

「生命（いのち）の安全教育」教材・指導の手引き等について

「性犯罪・性暴力対策の強化の方針」（令和2年6月「性犯罪・性暴力対策強化のための関係府省会議」決定）に基づき、内閣府・文部科学省が連携し、有識者の意見も踏まえ、「生命（いのち）の安全教育」のための教材及び指導の手引きを作成。これにより、性犯罪・性暴力の加害者、被害者、傍観者にならないための教育を推進。

教材・指導の手引き等の内容

・発達段階に応じた、「生命（いのち）を大切にする」「加害者にならない」「被害者にならない」「傍観者にならない」ための教材等を作成
・具体的には、生命の尊さを学び、性暴力の根底にある誤った認識や行動、また、性暴力が及ぼす影響などを正しく理解した上で、生命を大切にする考えや、自分や相手、一人一人を尊重する態度等を、発達段階に応じて身に付けることをめざす。
・また、各段階に応じたねらいや展開、児童生徒から相談を受けた場合の対応のポイント、指導上の配慮事項、障害のある児童生徒への指導方法の工夫、保護者への対応等を示した指導の手引きを作成。
・教材動画、教員研修用動画を作成。

〔教材の主な内容〕

【幼児期】
・「水着で隠れる部分」は自分だけの大切なところ
・相手の大切なところを、見たり、触ったりしてはいけない
・いやな触られ方をした場合の対応　等

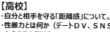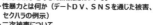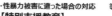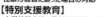
【高校】
・自分と相手を守る「距離感」について。
・性暴力とは何か（デートDV、SNSを通じた被害、セクハラの例示）
・二次被害について
・性暴力被害に遭った場合の対応　等
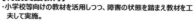

【小学校】
・「水着で隠れる部分」は自分だけの大切なところ
・相手の大切なところを、見たり、触ったりしてはいけない
・いやな触られ方をした場合の対応
・SNSを使うときに気を付けること（高学年）　等
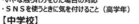

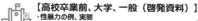
【特別支援教育】
・小学校等向けの教材を活用しつつ、障害の状態を踏まえ教材を工夫して実施。
・児童生徒の発達段階や障害の状態等に応じた個別指導を実施。

【中学校】
・自分と相手を守る「距離感」について。
・性暴力とは何か（デートDV、SNSを通じた被害の例示）
・性暴力被害に遭った場合の対応　等

【高校卒業前、大学、一般（啓発資料）】
・性暴力の例、実態
・身近な被害実態
・性暴力が起きないようにするためのポイント
・性暴力被害に遭った場合の対応・相談先　等

各段階の教材・指導の手引き、下記のサイトよりダウンロードできます。教材動画、教員研修用動画も下記サイトより視聴できます。
教育委員会や学校における研修や授業等において、本教材を投影したり配布したりするなどして、御活用いただけます。
文部科学省ホームページ「性犯罪・性暴力対策の強化について」（URL） https://www.mext.go.jp/a_menu/danjo/anzen/index.html

図8-6（1）　文部科学省による安全教育資料（1）

〔出典：文部科学省（2023）こども・若者の性被害防止のための緊急対策パッケージの策定について（通知）
https://www.mext.go.jp/content/20230727-mxt_kyousei01_000014005_2.pdf、別添4 p1（2024.2.7アクセス）〕

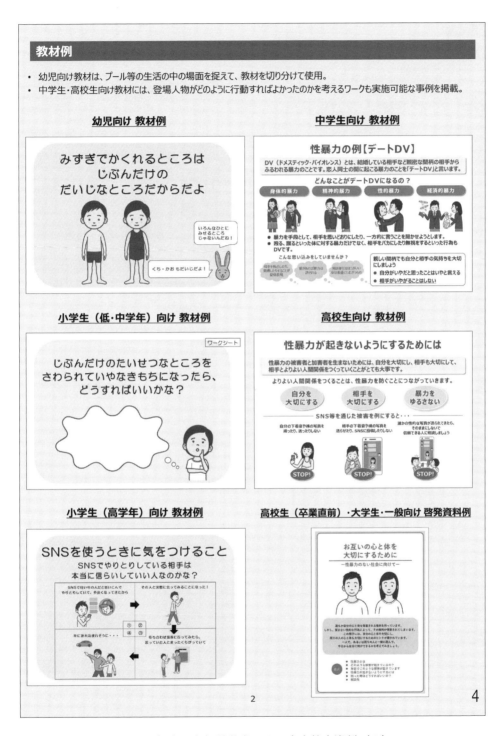

図8-6（2）　文部科学省による安全教育資料（2）

〔出典：文部科学省（2023）こども・若者の性被害防止のための緊急対策パッケージの策定について（通知）
https://www.mext.go.jp/content/20230727-mxt_kyousei01_000014005_2.pdf、別添4 p4（2024.2.7アクセス）〕

6）まとめ

　学校における性教育は、「生きる力」の教育としても重要であるが、2018年の全国調査結果から性教育が役に立ったと答えた大学生の割合が少ないことは、教育機関における性教育の学習指導要領の内容が実態とかけ離れていることが明らかである。今日ITの普及により多様な性に関する情報が簡単に手に入りやすくなっているが、情報による倫理性の欠如による誤認も生じている。性に関する内容は過去では表現を慎む状況であったが、現在では人として生きる上で他者を愛しむ自然な行動として取り扱われている。しかしながら、個人の欲求を優先する性行動は容認されない。学校においては幼少期からの人権教育の一環として正しい性知識の教育を行うとともに、心身の発達に応じた多様な個人に対する相談体制の構築が必要である。また、児童生徒の自己肯定感が低い状況が見られる場合は、他者を尊重する意識に関係しており、性的な差異のみを取り上げるのではなく、幼少期からの人権教育の位置づけが求められると考える。さらに、教員は教育者として「性の教育力」[13] を自ら学習し、包括的な性教育の実践者の必要があると考える。また、過去の性教育に対する「寝た子を起こすな」などの考えを否定はしないが、個人の自己決定権を重要視する現代社会であるからこそ、生きる力において正しい判断力を育てる教育が必要で在り、今後の社会における性に対するモラルや教育のあり方の変化を重視したいと考える。事件事故の発生から生命の安全教育の側面の強化が実施され、日本社会における包括的な新しい生 (性) のリテラシーの構築を今後期待する。

〈性教育のスタンス〉[13]

①　思春期は精神的身体的にも未熟であり不安定な時期であるが、性教育を通じ客観的に身体的・精神的な変化を見つめなおし、悩みやストレスを乗り越え、他者や自身を大切にする成熟した人間を目指して成長する時期である。

②　思春期・青年期の性行動は、基本的に自己判断・自己決定であるが、責任を伴う判断能力や見通しを決定する行動の理解をもたせる。

③　大人は受けてこなかった人権的な性教育を子どもとともにまなび、性は種族保存とともに、他者を尊重し人が人らしく生きる心の完成を目指すものである。

④　性行為は基本的に成熟した信頼しあった人間が、大人（責任ある行動ができる成熟した人間）の行為として互いの豊かな生き方を求め合う行為であると指導する。

⑤　基本的に相手への尊重や思いやりが前提である。

⑥　多様な性に対する考え方があることを肯定的にとらえ、互いの特性を尊重し合う態

度を育成する。

引用参考文献

1）日本性教育協会（2019）「若者の性」白書　第8回青少年性行動全国調査報告書、小学館

2）内閣府（2019）令和元年版子供・若者白書、全国官報販売協同組合

3）文部科学省（2018）小学校学習指導要領、東洋館出版社

4）文部科学省（2018）中学校学習指導要領、東洋館出版社

5）文部科学省（2018）高等学校学習指導要領、東洋館出版社

6）日本財団 性と妊娠にまつわる有識者会議（2022）包括的性教育推進に関する提言書、
https://www.nippon-foundation.or.jp/app/uploads/2022/08/new_pr_20220812_01.pdf
（2023.10.1アクセス）

7）教員養成系大学保健協議会編（2020）学校保健ハンドブック、ぎょうせい、p114-121

8）電通（2019）DDT制作のセクシュアリティマップ、
https://www.dentsu.co.jp/news/release/2019/0110-009728.html （2024.2.7アクセス）

9）文部科学省（2015）性同一性障害に係る児童生徒に対するきめ細やかな対応の実施等について、
https://www.mext.go.jp/b_menu/houdou/27/04/1357468.htm （2024.2.7アクセス）

10）ユネスコ編、浅井春夫他訳（2020）国際セクシュアリティ教育ガイダンス・改訂版、
https://unesdoc.unesco.org/ark:/48223/pf0000374167 （2023.10.1アクセス）

11）文部科学省（2023）性犯罪・性暴力対策の更なる強化の方針の決定について（通知）、
https://www.mext.go.jp/content/20230608-mxt_kyousei01-000014005_1.pdf（2024.2.7アクセス）

12）文部科学省（2023）こども・若者の性被害防止のための緊急対策パッケージの策定について（通知）、
https://www.mext.go.jp/content/20230727-mxt_kyousei01_000014005_2.pdf（2024.2.7アクセス）

13）数見隆男編（2023）10代の性をめぐる現状と性の学力形成、鴨川出版

②　性の教育の実際

1）中学1年性教育「思春期の心」

⑴　主題設定の理由

　思春期は子どもから大人へと心も体も大きく変化する。それはその後続く長い成人期を左右するほど影響力を持つ人生の大切な節目だと言える。体の変化（二次性徴）に追いつかない心の変化（反抗・甘え・自尊心の混乱）、友だちや大人等の人間関係や社会を見つめる視点も変化していく。また同時に、自分を客観視することで、自分の振る舞いや自分が人にどのように思われているのかということに不安を抱え、葛藤することも多く見られる。そこで自分と向き合い、自分を理解し、人とつながることで他者理解ができ、多様な生き方を考え認め合えるようにさせる。

⑵　指導のねらい

・人の発達図から、思春期が人生で一番大きな節目であることを理解させる。

・自分の心や体、人との関係の変化に向き合わせ、思春期の入り口にいることを理解させる。

・自分は将来どんな大人になっていくのか、将来に対して希望を抱かせる。

⑶　学習過程

	資料
1．導入 「人間の発達図（人生テープ）」から思春期を確認する。 ・思春期は人の一生で大きな節目である。 ・今自分は思春期の入り口にいる。 ・思春期の年齢は10 〜 15歳くらい。	絵「人間の発達図」 カード プリント 「思春期って何？」
2．展開 「あるあるチェック」で今の自分と向き合い自分を理解してみよう。 ・自分をより深く知るためにチェックする。 小学生の頃と比べ、どのような心の変化が生じてきたか考えてみよう。 ・心の変化を発表させる。	プリント 「あるあるチェック」 プリント 「思春期の心の特徴」

・悩んでいるのは自分だけでなく、同じような悩みを抱えて、思春期を過ごしている友だちがいる。 **イライラや反抗・異性への関心などの心の変化はなぜおこるのだろうか。** ・分類した心の変化についてその原因や背景を考える。 　目立ちたい・おしゃれ・親や先生への反抗・イライラ・不安・異性への関心など。 ・性ホルモンと心の関係について知る。	プリント 「ホルモンと脳の発達の関係」
３．まとめ **これからの生き方を考える。** ・気持ちのおもむくままに行動していったらどうなるのか、その影響を考える。 **不安をおさえ、セロトニンを殖やす生活について知る。** ・心の中で、モヤモヤしたもの、心配していたことを解決する方法を知らせる。	プリント 「不安とセロトニン」

２）中学２年性教育「恋する心を考えよう」

⑴　主題設定の理由

　思春期は人に恋する時期であり、交際にあこがれを抱く生徒が多い。異性を好きになる。同性を好きになる。今はまだどちらも選ばない。それは自分で決めることである。またこの時期の生徒たちは、自分勝手な行動をとりやすく、それが、思わぬ人間関係のひずみへと発展する場合もある。お互いに相手を理解し合って、自分自身も高まるような交際のあり方を考え、男女に限らず、人間関係そのものも幅広く考えられるような意識を育てる。

⑵　指導のねらい

・思春期の子どもたちの「性」への関心の高まりをとらえ、互いの人格を認め合えるような交際について考え、理解する。それぞれの考え方に違いがあることを知り、自分の想いだけでなく相手の想いをも大切にしながら、よりよい人間関係をつくっていく。どんな生き方をしてもいいし、誰を好きになってもいいことを理解する。

(3) 学習過程

	資料
1．導入 「思春期」にはどのような変化が表れるのか確認する。 ・思春期には「体の変化」があり、「心の変化」がある。 　心の変化の中に好きな人ができたらということはないだろうか。	カード「思春期」 　　　　「体の変化」 　　　　「心の変化」
2．展開 思春期の心の変化の中には「好きな人ができる」ということがあるが、なぜだろう。このことについて考えてみよう。 本能「旧皮質」がふれあいたい、キスしたい、セックスしたいという性欲を感じる。理性「新皮質」が、冷静に相手をもっと知りたい、話をしたい。とコントロールする。 どうして人を好きになるのか。 (HLAの違うもの同士が惹かれ合う) 研究例を提示する。 HLAとは自と他を認識するマーカー分子で血液型よりももっとたくさんの種類の遺伝子情報をもつ。好きになるタイプは異性とは限らない。同性同士もある。 好きな人ができたらどんなふうにしたいか。 ・どうやって伝えるか。携帯電話、メール、手紙、直接言う、 　誰かに頼む。 つき合うとはどういうことを言うのだろう。 人によって「つき合う」中身が違う。考えや想い (ハートの大きさ) が違う。 読んでもらいたい絵本紹介　班で感想を話し合い、発表する。	カード「好きな人 ができる」 絵「本能と理性」 カード「HLA」 絵「ハート」 絵本「そのままの キミがすき」木村 裕一作
3．まとめ ・行動をコントロールするのは自分自身。 ・相手はもちろん自分も大きな傷を負わないために行動選択には責任が伴う。 ・良い恋愛ばかりではない。失敗したときは一人で悩まない。	絵「恋愛てんびん」 生き方は多様で自 分で決める

引用参考文献

1）東京都教育委員会（2019）性教育の手引

2）札幌市教育委員会（2016）性に関する指導の手引

3）加藤慶・渡辺大輔（2012）セクシュアルマイノリティをめぐる学校教育と支援 増補版－エンパワメントにつながるネットワークの構築にむけて－、開成出版

4）中塚幹也（2017）封じ込められた子ども、その心を聴く－性同一性障害の生徒に向き合う、ふくろう出版

5）きむらゆういち（著）、高橋和枝（イラスト）（2017）そのままのキミがすき、あすなろ書房

第9章 がん教育

学習の目標

1. 学校におけるがん教育を取り巻く状況を理解する。
2. 学校におけるがん教育の基本的な考え方を理解する。
3. がん教育の具体的な内容について理解する。

① 学校におけるがん教育を取り巻く状況

　がんは、1981（昭和56）年から我が国の死因の第1位であり、がんは死因の約3割にも及ぶ（図9-1）。また現在、生涯のうち国民の2人に1人ががんにかかると推測されており、近年、日本の人口の高齢化が進み、がんにかかる人が増え続けている。

　そこで、がんの治療法や予防法、早期発見対策などを効率的・計画的に推進するために、2006（平成18）年「がん対策基本法」が定められた。国は、2007（平成19）年より、がん検診の受診率を50％以上とすることを目標としたが、2019（令和元）年時点で、がん検診の受診率は目標を達成していない（図9-2）。

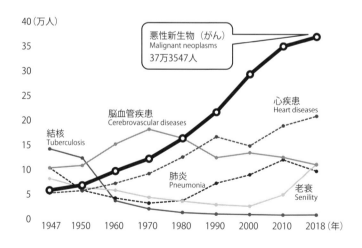

図9-1　我が国における死亡率の推移（主な死因別）

〔出典：文部科学省（2021）がん教育推進のための教材、https://www.mext.go.jp/content/20210310-mxt_kenshoku-100000615_1.pdf（2024.2.7アクセス）〕

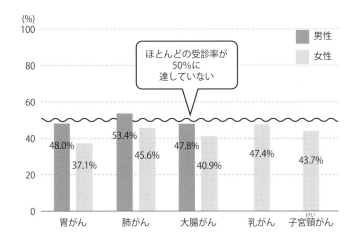

図9-2　男女別がん検診受診率（2019年）

〔出典：文部科学省（2021）がん教育推進のための教材、https://www.mext.go.jp/content/20210310-mxt_
kenshoku-100000615_1.pdf（2024.2.7アクセス）〕

　がん死亡率が高いが、がんの検診率は低いという課題を元に、政府は2012（平成24）
年６月に「がん対策推進基本計画（第２期）」を策定した。そこで「子どもに対しては、
健康と命の大切さについて学び、自らの健康を適切に管理し、がんに対する正しい知識
とがん患者に対する正しい認識をもつよう教育することを目指し、５年以内に、学校で
の教育の在り方を含め、健康教育全体の中で『がん』教育をどのようにするべきか検討し、
検討結果に基づく教育活動の実施を目標とする」ことを示した（資料9-1）。

資料9-1　がん対策推進基本計画　2012年（平成24年）６月８日閣議決定　抜粋

8　がんの教育・普及啓発
（現状）
　健康については子どもの頃から教育することが重要であり、学校でも健康の保持増進と疾病の予
防と言った観点から、がんの予防も含めた健康教育に取り組んでいる。しかし、がんそのものやが
ん患者に対する理解を深める教育は不十分であると指摘されている。
（取り組むべき施策）
　地域性をふまえて、がん患者とその家族、がんの経験者、がん医療の専門家、教育委員会をはじ
めとする教育関係者、国、地方公共団体等が協力して、対象者ごとに指導内容・方法を工夫した「が
ん」教育の試行的取組や副読本の作成を進めていくとともに、国は民間団体等によって実施されて
いる教育活動を支援する。
（個別目標）
　子どもに対しては、健康と命の大切さについて学び、自らの健康を適切に管理し、がんに対する
正しい知識とがん患者に対する正しい認識を持つよう教育することを目指し、５年以内に学校での
教育のあり方を含め、健康教育全体の中で「がん」教育をどのようにするべきか検討し、検討結果
に基づく教育活動の実施を目標とする。

② 学校におけるがん教育の基本的な考え方

　学校におけるがん教育は、「がん対策推進基本計画（第2期）」がきっかけとなった。その後、文部科学省が、公益財団法人日本学校保健会に「がんの教育に関する検討委員会」を設置し、2014年2月に「がんの教育に関する検討委員会報告書」[1]が作成された。この報告書を踏まえ、文部科学省は2015年「学校におけるがん教育の在り方について（報告）」[2]において、次のように健康教育とがん教育の関連について示している。

　学校における健康教育は、生涯を通じて自らの健康を適切に管理し改善していく資質や能力を育成することを目指している。その学校における健康教育において、がんを取り上げた教育を推進することは健康教育を推進する上で意義がある。がんという病気に対する理解やがん患者に対する正しい認識を深める教育を学校教育において計画的に学ぶことにより、健康に対する関心をもち、正しく理解し、適切な態度や行動をとることができるようになることは、がん教育の目指すところである。学校におけるがん教育は、「健康と命（いのち）の大切さを育む」という視点で推進する必要性がある。

学校におけるがん教育の目標

　そこで、文部科学省は「学校におけるがん教育の在り方について（報告）」[2]において、学校におけるがん教育の目標を次のように示している。

①　がんについて正しく理解することができるようにする。

　がんが身近な病気であることや、がんの予防、早期発見・検診等について関心をもち、正しい知識を身に付け、適切に対処できる実践力を育成する。また、がんを通じ、様々な病気についても理解を深め、健康の保持増進に資する。

②　健康と命の大切さについて主体的に考えることができるようにする。

　がんについて学ぶことや、がんと向き合う人々と触れ合うことを通じて、自他の健康と命の大切さに気付き、自己の在り方や生き方を考え、共に生きる社会づくりを目指す態度を育成する。

③　がん教育の具体的な内容について

１）学校におけるがん教育の具体的な内容

　文部科学省による「学校におけるがん教育の在り方について（報告）」[2] において、がん教育の目標を達成するための教育内容として、学校におけるがん教育の具体的な内容について、次のように示している（資料9-2）。

資料9-2　「学校におけるがん教育の在り方について（報告）」におけるがん教育の内容

ア　がんとは（がんの要因等） 　がんとは、体の中で、異常細胞が際限なく増えてしまう病気である。異常細胞は、様々な要因により、通常の細胞が細胞分裂する際に発生したものであるため、加齢に伴いがんにかかる人が増える。また、数は少ないが子供がかかるがんもある。がんになる危険性を増す要因としては、たばこ、細菌・ウイルス、過量な飲酒、偏った食事、運動不足などの他、一部のまれなものではあるが、遺伝要因が関与するものもある。また、がんになる原因がわかっていないものもある。
イ　がんの種類とその経過 　がんには胃がん、大腸がん、肺がん、乳がん、前立腺がんなど様々な種類があり、治りやすさも種類によって異なる。また、がんによる症状や生活上の支障なども、がんの種類や状態により異なっている。病気が進み、生命を維持する上で重要な臓器等への影響が大きくなると、今まで通りの生活ができなくなったり、命を失ったりすることもある。
ウ　我が国のがんの状況 　がんは、日本人の死因の第１位で、現在（2013年）では、年間約36万人以上の国民が、がんを原因として亡くなっており、これは、亡くなる方の三人に一人に相当する。また、生涯のうちにがんにかかる可能性は、二人に一人（男性の60％、女性の45％（2010年））とされているが、人口に占める高齢者の割合が増加してきていることもあり、年々増え続けている。がんの対策に当たって、すべての病院でがんにかかった人のがんの情報を登録する「全国がん登録」を始め様々な取組が行われている。
エ　がんの予防 　がんにかかる危険性を減らすための工夫として、たばこを吸わない、他人のたばこの煙をできるだけ避ける、バランスのとれた食事をする、適度な運動をする、定期的に健康診断を受けることなどがある。
オ　がんの早期発見・がん検診 　がんにり患した場合、全体で半数以上、早期がんに関しては９割近くの方が治る。がんは症状が出にくい病気なので、早期に発見するためには、症状がなくても、がん検診を定期的に受けることが不可欠である。日本では、肺がん、胃がん、乳がん、子宮頸（けい）がん、大腸がんなどのがん検診が行われている。
カ　がんの治療法 　がん治療の三つの柱は手術治療、放射線治療、薬物治療（抗がん剤など）であり、がんの種類と進行度に応じて、三つの治療法を単独や、組み合わせて行う標準治療が定められている。それらを医師等と相談しながら主体的に選択することが重要となっている。
キ　がん治療における緩和ケア 　がんになったことで起こりうる痛みや心のつらさなどの症状を和らげ、通常の生活ができるようにするための医療が緩和ケアである。治らない場合も心身の苦痛を取るための医療が行われる。緩和ケアは、終末期だけでなく、がんと診断されたときから受けるものである。

ク　がん患者の生活の質	
がんの治療の際に、単に病気を治すだけではなく、治療後の"生活の質"を大切にする考え方が広まってきている。治療による影響について十分知った上で、がんになっても、その人らしく、充実した生き方ができるよう、治療法を選択することが重要である。	
ケ　がん患者への理解と共生	
がん患者は増加しているが、生存率も高まり、治る人、社会に復帰する人、病気を抱えながらも自分らしく生きる人が増えてきている。そのような人たちが、社会生活を行っていく中で、がん患者への偏見をなくし、お互いに支え合い、共に暮らしていくことが大切である。	

　しかし、がん教育のア〜ケの内容について、発達段階において、どの教科で学ぶのかは明らかにされていない。学校におけるがんに関する教育については、現在、学習指導要領とその解説において、小学校・体育（保健領域）、中学校・保健体育（保健分野）また高等学校・保健体育（保健）など位置付けられている（資料9-3〜9-5）。次に示すとおりである。

　　資料9-3　保健におけるがん教育に関する主な内容（小学校学習指導要領解説より抜粋）

	小学校〔第5学年及び第6学年〕　教科：体育（保健領域）
学習指導要領抜粋	(3)　病気の予防について、課題を見付け、その解決を目指した活動を通して、次の事項を身に付けることができるよう指導する。 ア　病気の予防について理解すること。 (ア)　病気は、病原体、体の抵抗力、生活行動、環境が関わりあって起こること。 (イ)　病原体が主な要因となって起こる病気の予防には、病原体が体に入るのを防ぐことや病原体に対する体の抵抗力を高めることが必要であること。 (ウ)　生活習慣病など生活行動が主な要因となって起こる病気の予防には、適切な運動、栄養の偏りのない食事をとること、口腔の衛生を保つことなど、望ましい生活習慣を身に付ける必要があること。 (エ)　喫煙、飲酒、薬物乱用などの行為は、健康を損なう原因となること。
学習指導要領解説抜粋	(ウ)　生活行動が主な原因となって起こる病気の予防 　　生活行動が主な要因となって起こる病気として、心臓や脳の血管が硬くなったりつまったりする病気、むし歯や歯ぐきの病気などを適宜取り上げ、その予防には、全身を使った運動を日常的に行うこと、糖分、脂肪分、塩分などを摂りすぎる偏った食事や間食を避けたり、口腔の衛生を保ったりするなど、健康によい生活習慣を身に付ける必要があることを理解できるようにする。 (エ)　喫煙、飲酒、薬物乱用と健康 ⑦　喫煙については、せきが出たり心拍数が増えたりするなどして呼吸や心臓のはたらきに対する負担などの影響がすぐに現れること、受動喫煙により周囲の人々の健康にも影響を及ぼすことを理解できるようにする。なお、喫煙を長い間続けるとがんや心臓病などの病気にかかりやすくなるなどの影響があることについても触れるようにする。

資料9-4　保健におけるがん教育に関する主な内容（中学校学習指導要領解説より抜粋）

	中学校〔第3学年〕　教科：保健体育（保健分野）
学習指導要領抜粋	⑷　健康な生活と疾病の予防について、課題を発見し、その解決を目指した活動を通して、次の事項を身に付けることができるよう指導する。 ㈑　健康の保持増進には、年齢、生活環境等に応じた運動、食事、休養及び睡眠の調和のとれた生活を続ける必要があること。 ㈒　生活習慣病などは、運動不足、食事の量や質の偏り、休養や睡眠の不足などの生活習慣の乱れが主な要因となって起こること。また、生活習慣病などの多くは、適切な運動、食事、休養及び睡眠の調和のとれた生活を実践することによって予防できること。 ㈓　喫煙、飲酒、薬物乱用などの行為は、心身に様々な影響を与え、健康を損なう原因となること。また、これらの行為には、個人の心理状態や人間関係、社会環境が影響することから、それぞれの要因に適切に対処する必要があること。生活習慣病などの要因となること。 ㈖　健康の保持増進や疾病の予防のためには、個人や社会の取組が重要であり、保健・医療機関を有効に利用することが必要であること。また、医薬品は、正しく使用すること。
学習指導要領解説抜粋	㈑　生活習慣と健康 　㋓　調和のとれた生活 　　　心身の健康は生活行動と深くかかわっており、健康を保持増進するためには、年齢、生活環境等に応じた適切な運動、食事、休養及び睡眠の調和のとれた生活を続けることが必要であることを理解できるようにする。 ㈒　生活習慣病などの予防 　㋐　生活習慣病の予防 　　　生活習慣病は、日常の生活習慣が要因となって起こる疾病であり、適切な対策を講ずることにより予防できることを、例えば、心臓病、脳血管疾患、歯周病などを適宜取り上げ理解できるようにする。その際、運動不足、食事の量や質の偏り、休養や睡眠の不足、喫煙、過度の飲酒などの不適切な生活行動を若い年代から続けることによって、やせや肥満などを引き起こしたり、また、心臓や脳などの血管で動脈硬化が引き起こされたりすることや、歯肉に炎症等が起きたり歯を支える組織が損傷したりすることなど、様々な生活習慣病のリスクが高まることを理解できるようにする。生活習慣病を予防するには、適度な運動を定期的に行うこと、毎日の食事における量や頻度、栄養素のバランスを整えること、喫煙や過度の飲酒をしないこと、口腔の衛生を保つことなどの生活習慣を身に付けることが有効であることを理解できるようにする。 　㋑　がんの予防 　　　がんは、異常な細胞であるがん細胞が増殖する疾病であり、その要因には不適切な生活習慣をはじめ様々なものがあることを理解できるようにする。また、がんの予防には、生活習慣病の予防と同様に、適切な生活習慣を身に付けることなどが有効であることを理解できるようにする。なお、㋐、㋑の内容と関連させて、健康診断やがん検診などで早期に異常を発見できることなどを取り上げ、疾病の回復についても触れるように配慮するものとする。 ㈓　喫煙、飲酒、薬物乱用と健康 　㋐　喫煙と健康 　　　喫煙については、たばこの煙の中にはニコチン、タール及び一酸化炭素などの有害物質が含まれていること、それらの作用により、毛細血管の収縮、心臓への負担、運動能力の低下など様々な急性影響が現れること、また、常習的な喫煙により、がんや心臓病など様々な疾病を起こしやすくなることを理解できるようにする。特に、未成年者の喫煙については、身体に大きな影響を及ぼし、ニコチンの作用などにより依存症になりやすいことを理解できるようにする。

資料9-5　保健におけるがん教育に関する主な内容（高等学校学習指導要領解説より抜粋）

	高等学校　教科：保健体育（保健）
学習指導要領抜粋	(1)　現代社会と健康について、自他や社会の課題を発見し、その解決を目指した活動を通して、次の事項を身に付けることができるよう指導する。 ア　現代社会と健康について理解を深めること。 (ウ)　生活習慣病などの予防と回復 　　健康の保持増進と生活習慣病などの予防と回復には、運動、食事、休養及び睡眠の調和のとれた生活の実践や疾病の早期発見、及び社会的な対策が必要であること。 (エ)　喫煙、飲酒、薬物乱用と健康 　　喫煙と飲酒は、生活習慣病などの要因になること。また、薬物乱用は、心身の健康や社会に深刻な影響を与えることから行ってはならないこと。それらの対策には、個人や社会環境への対策が必要であること。 (3)　生涯を通じる健康について、自他や社会の課題を発見し、その解決を目指した活動を通して、次の事項を身に付けることができるよう指導する。 ア　生涯を通じる健康について理解を深めること。 (ア)　生涯の各段階における健康 　　生涯を通じる健康の保持増進や回復には、生涯の各段階の健康課題に応じた自己の健康管理及び環境づくりが関わっていること。
学習指導要領解説抜粋	(1)　現代社会と健康 ア　知識 (ウ)　生活習慣病などの予防と回復 　　がん、脳血管疾患、虚血性心疾患、高血圧症、脂質異常症、糖尿病などを適宜取り上げ、これらの生活習慣病などのリスクを軽減し予防するには、適切な運動、食事、休養及び睡眠など、調和のとれた健康的な生活を続けることが必要であること、定期的な健康診断やがん検診などを受診することが必要であることを理解できるようにする。その際、がんについては、肺がん、大腸がん、胃がんなど様々な種類があり、<u>生活習慣のみならず細菌やウイルスの感染などの原因もあることについて理解できるようにする。</u>がんの回復においては、手術療法、化学療法（抗がん剤など）、放射線療法などの治療法があること、患者や周囲の人々の生活の質を保つことや緩和ケアが重要であることについて適宜触れるようにする。また、生活習慣病などの予防と回復には、個人の取組とともに、健康診断やがん検診の普及、正しい情報の発信など社会的な対策が必要であることを理解できるようにする。なお、日常生活にスポーツを計画的に取り入れることは生活習慣病などの予防と回復に有効であること、また、運動や食事について性差による将来の健康課題があることについて取り上げるよう配慮する。 (エ)　喫煙、飲酒、薬物乱用と健康 (ア)　喫煙、飲酒と健康 　　喫煙や飲酒は、生活習慣病などの要因となり心身の健康を損ねることを理解できるようにする。その際、周囲の人々や胎児への影響などにも触れるようにする。また、喫煙や飲酒による健康課題を防止するには、正しい知識の普及、健全な価値観の育成などの個人への働きかけ、及び法的な整備も含めた社会環境への適切な対策が必要であることを理解できるようにする。その際、好奇心、自分自身を大切にする気持ちの低下、周囲の人々の行動、マスメディアの影響、ニコチンやエチルアルコールの薬理作用などが、喫煙や飲酒の開始や継続の要因となることにも適宜触れるようにする。

２）がん教育を実施する上での留意事項

⑴　教育活動全体での取組について

　がん教育の実施にあたっては、上記に示した保健体育科を中心にしつつ、健康教育の一環として、また学校や地域の実情に応じて教育活動全体で行うことが求められる。家庭や地域社会との連携を図りながら、特別活動、総合的な学習の時間、また道徳の時間において、がん教育の内容を総合単元的に取り扱うことが必要である。

　がん教育においては、特に発達段階を踏まえた指導を心掛けたい。小学校では、主としてがんを通じて健康と命の大切さを育むことを主なねらいとしたい。がんに関する科学的根拠に基づいた学習内容については、中学校・高等学校で取り扱うことが望ましい。また、がんの教育内容ウ「がん患者への理解と共生」については、それぞれの校種において、発達段階に応じた内容で道徳の時間などでの指導を行いたい。

⑵　外部講師による指導について

　文部科学省（2016.4（2021.3一部改訂））は、学校において、外部講師ががん教育を実施するにあたり、留意すべき事項等を示すものとしてガイドライン[11]を作成している。ガイドラインでは、実施にあたっての進め方や留意事項などが述べられている。

　がん教育の実施にあたっては、地域や学校の実情に応じて、学校医をはじめとする医師や看護師、保健師、がん経験者等のそれぞれの専門性が十分に生かせるように、教員と十分な連携のもと、外部講師を活用し、多様な指導方法の工夫を行う。ただし、外部講師を活用することが効果的であるとはいえ、児童生徒の実態を十分に把握している教員が主体となり、指導が展開するよう留意すべきである。

⑶　配慮が必要な事項について

　がん教育の実施にあたっては、まずがんという病気が我が国において死因一位であるということは、指導を受ける児童生徒にとって、なにより身近な病気であるということを指導する立場のものが理解しておくことが重要である。その上で、さまざまな配慮が必要であることを認識しておきたい。

　近年、がんは治る病気になってきたこともあり、児童生徒の中に、小児がんやその他のがんの当事者また、既往のあるものもいる可能性も大いにある。また、家族ががん患者である児童生徒や、家族や身近な人をがんで亡くした児童生徒にも配慮が必要である。がんという病気を学習する際には、生活習慣が主な原因とならない、原因がわからないがん（小児がん・肝がんなど）があるということも指導の際におさえておく必要がある。がん教育は、先に述べたように発達段階に応じて、他の教科と関連して行われるために、

取り組む際に、学校組織として内容を検討しておくことは重要である。また、事前に指導する教員が児童生徒の実態を十分に把握しておくとともに、必要に応じて、児童生徒本人・保護者との連携も必要となることも加えておきたい。

④ がん教育の実際

資料9-6　がん教育の実践例

第6学年　学級活動（2）指導案　　　　　　　指導者　T1　学級担任　T2　養護教諭
1　題材「がんについて知ろう」
2　ねらい
　・がんについて関心を持ち、進んで学習に取り組もうとする。
　・がんについて正しく理解することができる。
　・予防のために自分ができることを考えることができる。
3　展開

	学習内容と活動	指導上の留意点・教師の動き	資料等
導入	1　がんやがん検診について関心を持つ。 ・がんについて、知っていることを発表する。 ・がんによる死亡者数を知る。 2　本時のめあてを知る。 ⊗　がんとはどんな病気なのか知り，自分ができることを考えよう.	※身近な人をがんで亡くしたり、現在闘病中の家族がいたりする児童へ配慮する。（事前に通信等でがん教育の授業をすることを知らせておく。）（T1）	・文部科学省 　がん教育推進のための教材 中学校・高等学校版、スライド教材：日本のがんの現状
展開	3　がんについての理解を深めるために、DVDを視聴する。 （6分35秒） ・どうしてがんになるの？ ・がんにならないためにはどうしたらいいの？ ・がんはなおすことができる？ ・どうすればがんを早く見つけられるの？ 4　広島県はがん検診受診率が低く、受診を呼びかける取組をしていることを知る。 5　自分の生活を振り返り、これからの自分にできることをワークシートに記入し発表する。	・DVDを活用しながら、がんについての正しい知識や情報を伝える。 ※がんには原因が判明していないものも多くあり、すべてのがん患者の生活習慣が悪かったという印象を与えないよう配慮する。 ・誰もががんになる可能性がある。 ・健康に良い生活習慣を送ることでがんになる危険性を低くできる。 ・広島県、呉市はがん検診受診率が低いことをグラフに基づいて知らせる。(T2) ・広島県がん検診啓発特使について知らせる。 ・がんについての正しい知識を得たことで、これからの自分にできることを確認させる。（T1）	・文部科学省 　がん教育推進のための教材 　小学生版、映像教材：がん博士の「がんについての基礎知識」 ・がん検診受診率グラフ ・デーモン閣下のポスター ・ワークシート
まとめ	6　まとめ ⊗　がん生活習慣を整える『予防』と検診などによる『早期発見』が大切である。 ・がんを克服した人を紹介する。 7　振り返りを書く。	・池江璃花子選手の言葉を紹介する。 （T2）	・ワークシート

引用参考文献

1）公益法人日本学校保健会（2014）がんの教育に関する検討委員会報告書
　　https://www.gakkohoken.jp/book/ebook/ebook_H250020/H250020.pdf　（2024.2.8アクセス）

2）文部科学省（2015）学校におけるがん教育の在り方について報告、「がん教育」の在り方に関する
　　検 討 会 https://www.mext.go.jp/a_menu/kenko/hoken/_icsFiles/afieldfile/2016/04/22/1369993_
　　1_1.pdf（2024.2.8 アクセス）

3）文部科学省（2017.3）小学校学習指導要領、pp152-153

4）文部科学省（2017.7）小学校学習指導要領解説　体育編、p157

5）文部科学省（2017.3）中学校学習指導要領、pp126-127

6）文部科学省（2017.7）中学校学習指導要領解説　保健体育編、pp211-212

7）文部科学省（2018.7）高等学校学習指導要領、p137

8）文部科学省（2018.7）高等学校学習指導要領解説　保健体育編、pp201-202

9）文部科学省（2016.4（2017.6一部改訂）（2021.3一部改訂））がん教育推進のための教材
　　https://www.mext.go.jp/content/20210310-mxt_kenshoku-100000615_1.pdf（2024.2.8アクセス）

10）文部科学省（2016.4（2021.3一部改訂））外部講師を用いたがん教育ガイドライン
　　https://www.mext.go.jp/a_menu/kenko/hoken/1369991.htm（2024.2.8アクセス）

11）文部科学省（2016（2021.3改訂））小学校版　がん教育プログラム補助教材
　　https://www.mext.go.jp/content/20210310-mxt_kenshoku-100000621_1.pdf（2024.2.8アクセス）

12）文部科学省（2017（2021.3改訂））中学校・高等学校版　がん教育プログラム補助教材
　　https://www.mext.go.jp/content/20210310-mxt_kenshoku-100000621_2.pdf

13）植田誠治他（2018）学校におけるがん教育の考え方・進め方、大修館書店

第10章　保健室

学習の目標

1．保健室経営の必要性について学習する。

2．養護教諭の主な職務内容と、保健室の機能を生かした学校保健における保健室経営の位置づけを学習する。

3．児童生徒の健康課題解決を目指した保健室経営の実際を学習する。

① 保健室経営

1）保健室経営

　保健室経営とは、各種法令、当該学校の教育目標及び学校保健目標などを受け、その具現化を図るために、保健室の経営において達成されるべき目標をたて、計画的・組織的に運営するために作成される計画である。

　近年、保健室利用は増加傾向にあり、多様化・複雑化する児童生徒が抱える現代的な健康課題については、養護教諭が専門性を生かしつつ中心的な役割を果たすことが期待されている。養護教諭に求められるのは、児童生徒の心身の保持増進に関して保健室を拠点として健康な生活を送るために、児童生徒に必要な力を培うことである。児童生徒の心身の課題解決には計画的に組織力を生かした保健室経営計画を作成し、教職員保護者等と適切に連携し保健室経営にあたる必要がある。

2）保健室経営計画とは

⑴　保健室経営計画の必要性

①　学校の教育目標や学校保健目標の具現化を図るための保健室経営を、計画的、組織的に進めることができる

②　児童生徒の健康課題の解決に向けた保健室経営計画（課題解決型）を立てることによって、児童生徒の健康課題を全職員で共有することができる

③　保健室経営計画を教職員や保護者等に周知することによって、理解と協力が得やすくなり、効果的な連携ができる

④　保健室経営計画を立てることによって、養護教諭の職務や役割を教職員等に啓発していく機会となる

⑤　保健室計画の自己評価及び他者評価（教職員等）を行うことにより総合的な評価ができるとともに課題がより明確になり、次年度の保健室経営に生かすことができる

⑥　養護教諭が複数配置の場合には、お互いの活動内容の理解を深めることができ、効果的な連携ができる

⑦　異動による引継ぎが、円滑に行われる等

(2)　保健室経営計画の作成

①　学校保健計画と保健室経営計画

　　学校保健計画は全職員が取り組む総合的な基本計画であるのに対し、保健室経営計画は、学校保健計画を踏まえた上で、養護教諭が中心になって取り組む計画である。

②　保健室の機能

　　養護活動の拠点となっている保健室は学校保健活動のセンターとしての役割がある。保健室の機能としては学校保健安全法からは「健康診断」、「健康相談」、「保健指導」、「救急処置」であり、ほかに、「発育測定」、「保健情報センター」、「保健組織活動のセンター」などの機能が求められる。保健室経営にあたっては、養護教諭の職務（役割）や保健室の機能を十分考慮した上で、効果的な計画を立てることが大切である。

(3)　養護教諭の職務（役割）と保健室の機能

①　養護教諭の職務

　　養護教諭の職務については、救急処置、健康診断、疾病予防などの保健管理、保健教育、健康相談、保健室経営、保健組織活動などの養護教諭の専門領域における職務内容が5項目に整理された。

②　養護教諭に求められている役割

　　近年の動向を踏まえて養護教諭に求められている役割として

　　1）学校内及び地域の医療機関等との連携を推進する上でコーディネーターの役割

　　2）養護教諭を中心として関係教職員等と連携した組織的な健康相談、保健指導、健康観察の充実

　　3）学校保健センター的役割を果たしている保健室経営の充実（保健室経営計画の作成）

　　4）いじめや児童虐待など子どもの心身の健康問題の早期発見、早期対応

　　5）学級（ホームルーム）活動における保健指導をはじめ、TTや兼職発令による保

健学習などへの積極的な授業参画

6）健康・安全に関わる危機管理への対応

　　救急処置、心のケア、アレルギー疾患、感染症等

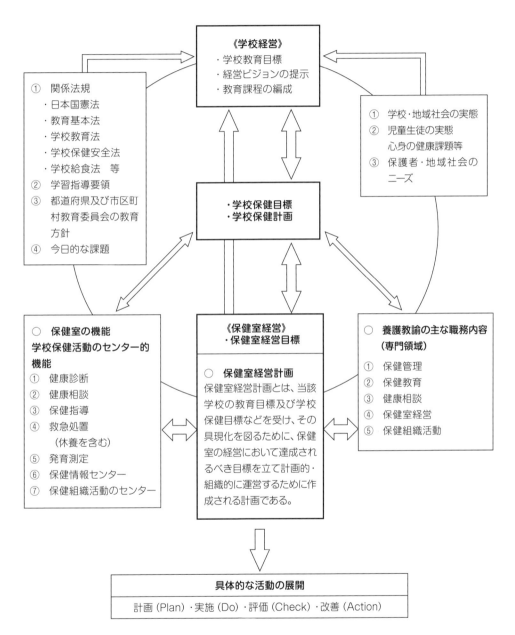

図10-1　保健室経営の構造図

〔出典：（公財）日本学校保健会（2015）保健室経営計画作成の手引 平成26年度改訂、p6〕

⑷ 保健室経営計画の作成手順（例）様式例と作成のポイント

令和○○年度　○○学校　保健室経営計画

養護教諭　○○○○

学校教育目標
※学校の教育目標を記載する。

↓

学校経営方針（保健安全に関わるもののみ）
※学校の経営方針の中から保健安全にかかわる部分を記載する。

【Point】
＊学校がどのような児童生徒の姿を目指しているのか、学校経営・運営ビジョン等を受ける。

↓

学校保健目標
※学校保健目標を記載する。（長期的目標）
◇ 教育目標、学校経営方針を受け、児童生徒の健康課題解決に向けて達成しなければならない目標を立てる。

【Point】
＊教育目標の達成に向けて学校保健の分野ではどのような力を児童生徒に身に付けさせるのかを記載する。

重点目標	児童生徒の主な健康課題
※学校保健目標における年度の重点目標を記載する。（短期的目標）	※児童生徒の健康課題について記載する。
◇ 学校保健目標を達成するために、児童生徒の課題の解決に向けて、その年度において重点的に取り組む事項について目標を立てる。	◇ 学校保健計画の重点目標との整合性を図る。

〈 課題をつかむための情報（例）〉
・学校生活における日常的な健康観察の結果
・定期健康診断の結果
・保健室の利用状況の分析（傷病の処置記録簿や保健日誌等）
・各種の調査結果等（保健調査・保健統計・体カテスト等）
・健康相談・保健指導の記録　　　等

【Point】
＊その年度に優先的に取り組むものを最重点課題と考え、重点目標を一つから二つくらいにしぼる。

【Point】
＊児童生徒の実態をとらえ、データ（数値等）を取り入れながら児童生徒の実態が具体的にわかるように記載する。
＊推測や指導観などは入れず、事実を記載する。

図10-2　保健室経営計画の作成手順（例）様式例と作成のポイント

〔出典：（公財）日本学校保健会（2015）保健室経営計画作成の手引 平成26年度改訂、p13（一部改変）〕

保健室 経営目標	保健室経営目標達成のための 具体的な方策 （※…評価の観点）	自己評価		他　者　評　価					
		到達度	向けて／今後に	理由	いつ	だれから	方法	到達度	意見・助言等
＊重点目標と関連を図った保健室経営の達成目標を立てて記載する。 【作成に当たっての留意点】 ◇主な健康課題の中で、より緊急度やニーズの高い課題を優先する。 ◇今年度重点的に取り組むものを記載する。 （目標としてあげている事項だけを実施するという意味ではない。）	＊保健室経営の目標達成のためにその年度、重点的に取り組む具体的な手立てを記載する。 ＊実施後、自己評価・他者評価をする際の指標となるよう、評価の観点を記載する。 【作成に当たっての留意点】 ◇保健室の機能を十分考慮する。 ◇各目標に対し、養護教諭としての取組事項を記載する。 ◇「保健管理・保健教育・健康相談・保健室経営・保健組織活動」の枠組みに沿って整理するとわかりやすい。 （5項目全てを書き込むという意味ではない。） ◇保健室経営計画は、短年度の計画である。1年間に実施できる範囲で、何を行うかが分かるように具体的に記入する。 ◇養護教諭の役割や、教職員及び関係者との連携における評価の観点を明確にしておく。	＊保健室経営の目標や方策について振り返り、今後（次年度）の課題を明らかにするために、どのような観点・指標で、誰が、いつ、どのように評価するかを記載する。 【作成に当たっての留意点】 ◇保健室経営の目標に対する達成の状況について「経過評価」及び「結果・成果評価」を行う。 ◇客観的なデータによる評価も取り入れる。 ◇自己評価だけでなく、他者評価（保健主事・教職員・児童生徒等）も取り入れる。						

【Point】
＊「○○をして～の充実を図る」の表記を用いると分かりやすい。
＊どのような手立てで取り組むのかを大枠でとらえ目標に入れ込む。
＊個人の目標ではないので「～に努める」の表現は使わない。

【Point】
＊前年度の評価の結果や保護者、学校医、スクールカウンセラー等関係者からの意見や助言、アンケート結果などを踏まえて、計画に反映させる。

【Point】≪評価の観点について≫
＊「目標の裏返しが評価の観点」であることを念頭に置き設定する。
○具体的な方策を実施できたか。
○実践の中でねらいを達成できたか。
＊評価の観点は一つから三つくらいまでとする。

【Point】
＊到達度
「よくできた」「ほぼできた」「あまりできなかった」「まったくできなかった」の4件法で評価する。
＊いつ
評価の時期を具体的に明記する。〈例〉「実施後」「学期末」「年度末」等
＊だれから
だれが評価をするのかを明記する。
〈例〉「児童生徒」「教職員」「学級担任」「保護者」「学校保健委員会参加者」等
＊方法
どのような方法で評価をするのか明記する。
〈例〉「ワークシート」「アンケート」「聞き取り」「評価シート」等

保健室経営目標に対する総合評価	1　2　3　4

〈総評と次年度への課題〉
【Point】
＊養護教諭が行う自己評価と、関係者による他者評価を総合し、1年間の実践の総評を文章表記し次年度の計画立案に生かす。

【Point】
＊各方策の到達度を総合した評価を記入する欄を設ける。
（到達度と同様に4件法）

＊評価に関しては、計画段階では記載がないため簡略化しているが、実際は評価用に別立てで評価シートを作成するなどして実施することが望ましい。

図10-3　保健室経営計画の作成手順（例）様式例と作成のポイント〈続き〉

〔出典：(公財) 日本学校保健会 (2015) 保健室経営計画作成の手引 平成26年度改訂、p14（一部改変）〕

⑸　**保健室経営計画の評価方法**

①　評価の観点

　保健室経営計画に基づいて適切に評価を行うことで保健室経営の改善、発展の鍵となる。保健室経営計画の評価は、養護教諭自身による自己評価と教職員等による他者評価の両方で行うことが適切である。自己評価は養護教諭の取り組みを対象として行い、保健室経営目標がどの程度達成できたか、具体的な方策が実施できたか。他者評価は保健室経営目標がどの程度達成できたか学級担任等の関係職員にアンケートや聞き取り、児童生徒の振り返りカード等で行い客観的なデータで評価する。また、経過評価結果と成果評価結果等も適宜実施し総合評価に生かすことが求められる。総合評価では次年度への課題を明確にし、改善策を作成し、教職員へフィードバックしていくことが重要である。

②　評価の観点例

　　○計画は適切であったか

　　○計画に基づいて遂行できたか

　　○昨年度の評価結果が生かされたか

　　○目標が達成できたか

　　○教職員の役割分担は適切であったか

　　○教職員の共通理解と協力が得られたか

　　○保護者の理解と協力が得られたか

　　○学校医等の理解と協力が得られたか

　　○地域の関係機関の理解と協力が得られたか

引用参考文献

１）日本学校保健会（2016）保健室経営計画作成の手引　改訂版

② 保健室経営の実際

○○年度　○○小学校　保健室経営計画

学校教育目標
互いに認め合い 共に学び合う子どもの育成

学校経営方針
～体力、健康・安全意識の向上～ ◆体力の向上・体力テストの結果をもとに、体育の授業を工夫し、体力向上を目指す。 ・20分休みや昼休みに、運動場で体を動かして遊ぶ取り組みを行う。 ◆安全指導の徹底・自然災害・不審者・緊急引取に対応した訓練を定期的に実施する。 ・交通安全・薬物乱用防止・防災などの各種教室を開催し、安全に対しての意識の向上を目指す。 ◆基本的生活リズムの定着・改善・養護教諭・栄養教諭・担任が連携し、早寝早起き朝ごはんを基本とした健康指導を行う。 ～心の教育の推進～ ◆きめ細やかな児童理解 ・QU調査やいじめ調査を年に複数回実施し、問題の早期発見・早期対応に取り組む。 ・特別支援コーディネーター・スクールカウンセラーが中心となり、校内のカウンセリング機能の充実を図る。

学校保健目標
自分や他の命やからだを大切にし、健康で規則正しい生活をおくることができる実践力を育む

重点目標	児童の主な健康課題
(1)　早寝早起き朝ごはんの指導の充実を図る。 (2)　歯科保健に関する指導の充実を図る。 (3)　精神的要因等で配慮が必要な児童に対して支援の充実を図る。	・ゲーム等を利用することで就寝時間、起床時間が遅い児童がおり、遅刻をする児童も多い。 ・朝食の欠食児童が10％程度いる。（高学年では11.4％） ・う歯の罹患率は低くなったものの、治療していない児童がいる。（R2年度治療率49.5％） ・歯磨きが定着してきているものの、1日3回の歯磨きが実行できない児童が多い。 ・不登校や精神的に不安定な児童が多い。

保健室経営目標達成のための具体的方策	
保健室経営目標	自分や他の命やからだを大切にし、健康で規則正しい生活をおくることができる実践力を育む。

重点目標	目標達成のための具体的な方策
(1)　早寝早起き朝ごはんの指導の充実を図る。	・1年生～3年生までの学年に応じた内容で、学級別に朝食、生活リズムについての指導を行う。（養護教諭、栄養教諭、担任のコラボ授業） ・各学年に応じた内容で、学級別に生活習慣保健指導を行う。 ・指導終了後に授業の振り返りプリントに個別のコメント指導を行う。 ・全学年に対して生活アンケートを実施する。 ・生活アンケートから、担任による個別の指導を行う。 ・ノーゲームデーの設定と目標達成カードでの指導を実施する。（担任） ・各指導に対しての保健だよりを作成し、保護者啓発する。

重点目標	目標達成のための具体的な方策
(2) 歯科保健に関する指導の充実を図る。	・給食後の歯磨きを年間を通じて実施する。 ・年2回のはみがきがんばり習慣を実施する。（染め出しを含む） ・はみがきがんばりカード、チェックカードに個別のコメント指導を行う。（年2回） ・各学年に応じた内容で、学級別に歯科保健指導を行う。 ・全国小学生歯磨き大会へ参加する。（4年生） ・歯科健診の結果より、歯垢・歯肉に課題のある児童に対して、個別の歯磨き指導を実施する。 ・治療率をあげるため、連絡表渡し等で担任より未治療の児童には治療をうけるよう話をする。
(3) 精神的要因等で配慮が必要な児童に対して支援の充実を図る。	・特別支援委員会での具体的支援の検討を行う。 ・医療機関や関係機関と連携する。 ・該当児童に対し、担任等が家庭訪問や電話などにより、連絡を密にとる。 ・保護者との連携を図る。 ・精神不安定や不登校児童の受け入れ態勢を整える。 ・保健室頻回来室の児童、欠席、遅刻が多い児童に対し、よりよい方向に導くため、情報の収集や考察を行い、生活背景や要因を的確に把握し分析する。

到達度：1 よくできた　2 ほぼできた　3 あまりできなかった　4 まったくできなかった

評価			
重点目標	到達度	自己評価 理由	他者評価 理由・今後への意見助言
(1) 早寝早起き朝ごはんの指導の充実を図る。	1 2 3 4		
(2) 歯科保健に関する指導の充実を図る。	1 2 3 4		
(3) 精神的要因等で配慮が必要な児童に対して支援の充実を図る。	1 2 3 4		
保健室経営計画の実施に対する総合評価		1　2　3　4	

【総評と次年度への課題】

【小学校保健室の間取りの実際】

1　学校規模　児童数693人・24学級（特別支援学級3学級を含む）

2　1日の来室人数　約50人（応急処置のみ）

3　保健室関係倉庫には健康診断に必要な器具や校医の椅子、消毒液、トイレットペーパーなどが入っている。

4　公的な書類や健康診断に関わる調査票、問診票、健康調査票などは、また別の倉庫に入れる書庫を用意している。

5　たくさんの児童が来室する保健室を広く、便利に、効率よく使用するために、日常の執務で必要のないものは、別の場所に保管している。

6　掲示板は大小あり、用途別に使っている。

7　コロナ禍のためシーツはこまめに洗濯している。また、布団は年1〜2回丸洗いしている。

8　布団乾燥機を使って、布団のダニ予防、乾燥をしている。

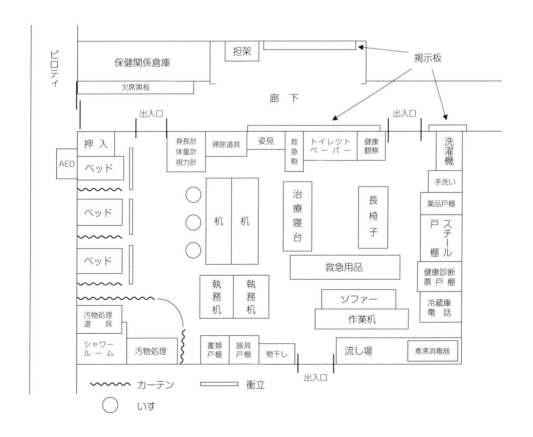

ほけんだより

○○年○○月○○日
○○小学校

新型コロナウイルス感染症を予防しよう

新型コロナウイルスはウイルスがついた手で鼻や口をさわったり、すでに新型コロナウイルスに感染している人のつばなどのしぶきがかかったりしてうつります。

かからない!! うつさない!! ためにできること

3つの密をさけましょう

感染を予防するには3つの「密」をさけることが重要です。学校ではどんなことがあてはまるでしょうか

むんむん

空気の入れかえをしていない「むんむん」とした場所は危険です。教室はこまめに空気を入れ替えましょう

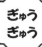

×**密閉** 空気の入れ替えをしていない

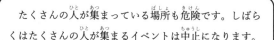

ぎゅうぎゅう

×**密集** たくさんの人があつまる

たくさんの人が集まっている場所も危険です。しばらくはたくさんの人が集まるイベントは中止になります。

×**密接** 近い距離での会話

ガヤガヤ

近い距離でガヤガヤしゃべることも危険です。しばらくはともだちとじゃれあうのもやめておきましょう。

むんむん、ぎゅうぎゅう、ガヤガヤをさけるために・・・・

みんなが歯みがきをがんばっているけど しかたない!!

給食後のはみがきをうがいにかえます!!

給食を食べ終わったらぶくぶくうがいをしよう。
はみがきはできないけど、うがいで食べかすをとってさっぱりしよう。

ぶくぶくうがいのやり方
　口に水をいれて、口の中で水を動かしながらたべかすがとれるようにくちゅくちゅと口の中をすすぎます。
2回くらい繰り返して口の中をきれいにしましょう。

コップを用意しよう

はみがきのかわりにするうがい

　はみがきをしないと「さっぱりしない」と思う人がいっぱいいるとおもいますが、少しの間ちょっとがまんしましょう。その分、朝や夜にしっかり歯みがきをして、むしばや歯肉炎をふせぎましょう。
　「家に帰ってすぐに歯みがきをする」「いつもはみがかないけれどおやつの後にしっかりみがく」など工夫をしてみてください。

　手をあらったとき、喉のおくの方をあらううがいはガラガラうがいです。口の中に水を入れて顔をうえにむけ、のどのおくの方に水を流しいれて「あーあー」と声をだすと水がガラガラと音を出します。

てあらいといっしょにするうがい

おうちの方へ
　新型コロナウイルス感染症の影響でさまざまな工夫が必要となってきているようです。本校も校舎の消毒を行い、三密を防ぐ対策や手洗いの声掛け等を行っていきます。その一つに子どもたちのお昼の歯みがきの方法を変えるといったことが必要となってきました。手洗い場での密集や歯みがきでの飛沫が飛ぶことが改善できないと考えます。せっかく、習慣づいてきた給食後の歯みがきですが、「ぶくぶくうがい」に切り替えて指導していきたいと思います。お昼の歯みがきがうがいに変わった分、夜の歯みがきをがんばって、隅々まで磨いてむしばや歯肉炎の予防に努めるようご家庭でもご指導をお願いします。
　どうぞご理解いただき、今後ともご協力いただきますようお願いいたします。

ほけんだより

○○年○○月○○日
○○小学校

新型コロナウイルス感染症感染予防には
せっけんでの手洗いが大切です。

さぁ、世界のみんなで。
手をあらおう。手をつなごう。

手を洗う時間のめやすは20秒!!

1.てをぬらす

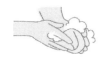

2.せっけんをあわだてる

3.てのひらをこすりあわせる

4.よくこすって

5.つめをてのひらでこす

6.はんたいのつめも

7.おやゆびをにぎってあらう

8.はんたいも

3つの咳エチケット
電車や職場、学校など
人が集まるところでやろう

マスクをしよう!!

他の人にうつさないための工夫も大切です。新型コロナウイルスの流行が終わるまで必ずマスクをして登校しましょう

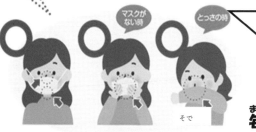

マスクが
ない時

とっさの時

マスクを着用する
（口・鼻を覆う）

ティッシュ・ハンカチで
口・鼻を覆う

袖で口・鼻を覆う

そで

毎日、朝と夜
体温をはかろう

新型コロナウイルスは、ほとんどの人は感染してもかるくすみますが、おもい症状で死んでしまう人もいます。お年寄りや病気をもっている人は症状が重くなりやすく、1日ほどで命が危険になることもあります。自分がかからないように予防するのはもちろん大切ですが、人にうつさないようにすることも大切です。

第11章 学校安全・危機管理

学習の目標

1. 学齢期における事故や災害の実態を学ぶ。
2. 学校安全の構造や領域を知り、学校における安全管理について学ぶ。
3. 学校における安全教育について学ぶ。

① 学校安全・危機管理

1）児童生徒を取り巻く環境

　日本においては、乳幼児期から成人に至るまで、「不慮の事故」が上位3位までに入り、安全管理や安全教育が重要であり学校安全の果たす役割は大きいと言える。

　近年、地震や豪雨などの自然災害、交通事故、新興感染症の流行など児童生徒を取り巻く環境は急激に変化している。加えて、若者の自殺の増加、スマートフォンやSNSの普及を原因とする心身の健康課題など新たな危機事象も懸念されている。

表11-1　日本人の死因順位別（0〜24歳）2022年度

年齢(歳)	第1位	第2位	第3位	第4位	第5位
0	先天奇形等	呼吸障害等	**不慮の事故**	妊娠期間等に関連する障害	乳幼児突然死症候群
1〜4	先天奇形等	**不慮の事故**	悪性新生物〈腫瘍〉	心疾患	肺炎
5〜9	悪性新生物〈腫瘍〉	先天奇形等	**不慮の事故**	その他の新生物〈腫瘍〉	心疾患
10〜14	自殺	悪性新生物〈腫瘍〉	**不慮の事故**	先天奇形等	心疾患
15〜19	自殺	**不慮の事故**	悪性新生物〈腫瘍〉	心疾患	先天奇形等
20〜24	自殺	**不慮の事故**	悪性新生物〈腫瘍〉	心疾患	脳血管疾患

心疾患←心疾患（高血圧性を除く）　先天奇形等←先天奇形、変形及び染色体異常
呼吸障害等←周産期に特異的な呼吸障害及び心血管障害
妊娠期間等に関連する障害←妊娠期間及び胎児発育に関連する障害
〔出典：厚生労働省、令和4年（2022）人口動態統計月報年計（概数）の概況
　https://www.mhlw.go.jp/toukei/saikin/hw/jinkou/geppo/nengai22/index.html（2024.2.7アクセス）〕

２）学校管理下で発生した災害

　独立行政法人日本スポーツ振興センターの災害統計結果の学校管理下における災害統計調査結果によると、学校管理下における死因別の発生件数では、「突然死」が最も多い（表11-2）。学校管理下における障害別の発生件数では、「外貌・露出部分の醜状障害」、「視力・眼球運動障害」、「歯牙障害」、「精神・神経障害」が多くを占めている。（表11-3）。

表11-2　令和４年度学校種別・死因別の状況

死因別		小学校（件）	中学校（件）	高等学校等（件）	高等専門学校（件）	幼稚園（件）	幼保連携型認定こども園（件）	保育所等（件）	計（件）	率（％）
突然死	心臓系	1（0）	0（0）	4（0）	1（0）	0（0）	0（0）	0（0）	6（0）	14.63
	中枢神経系（頭蓋内出血）	2（0）	1（0）	2（0）	0（0）	0（0）	0（0）	0（0）	5（0）	12.20
	大血管系など	0（0）	0（0）	2（0）	0（0）	0（0）	0（0）	0（0）	2（0）	4.88
	計	3（0）	1（0）	8（0）	1（0）	0（0）	0（0）	0（0）	13（0）	31.71
頭部外傷		1（0）	2（0）	5（1）	0（0）	0（0）	0（0）	0（0）	8（1）	19.51
溺死		0（0）	0（0）	0（0）	0（0）	0（0）	0（0）	1（0）	1（0）	2.44
頸髄損傷		1（0）	0（0）	0（0）	0（0）	0（0）	0（0）	0（0）	1（0）	2.44
窒息死（溺死以外）		1（0）	2（0）	1（0）	0（0）	0（0）	0（0）	0（0）	4（0）	9.76
内臓損傷		0（0）	2（0）	2（1）	0（0）	0（0）	0（0）	0（0）	4（1）	9.76
熱中症		0（0）	0（0）	0（0）	0（0）	0（0）	0（0）	0（0）	0（0）	0.00
全身打撲		2（0）	2（1）	3（0）	0（0）	0（0）	0（0）	0（0）	7（1）	17.07
電撃死		0（0）	0（0）	0（0）	0（0）	0（0）	0（0）	0（0）	0（0）	0.00
焼死		0（0）	0（0）	0（0）	0（0）	0（0）	0（0）	0（0）	0（0）	0.00
その他		0（0）	1（0）	2（0）	0（0）	0（0）	0（0）	0（0）	3（0）	7.32
計		8（0）	10（1）	21（2）	1（0）	0（0）	0（0）	1（0）	41（3）	―
上記のうちの再掲	道路交通事故	0（0）	0（0）	1（1）	0（0）	0（0）	0（0）	0（0）	1（1）	2.44
	列車事故　踏切事故	0（0）	0（0）	0（0）	0（0）	0（0）	0（0）	0（0）	0（0）	0.00
	列車事故　踏切以外の事故	0（0）	0（0）	0（0）	0（0）	0（0）	0（0）	0（0）	0（0）	0.00
	他殺	0（0）	1（0）	0（0）	0（0）	0（0）	0（0）	0（0）	1（0）	2.44
	自殺	4（0）	7（1）	7（1）	0（0）	0（0）	0（0）	0（0）	18（2）	43.90

（注）１．表中の（　）内は、通学中に発生した死亡で、いずれも内数の再掲である。
　　　２．表中の「道路交通事故」は、自転車、自動車（原動機付自転車、自動二輪車を含む）使用中の事故で、自損事故（自賠法の対象とならないもの）のみである。（後略）

〔出典：独立行政法人日本スポーツ振興センター 災害共済給付事業部（2023）令和４年度（2022年度）災害共済給付状況、p21
https://www.jpnsport.go.jp/anzen/Portals/0/anzen/kyufu_1/pdf/R4_kyufu.pdf（2024.2.7 アクセス）〕

表11-3　令和4年度　学校管理下における障害種別の発生件数

学校種別／障害種別	小学校（件）	中学校（件）	高等学校等（件）	高等専門学校（件）	幼稚園（件）	幼保連携型認定こども園（件）	保育所等（件）	計（件）	率（％）
歯牙障害	5	1	44	0	0	0	0	50	19.31
視力・眼球運動障害	1	13	42	0	0	0	0	56	21.62
手指切断・機能障害	2	3	9	0	0	0	0	14	5.41
上肢切断・機能障害	1	3	3	0	0	0	0	7	2.70
足指切断・機能障害	0	0	1	0	0	0	0	1	0.39
下肢切断・機能障害	0	3	2	0	0	0	1	6	2.32
精神・神経障害	3	8	25	1	0	0	0	37	14.29
胸腹部臓器障害	2	1	7	0	0	0	0	10	3.86
外貌・露出部分の醜状障害	19	15	28	0	1	1	5	69	26.64
聴力障害	1	1	1	0	0	0	0	3	1.16
せき柱障害	0	3	2	0	0	0	0	5	1.93
そしゃく機能障害	0	0	1	0	0	0	0	1	0.39
計	34	51	165	1	1	1	6	259	—

（注）この表の件数は、傷病が治ゆ・症状固定したときに在籍していた学校種別で集計している。

〔出典：独立行政法人日本スポーツ振興センター 災害共済給付事業部（2023）令和4年度（2022年度）災害共済給付状況，p20
https://www.jpnsport.go.jp/anzen/Portals/0/anzen/kyufu_1/pdf/R4_kyufu.pdf（2024.2.7 アクセス）〕

　場合別負傷の発生割合では、小学校では、休憩時間中の発生が半数近くであるのに対し、中学生以上になると課外活動中の発生が半数以上を占めている（図11-1）。

　負傷・疾病における種類別発生割合では、全校種において「挫傷・打撲」の割合が高く、小学校以上では加えて「骨折」、「捻挫」の占める割合が高くなっている（図11-2）。

　負傷・疾病における部位別発生割合では、就学前の幼児は「頭部」、「顔部」が半数以上であるのに対し、小学校以上では「上肢部」、「下肢部」の発生が増える（図11-3）。

　発達段階によって負傷・疾病の発生状況が異なることから、発達段階に合わせた安全教育・管理が必要である。

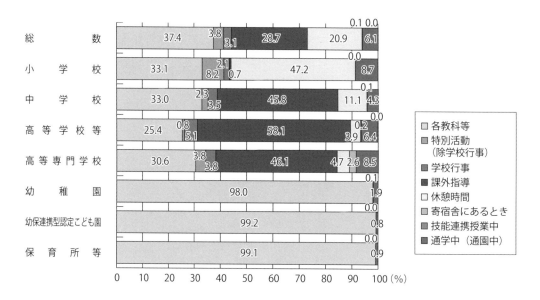

図11-1　令和３年度学校管理下における場合別負傷の発生割合（2021年度）

〔出典：日本スポーツ振興センター（2022）学校の管理下の災害 令和４年版、p98

https://www.jpnsport.go.jp/anzen/Portals/0/anzen/anzen_school/R4_gakko_kanrika_saigai/R407.pdf

（2024.2.7アクセス）〕

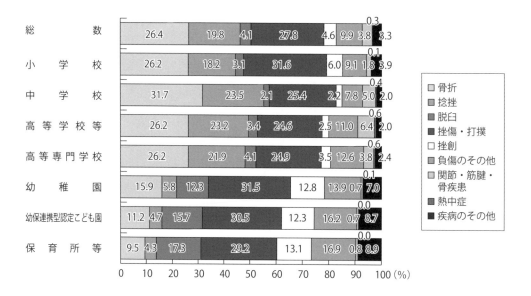

図11-2　令和３年度学校管理下における負傷・疾病における種類別発生割合（2021年度）

〔出典：日本スポーツ振興センター（2022）学校の管理下の災害 令和４年版、p99

https://www.jpnsport.go.jp/anzen/Portals/0/anzen/anzen_school/R4_gakko_kanrika_saigai/R407.pdf

（2024.2.7アクセス）〕

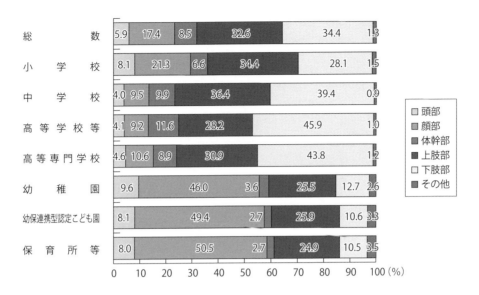

図11-3　令和３年度学校管理下における負傷・疾病における部位別発生割合（2021年度）

〔出典：日本スポーツ振興センター（2022）学校の管理下の災害 令和４年版、p100
https://www.jpnsport.go.jp/anzen/Portals/0/anzen/anzen_school/R4_gakko_kanrika_saigai/R407.pdf
（2024.2.7アクセス）〕

３）学校安全

⑴　学校安全の意義と目標

　学校安全の意義は、子どもや教職員に対して、事故、災害の発生の防止、発生時の被害を最小にすることである[4]。学校は、児童生徒等が安全で安心して学べる場であるよう保障をされなければならない。さらには、自他の生命尊重の理念を基盤として、生涯にわたって健康・安全で幸福な生活を送るための基礎を培うとともに、進んで安全で安心な社会づくりに参加し貢献できるような資質・能力を育てるとは、学校教育の重要な目標の一つである[5]。

⑵　学校安全の構造

　学校安全の体系は、主に安全教育、安全管理、組織活動で構成される（図11-4）。安全教育と安全管理は両輪となって進められるものであり、より効果的に行われるために教職員間の連携に加え、家庭や地域の関係機関（者）との連携・協力といった組織活動が欠かせないものとなっている。さらには、危機管理の視点を踏まえた安全教育と安全管理の推進を行っていくことが重要である。

　安全教育は、児童生徒等自身に、日常生活全般における安全確保のために必要な事項を実践的に理解し、自他の生命尊重を基盤として、生涯を通じて安全な生活を送る基礎

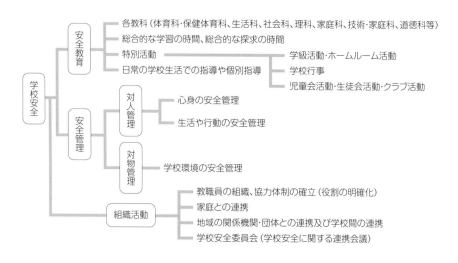

図11-4 学校安全の構造

〔出典：文部科学省（2019）学校安全資料「生きる力」をはぐくむ学校での安全教育改訂２版、p12〕

を培うとともに、進んで安全で安心な社会づくりに参加し貢献できるような資質・能力を育成することを目指して行われるものである[5]。

　安全管理は、事故の要因となる学校環境や児童生徒等の学校生活等における行動の危険を早期に発見し、それらを速やかに除去するとともに、万が一、事故等が発生した場合に、適切な応急手当や安全措置ができるような体制を確立して、児童生徒等の安全の確保を図ることを目指して行われるものである[5]。

　組織活動は、安全教育と安全管理を効果的に進めるため、校内組織体制の充実、家庭や地域の関係機関（者）との役割分担の明確化や連携などにより、円滑に進める必要がある。

(3) 学校安全計画と学校安全の推進に関する計画

　学校安全は、学校安全計画に基づき推進されるものであり、学校保健安全法27条により、学校は、学校安全計画を作成することが定められている。「①安全管理そのものの計画的、合理的かつ円滑な実施のために必要であること②安全教育の目標や各教科等において年間を通じて指導すべき内容を整理して位置付けることにより、系統的・体系的な安全教育を計画的に実施するために必要であること③安全教育、安全管理、組織活動と調整を図り、一体的かつ効果的に実施するために必要であること[5]」の３点に留意して作成する。

　文部科学省は、学校保健安全法に基づき、学校安全の推進に関する施策の方向性と具

表11-4 第３次学校安全の推進に関する計画の目指す姿と推進方策

目指す姿
○全ての児童生徒等が、自ら適切に判断し、主体的に行動できるよう、安全に関する資質・能力を身に付けること ○学校管理下における児童生徒等の死亡事故の発生件数について限りなくゼロにすること ○学校管理下における児童生徒等の負傷・疾病の発生率について、障害や重度の負傷を伴う事故を中心に減少させること

推進方策
推進方策１．学校安全に関する組織的取組の推進 ○学校経営における学校安全の明確な位置付け ○セーフティプロモーションスクールの考え方を取り入れ、学校安全計画を見直すサイクルの確立 ○学校を取り巻く地域の自然的環境をはじめとする様々なリスクを想定した危機管理マニュアルの作成・見直し ○学校における学校安全の中核を担う教職員の位置付けの明確化、学校安全に関する研修・訓練の充実 ○教員養成における学校安全の学修の充実
推進方策２．家庭、地域、関係機関等との連携・協働による学校安全の推進 ○コミュニティ・スクール等、学校と地域との連携・協働の仕組みを活用した学校安全の取組の推進 ○通学時の安全確保に関する地域の推進体制の構築、通学路交通安全プログラムに基づく関係機関が連携した取組の強化・活性化 ○SNSに起因する児童生徒等への被害、性被害の根絶に向けた防犯対策の促進
推進方策３．学校における安全に関する教育の充実 ○児童生徒等が危険を予測し、回避する能力を育成する安全教育の充実、指導時間の確保、学校における教育手法の改善 ○地域の災害リスクを踏まえた実践的な防災教育の充実、関係機関（消防団等）との連携の強化 ○幼児期、特別支援学校における安全教育の好事例等の収集 ○ネット上の有害情報対策（SNSに起因する被害）、性犯罪・性暴力対策（生命（いのち）の安全教育）など、現代的課題に関する教育内容について、学校安全計画への位置付けを推進
推進方策４．学校における安全管理の取組の充実 ○学校における安全点検に関する手法の改善（判断基準の明確化、子供の視点を加える等）、学校設置者による点検・対策の強化（専門家との連携等） ○学校施設の老朽化対策、非構造部材の耐震対策、防災機能の整備の推進 ○重大事故の予防のためのヒヤリハット事例の活用 ○学校管理下において発生した事故等の検証と再発防止等（学校事故対応に関する指針の内容の改訂に関する検討）
推進方策５．学校安全の推進方策に関する横断的な事項等 ○学校安全に係る情報の見える化、共有、活用の推進（調査項目、調査方法の見直し等） ○災害共済給付に関するデータ等を活用した啓発資料の周知・効果的な活用 ○設置主体（国立・公立・私立）に関わらない、学校安全に関する研修等の情報・機会の提供 ○AIやデジタル技術を活用した、科学的なアプローチによる事故予防に関する取組の推進 ○学校安全を意識化する機会の設定の推進（各学校の教職員等の意識を高める日・週間の設定等） ○国の学校安全に関する施策のフォローアップの実施

〔出典：文部科学省（2022）第３次学校安全の推進に関する計画より抜粋
https://www.mext.go.jp/content/20220325_mxt_kyousei02_000021515_02.pdf（2024.2.7アクセス）〕

体的な方策を示すものとして、2022（令和4）年度からの5年間に「第3次学校安全の推進に関する計画」を策定し5つの推進方策を設定し、学校安全に関する具体的な取組の推進と社会全体の意識の向上を図っている（表11-4）。

⑷　学校安全の領域

　学校安全には、「生活安全」、「交通安全」、「災害安全」の3領域とされている。加えて、新型コロナウイルス感染症などの新興感染症の流行や、急速に拡がるスマートフォンやSNSの普及などにより、児童生徒等を取り巻く環境の変化や学校を標的とした新たな危機事象などがある。児童生徒等や学校を取り巻く危機事象は、時代や社会の変化に伴って出現することから、柔軟に対応することが重要である。

① 「生活安全」：学校・家庭など日常生活で起こる事件・事故を取り扱う。誘拐や傷害などの犯罪被害防止も含まれる。

② 「交通安全」：様々な交通場面における危険と安全、事故防止が含まれる。

③ 「災害安全」：地震・津波災害、火山災害、風水（雪）害等の自然災害に加え、火災や原子力災害も含まれる[2]。

4）安全管理と学校の危機管理

⑴　学校安全管理の考え方

　学校における安全管理は、事故の要因となる学校環境や児童生徒等の学校生活における行動等の危険を早期発見し、速やかな危険因子の除去を行う。万が一事故等の発生時には、応急手当や安全措置が取れる体制を確立することにより児童生徒等の安全の確保を図る必要がある。学校の立地を含む学校環境や児童生徒等の状況など、それぞれの学校の実情に応じた管理が不可欠である。また、同じ環境であっても、その危険性は個人によって同一でないことにも十分留意する必要がある。

　学校保健安全法第27条において安全点検の計画と実施が義務付けられており、通常使用する施設及び設備の点検を行い、支障がある場合は、校長はすみやかに改善を図り、改善が難しい場合は、学校の設置者に対し、その旨を申し出るものとされている。日常的な安全点検は教職員が行う。また、遊具や防火シャッターなどについては、点検業者など専門家による定期的な点検も必要である。

表11-5　学校安全の種類、時期・方法、対象

安全点検の種類	時間・方法等	対　象	法的根拠等
定期の安全点検	毎学期１回以上 計画的に、また教職員全員が組織的に実施	児童生徒等が使用する施設・設備及び防火、防災、防犯に関する設備などについて	毎学期１回以上、幼児、児童、生徒又は学生が通常使用する施設及び設備の異常の有無について系統的に行わなければならない（規則28条第１項）
	毎月１回 計画的に、また教職員全員が組織的に実施	児童生徒等が多く使用すると思われる校地、運動場、教室、特別教室、廊下、昇降口、ベランダ、階段、便所、手洗い場、給食室、屋上など	明確な規定はないが、各学校の実情に応じて、上記（規則28条第１項）に準じて行われる例が多い
臨時の安全点検	必要があるとき ・運動会や体育祭、学芸会や文化祭、展覧会などの学校行事の前後 ・暴風雨、地震、近隣での火災などの災害時 ・近隣で危害のおそれのある犯罪（侵入や放火など）の発生時など	必要に応じて点検項目を設定	必要があるときは、臨時に、安全点検を行う（規則28条第２項）
日常の安全点検	毎授業日ごと	児童生徒等が最も多く活動を行うと思われる箇所について	設備等について日常的な点検を行い、環境の安全の確保を図らなければならない（規則29条）

〔出典：文部科学省（2019）学校安全資料「生きる力」をはぐくむ学校での安全教育改訂２版、p55〕

⑵　危機管理マニュアルの考え方（危険等発生時対処要領）

　危機管理マニュアルは、学校保健安全法第29条により、学校が作成するものとされている。危機管理マニュアルは、学校安全計画を踏まえて、自校の危機管理を具体的に実行するための必要な事項や手順等を示したものである。また、万が一学校管理下で危険等が発生した際には、教職員が円滑かつ的確な対応を図るためにも作成する。作成にあたっては、①教職員の役割等の明確化、②児童生徒等の安全を確保する体制の確立、③全教職員の共通理解が重要である。作成後も、訓練等の結果を踏まえた検証・見直しを行う必要がある。併せて、保護者や地域、関係機関への周知、地域全体で安全確保のための体制整備を行うことが重要である[7]。

⑶　災害共済給付制度の利用

　独立行政法人日本スポーツ振興センターでは、義務教育諸学校、高等学校、高等専門学校、幼稚園、幼保連携型認定こども園、高等専修学校及び保育所等の管理下における災害に対し、災害共済給付（医療費、障害見舞金又は死亡見舞金の支給）を行っている。また、給付申請内容を集計・分析した学校事故に関する情報の提供を行っている。

　学校は、これらの情報を参考にして事故防止に努める必要がある。

表11-6　災害給付の対象となる災害の範囲

災害の種類	災害の範囲	
負傷	その原因である事由が学校の管理下で生じたもので、療養に要する費用の額が5,000円以上のもの	
疾病	その原因である事由が学校の管理下で生じたもので、療養に要する費用の額が5,000円以上のもののうち、内閣府省令で定めているもの ・学校給食等による中毒　・ガス等による中毒　・熱中症　・溺水 ・異物の嚥下又は迷入による疾病　・漆等による皮膚炎　・外部衝撃等による疾病 ・負傷による疾病	
障害	学校の管理下の負傷又は上欄の疾病が治った後に残った障害で、その程度により、1級から14級に区分される	
死亡	学校の管理下において発生した事件に起因する死亡及び上欄の疾病に直接起因する死亡	
	突然死	運動などの行為に起因する突然死
		運動などの行為と関連のない突然死

〔出典：日本スポーツ振興センター Webサイト
　https://www.jpnsport.go.jp/anzen/saigai/seido/tabid/84/Default.aspx（2024.2.7アクセス）〕

5）安全教育

　安全教育は、日常生活全般における安全確保のために必要な事項を実践的に理解し、自他の生命尊重を基盤として、生涯を通じて安全な生活を送る基礎を培うとともに、進んで安全で安心な社会づくりに参加し貢献できるような資質・能力を育成することを目指す。児童生徒等や学校、地域の実態及び児童生徒等の発達の段階を考慮して学校の特色を生かした目標や指導の重点を計画し、教育課程を編成・実施していくことが重要である[5]。

＜安全教育で目指す資質・能力＞[5]

○様々な自然災害や事件・事故等の危険性、安全で安心な社会づくりの意義を理解し、安全な生活を実現するために必要な知識や技能を身に付けていること。（知識・技能）

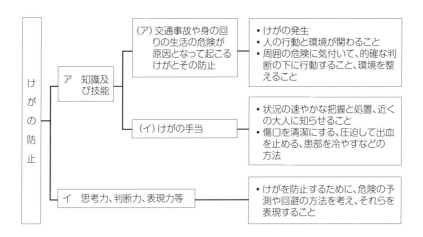

図11-5　小学校高学年における保健教育の体系

〔出典：文部科学省（2017）小学校学習指導要領（平成29年告示）解説 体育編、p153〕

○自らの安全の状況を適切に評価するとともに、必要な情報を収集し、安全な生活を実現するために何が必要かを考え、適切に意思決定し、行動するために必要な力を身に付けていること。（思考力・判断力・表現力等）

○安全に関する様々な課題に関心をもち、主体的に自他の安全な生活を実現しようとしたり、安全で安心な社会づくりに貢献しようとしたりする態度を身に付けていること。（学びに向かう力・人間性等）

引用参考文献

1）厚生労働省（2022）人口動態統計月報年計（概数）の概況

2）日本スポーツ振興センター（2022）災害共済給付状況

3）日本スポーツ振興センター（2022）「学校管理下の災害【令和3年度版】」

4）渡邉正樹（2020）「第15章学校安全　第2節学校安全の意義」、学校保健ハンドブック第7次改訂版、教員養成系大学保健協議会編、ぎょうせい

5）文部科学省（2019）学校安全資料「生きる力」をはぐくむ学校での安全教育

6）文部科学省（2022）「第3次学校安全の推進に関する計画」

7）文部科学省（2021）「学校の「学校の危機管理マニュアル」等の評価見直しガイドライン」

8）日本スポーツ振興センター　災害給付
https://www.jpnsport.go.jp/anzen/saigai/seido/tabid/84/Default.aspx（2023.9.1アクセス）

9）文部科学省（2017）小学校学習指導要領（平成29年告示）解説　体育編

② 学校における避難訓練の実際

【降雨期における緊急時児童引き渡し訓練の実際】

1　学校の規模

　　児童数　668人・23学級（特別支援学級3学級を含む）教職員数　49名

2　日　　程

　　令和2年6月17日（水）14：40〜15：25

3　ね ら い

　⑴　降雨期における大雨警報や土砂災害警報などが出た際に、児童が自分の命を自
　　　分で守るために安全な行動をとることができるようにする。

　⑵　緊急事態発生時に、児童を安全に迅速に下校または保護者に引き渡すことがで
　　　きるように、教職員が手順・役割を確認し適切な行動をとることができるように
　　　する。

4　参 加 者

　　全校児童・全職員（今回は、保護者は参加しない）

5　想　　定

　　児童登校後、まもなく大雨警報が発表され、下校前になっても警報が解除されない
　ので、一斉下校では危険と判断し、緊急時児童引き渡しを実施することになった。

6　役割分担

　⑴　児童下校についての判断…校長、教頭、主幹教諭、教務主任、保健主事

　⑵　保護者への一斉メール…教頭（今回は行わない）・校内放送…教頭

　⑶　放課後児童会に行く児童の対応…3名（準備物…拡声器）

　⑷　引き渡しのための駐車場設置及び駐車場誘導…3名

　⑸　各担任…引き渡し名簿ファイルを各教室に持っておく。

7　内　　容

　⑴　事前準備

　　　・児童が※土砂災害対応携帯マニュアル（呉市独自で作成されたもので、毎年出
　　　　水期に全校児童に配付している）を持参しているか確認しておく。

　　　・教職員は、一斉下校時の動きについても、担当や動きについて（地域での下校
　　　　時の見守り、学校待機児童の見守り等）を確認しておく（職員室掲示板に掲示
　　　　している）。

(2)　放課後児童会出席児童把握

　　・引き渡しを行うと判断した後に、各学級の担任は放課後児童会に当日出席するかどうかを児童に確認し、名簿に記入し、昼休憩時間までに職員室の担当の机上に提出する。

8　流　　れ

時刻	流れ	児童の動き	教職員の動き・留意事項
午前中	気象庁より呉市に大雨警報発令 保護者メール一斉送信（教頭）	・通常通り授業	・教頭が不在の時は、主幹が行う。
	「呉市に大雨警報が発令されました。児童は下校時まで学校で待機させます。下校時までに解除されない場合は、再度連絡いたします。」		
昼休みまでに	・放課後児童会に行く児童の確認		・放課後児童会在籍児童一人一人の児童会出席簿を用いて、本日放課後児童会に行くかどうか確認し、名簿に記録する。記録した名簿は、職員室（担当教員の机上）に提出する。
14：40	事前指導（担任）	・教室で事前指導を受ける。	・パワーポイント資料をもとに、大雨による災害から命を守る方法及び土砂災害対応携帯マニュアルについて指導する。
	※下校時が近づいても解除されない（想定）		
15：00	引き渡し下校の判断（校長）		
15：05	保護者メール一斉送信（教頭）		※今回は行わない。
	「現在、大雨警報が解除されていません。児童は教室に待機させますので、(時間)に保護者の方で迎えに来てください。車で来校される方は、（時間）より西門から誘導に従って、来校してください。」		
15：10	校内放送（教頭）		・教頭が不在の時は、主幹が行う。
	「訓練　呉市に大雨警報が発令中です。児童のみなさんは、安全確保のため、下校の準備をして、静かに教室で待ちましょう。すみれ児童会の人は、児童会に行きます。1年生から順に、静かに集中下足の前に移動します。その他の学年は放送の合図があるまで、教室で待ちましょう。」		

時刻	流れ	児童の動き	教職員の動き・留意事項
		・下校準備をして、教室で待機をする。	・前の学年の移動の放送があったら、次の学年のすみれ児童会に行く児童を廊下に並ばせる。
	・放課後児童会に行く児童を下校させる。（担任）	・放課後児童会に行く児童は、放送の合図を聞いて、学年ごとに静かに移動する。	・放課後児童会に行く児童の確認及び誘導（集中下足前で、名簿を用いて確実に行う。）（担当教員）
15：25	・児童を一人一人下校させる。（担任）		・引き渡し訓練は行わないが、引き渡しを行うように、一人一人の児童を、安全に気を付けて速やかに下校させる。
15：40	引き渡し完了 ※迎えに来ない保護者については、電話連絡する。（担任）	※16時以降、迎えが来ていない児童は、図書室に集める。	※実際は ・担任は、教室の入口で迎えに来られた方を引き渡しカードで確認し、サイン（引き受け者・担任）後、児童を引き渡す。 ・西門付近の車の誘導（担当教員） ・すみれ児童会の児童の安全のための車の誘導（担当教員） ・運動場内の車の誘導（主幹） ・職員室付近での保護者の誘導（担当教員） ・地域・保護者の電話対応（担当教員）
17：00			・全員の引き渡しが終わったら、速やかに校長へ報告をする。

9　児童引き渡し時の保護者及び車の動線について

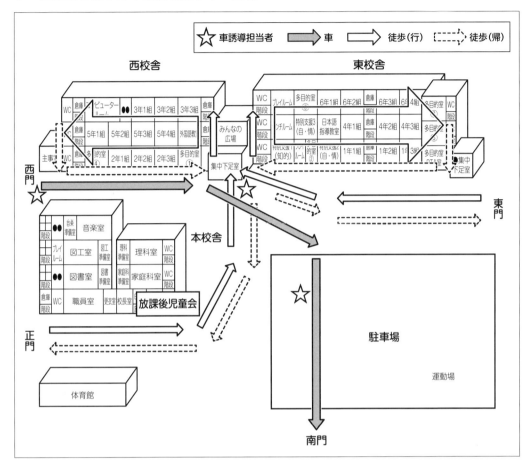

10　課　　題

・正門から帰宅する児童と放課後児童会へ帰る児童が、運動場に入れる車の動線にぶつかり、危険であるので、コーンを置くなど、工夫が必要である。

※【土砂災害対応携帯マニュアル】

　表は家庭に持ち帰り、保護者とともに避難について話し合い、書き込むようになっている。裏には、それぞれの児童の自宅近辺のハザードマップを印刷し、土砂災害が起こりやすい場所を確認し、避難場所、避難経路を確認するようになっている。山折り、谷折りをし、コンパクトにして、常にランドセルの中に入れておき、緊急時に備えるように指導している。

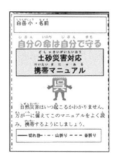

表

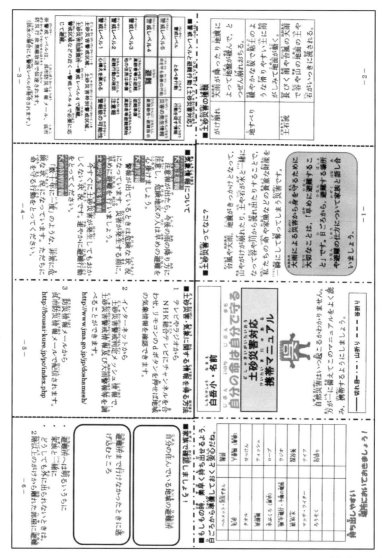

〔作成：呉市教育委員会〕

本校では、8種類の地域別ハザードマップを作成している。

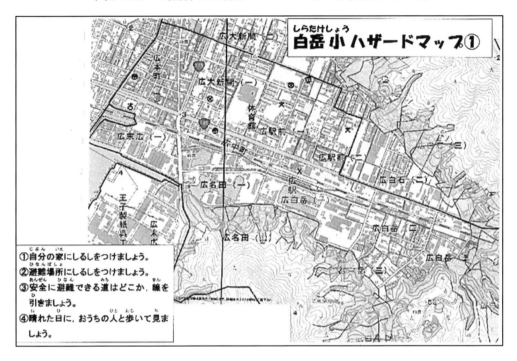

①自分の家にしるしをつけましょう。
②避難場所にしるしをつけましょう。
③安全に避難できる道はどこか、線を引きましょう。
④晴れた日に、おうちの人と歩いて見ましょう。

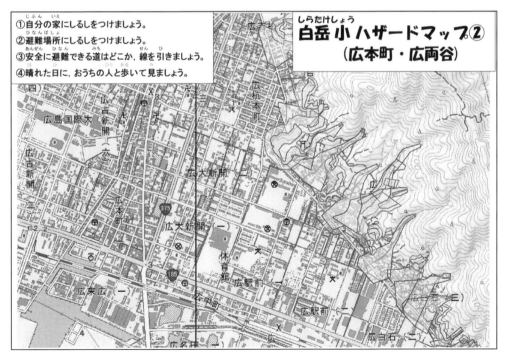

①自分の家にしるしをつけましょう。
②避難場所にしるしをつけましょう。
③安全に避難できる道はどこか，線を引きましょう。
④晴れた日に，おうちの人と歩いて見ましょう。

第12章　学校の環境衛生

学習の目標

1．学校における環境衛生の概要を学習する。

2．学校で行われる定期検査のデータを理解し、学校における環境衛生問題を学ぶ。

3．学校における日常点検の必要性や、学校保健計画の立案に参画する能力を身に付ける。

1）はじめに

　2008（平成20）年6月に学校保健法から学校保健安全法に改正され、文部科学大臣が、学校における環境衛生に関わる事項について、児童生徒等及び職員の健康を保護する上で維持されることが望ましい基準「学校環境衛生基準」を定めることが規定され、学校環境衛生基準の法的位置付けが明確となった。学校は学校薬剤師等と連携して適切な衛生管理に努めることが求められている。その後、見直しがなされ、2018（平成30）年に現在の学校環境衛生基準が施行されている。

　学校環境衛生活動は、図12-1に示した、日常点検・定期検査・臨時検査で構成されており、それをもとに事後措置が行われている所である。

(1)　日常点検

　授業を行う中で、点検項目に着目して環境を把握して、定期検査や臨時検査に活用したり、事後措置を講じたりするもので、各教室の環境については、学級担任が役割を担っている。

(2)　定期検査

　定期的に検査項目の実態を、客観的、科学的な方法で把握し、その結果に基づいて事後措置を講ずるものである。

(3)　臨時検査

　感染症、食中毒の発生の恐れがあるとき、また発生したとき、風水害などで環境が不潔になったとき、校舎の新築や改築・改修がなされたとき、学校備品の搬入などにより揮発性有機化合物の発生の恐れがあるときなど、必要に応じて検査を行うものである。

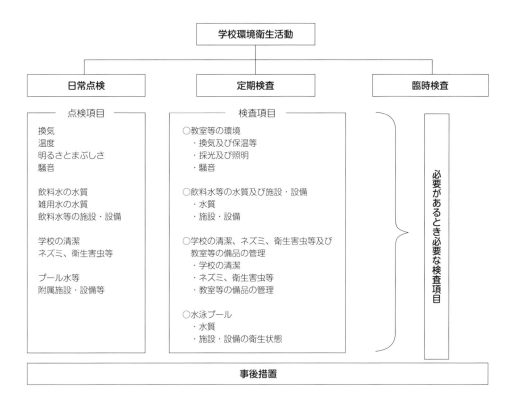

図12-1　学校環境衛生活動の概略

〔出典：文部科学省（2018）学校環境衛生管理マニュアル「学校環境衛生基準」の理論と実践（平成30年度改訂版）、p19 https://www.mext.go.jp/component/a_menu/education/detail/__icsFiles/afieldfile/2018/07/31/1292465_01.pdf（2024.2.7アクセス）〕[1]

２）教室等の環境

　換気、保温、気流、採光、照明、騒音等の基準値や設定根拠などについて、学校現場で日々気をつけないといけないことの解説を述べる。

⑴　換気

　換気については、二酸化炭素濃度が1500ppm以下であることが望ましいとされ、授業終了時の濃度が、その条件を満たすための配慮が必要である。コロナ禍において、教室の換気が大切であるが、換気回数は換気量（m^3／時）を教室の容積（m^3）で除したもので、単位時間当たり教室の容積に対し何倍の空気がいれかわるのかを示す値であり、1時限に10分ほどの窓開けが望まれる。

　なお換気回数（E）は二酸化炭素濃度の測定値等から求められ、次の式から算出される。

　$E = Q \div V$　　　Q：換気量　V：教室の容量

また、ここでのQはt時間に増加した二酸化炭素濃度で児童生徒や教員から発生するもので、学年により異なるので、算出には補正が必要である。

(2) 保温（温度及び相対湿度）

測定はアスマン通風乾湿計が一般的に用いられる。その他、色々な温度計があるが、0.5℃目盛りの性能を有する測定器を用いて測定する。

温度は、10℃以上〜30℃以下と規定されていたが、近年家庭での冷暖房機器の一般家庭への普及に伴い、児童生徒は快適な温度に保たれた居室環境で過ごす時間が長くなり、その点を考慮に入れ、冬期は18〜20℃、夏期は25〜28℃が望ましいという観点から、「18℃以上、28℃以下」が望ましいとされる。

相対湿度に関しては、夏は高湿、冬は低湿という日本の気候を考慮して「30％以上、80％以下」であることが望ましいとされる。

暑さ指数（WBGT）は熱中症の予防をするための指標で、乾球温度・湿球温度・黒球温度で計算される。

計算式　屋外WBGT＝0.7×湿球温度＋0.2×黒球温度＋0.1×乾球温度

　　　　屋内WBGT＝0.7×湿球温度＋0.2×黒球温度

検査方法はアスマン通風乾湿計及び黒球温度計により測定されるが、刻々変化する気温に対応するにはWBGT測定器を利用するのが望まれる。

また、熱中症予防運動指針は、日本スポーツ協会からあげられているが、WBGT温度31℃以上は子供の運動は中止すべきとされている。（熱中症予防運動指針参照）

(3) 浮遊粉じん

教室における浮遊粉じんとしては、チョークの粉や外気に由来するものが考えられるが、$0.1mg/m^3$以下であることとされている。なお、検査結果が1/2を下回るときは次回からの検査は省略される。

最近では、チョークの質が良くなり、粉じんの影響は少なくなっている。

(4) 気流

最近、教室にも冷暖房機器が導入され、強い気流は不快感を伴うものであり、0.5m/秒以下であることが望ましいとされる。測定にはカタ温度計や微風速計が用いられる。

(5) 一酸化炭素

燃焼器具を使用している教室に限り測定を行う。基準は10ppm以下とされるが、換気が十分に行われておれば、基準以上になることはないと思われる。

⑹　二酸化窒素

　石油ストーブや石油ファンヒーター等の燃焼器具が発生要因となりうる。これに関しても換気の必要性が言われている。

⑺　揮発性有機化合物（VOC：Volatile Organic Compounds）

　ホルムアルデヒド、トルエン、キシレン、パラジクロロベンゼン、エチルベンゼン、スチレンなどのVOCは室内の建材や教材、塗料や備品などから発生し、児童生徒に対してシックハウス症候群の発生要因になっているので、検査を十分行う必要がある。ただし、基準値が1/2を下回るときは、次回からの検査は省略できる。

⑻　ダニ又はダニアレルゲン

　ダニアレルゲンは、コナヒョウダニとヤケヒョウダニによって引き起こされる、咬んだり刺したりするダニではない。保健室の寝具、カーペット敷の教室など、発生しやすい場所で検査をする。基準値は100匹/m²以下またはこれと同等のアレルゲン量以下とされ、喘息の発作が起こりにくいアレルゲン量で10μg以下とされている。

⑼　採光及び照明

　年間を通じて一番暗い時期に、黒板では500lx（ルクス）、教室においては300ルクス以上必要であるが、500ルクス以上であることが望ましいとされる。また、測定はそれぞれ9か所で測定し、最大と最小の比が20：1を超えないこととされている。また、見やすさの観点から10：1を超えないことが望ましい。

　最近、コンピューターを使った授業からタブレットを使った授業に変わってきており、その場合は、普通教室での照度に準じるとされている。

　まぶしさについては、机の配置や窓際からの採光に影響を受けるので、左前方のカーテンの適切な使用が望まれる。

⑽　騒音

　教室内に大きな音が入ってくると、教師の声が聞こえなくなり学習能率が低下するので、教室内の等価騒音レベルは、窓を閉じて50dB（デシベル）以下、窓を開けて55デシベル以下であることが望ましいとされる。

　等価騒音レベルとは、JIS規格に適合した普通騒音計または精密騒音計を用いて測定されるものである。測定時には児童生徒が教室内にいない状態で、窓側と廊下側で行う。等価騒音レベルを自動で測定できない騒音計の場合は、実際測定値を用いて、以下の計算式により等価騒音（LA）に換算することができる。換算は、エクセルなどの計算ソフトで求めることができる。

等価騒音レベルの計算式

$$LA_{eqT} = 10\log_{10}\left[\frac{1}{n}\left(10^{\frac{LA_1}{10}} + 10^{\frac{LA_2}{10}} + \cdots + 10^{\frac{LA_n}{10}}\right)\right]$$

LA₁、LA₂、LA₃、… LAₙ：普通騒音計で求めた騒音レベルの測定値

n：測定値の総数

〔出典：文部科学省（2018）学校環境衛生管理マニュアル「学校環境衛生基準」の理論と実践（平成30年度改訂版）、p70 https://www.mext.go.jp/component/a_menu/education/detail/__icsFiles/afieldfile/2018/07/31/1292465_01.pdf（2024.2.7アクセス）〕

なお、騒音は教室外からの影響をみるものであり、学校内からでる騒音は想定されていない。

3）飲料水等の水質

水道水の給水方法により①上水道直結給水、②専用水道（受水槽が20m³以上のもの）、③簡易専用水道（受水槽が10～20m³未満のもの）④小規模貯水槽水道に分類される。①および②は検査対象にはならない。また③については学校薬剤師が検査することが認められている。大部分の学校は④に該当し以下の基準（表12-1）が定められている。そのほか、①および②の学校であっても、日常点検が行われていることが必要である。

⑴　雑用水

最近、雨水を散水、清掃、水洗トイレなどに再利用する学校が増えてきており、その時の基準（表12-2）も示されている。雨水を利用した水栓には、飲用不可の表示が必要である。

4）学校の清潔、ネズミ、衛生害虫

学校は、感覚的にきれいと感じることができる状態を保つ必要があり、児童生徒により行われている清掃の他に、定期的に大掃除が行われ、その記録がなされていることが必要である。また、雨水の排水溝などに泥や砂などが堆積していないかも点検する必要がある。

ネズミやゴキブリ、蚊、ハエなどは、感染症を媒介することから、これらの発生には注意を払う必要がある。特に、ネズミに関しては、倉庫や食料を保管する場所等において、

表12-1　水道水を水源とする飲料水（専用水道を除く）の水質基準

検査項目	基　準
ア．一般細菌	1mLの検水で形成される集落数が100以下であること。
イ．大腸菌	検出されないこと。
ウ．塩化物イオン	200mg/L以下であること。
エ．有機物 （全有機炭素（TOC）の量）	3mg/L以下であること。
オ．pH値	5.8以上8.6以下であること。
カ．味	異常でないこと。
キ．臭気	異常でないこと。
ク．色度	5度以下であること。
ケ．濁度	2度以下であること。
コ．遊離残留塩素	給水における水が、遊離残留塩素を0.1mg/L以上保持するように塩素消毒すること。ただし、供給する水が病原生物に著しく汚染されるおそれがある場合又は病原生物に汚染されたことを疑わせるような生物若しくは物質を多量に含むおそれがある場合の給水栓における水の遊離残留塩素は、0.2mg/L以上とする。

基準は平成30年3月時点の情報に基づいているため、最新の情報を確認すること。

表12-2　雑用水の水質基準

検査項目	基　準
ア．pH値	5.8以上8.6以下であること。
イ．臭気	異常でないこと。
ウ．外観	ほとんど無色透明であること。
エ．大腸菌	検出されないこと。
オ．遊離残留塩素	0.1mg/L（結合残留塩素の場合は0.4mg/L）以上であること。

〔出典：文部科学省（2018）学校環境衛生管理マニュアル「学校環境衛生基準」の理論と実践（平成30年度改訂版）、p79（表12-1）・p97（表12-2）https://www.mext.go.jp/component/a_menu/education/detail/__icsFiles/afieldfile/2018/07/31/1292465_01.pdf（2024.2.7アクセス）〕

食害のチェックも必要である。そのほか、樹木に生息する病害虫（ドクガ、イラガなど）の発生については場所を特定し、適切な駆除を行う必要がある。

5）教室等の備品の管理

(1)　黒板

　黒板については文字が鮮明にしかも容易に見えることが望ましく、色彩は、目の疲労が起こりにくいものが選ばれる。経時変化などで明度や彩度が劣化するので、色票を用いて検査が必要である。

　ホワイトボードを使用する学校も増えてきているが、見えやすく、書きやすく、消え

やすいように管理が必要である。チョークに代わってマジックなどのマーカーを使用するので、臭いには気を付け、シックハウスにも気を付ける必要がある。

⑵ 机、いす

2018（平成30）年の改訂により、基準が削除されたが、児童生徒の体形や成長に合わせて、机、いすの配当をされることが望まれる。日常的に、個別に対応するにあたっては、座高を測定し、机の高さは座高／３＋下腿長、いすの高さは下腿長であるものを配当する。

6）水泳プール

⑴ 水質

基準値については（表12-3）に記載されている通りである。

プールの原水は飲料水の基準に適合するものであることが望ましく、飲用に使っていない井戸水や河川水などを用いる場合であっても、飲料水の水質基準を満たすよう努めなければならない。また、幼稚園などで用いられる簡易用ミニプールなどにおいてもこれに準じる基準が求められる。ただ、毎日水を入れ替える場合は、残留塩素濃度の測定値が基準値であることを確認する。

検査回数は、プール使用日の積算が30日以内毎に１回行うこととしている。

表12-3　水泳プールの水質基準

検査項目		基　準
水質	① 遊離残留塩素	0.4mg/L以上であること。また、1.0mg/L以下であることが望ましい。
	② pH値	5.8以上8.6以下であること。
	③ 大腸菌	検出されないこと。
	④ 一般細菌	１mL中200コロニー以下であること。
	⑤ 有機物等（過マンガン酸カリウム消費量）	12mg/L以下であること。
	⑥ 濁度	２度以下であること。
	⑦ 総トリハロメタン	0.2mg/L以下であることが望ましい。
	⑧ 循環ろ過装置の処理水	循環ろ過装置の出口における濁度は、0.5度以下であること。また、0.1度以下であることが望ましい。

〔出典：文部科学省（2018）学校環境衛生管理マニュアル「学校環境衛生基準」の理論と実践（平成30年度改訂版）、p120（部分）https://www.mext.go.jp/component/a_menu/education/detail/__icsFiles/afieldfile/2018/07/31/1292465_01.pdf（2024.2.7アクセス）〕

① 遊離残留塩素濃度

　細菌やウイルスなどの感染予防に必要な濃度で、プール使用開始時に毎回測定する必要がある。消毒剤で児童生徒から目が痛いと訴えることがあっても、残留塩素濃度を下げることは避けたい。そのような場合は、塩素濃度を上げてプール水の循環をする（ハイクロリネーション）対応を行う。

② pH値

　効率的なプール水の浄化や消毒効果を期待して決められている。ろ過装置で、水の浄化を目的に凝集剤として硫酸アルミニウム（硫酸バンド）を使用するとpHは酸性に傾くので、数値には注意を払う必要がある。

③ 大腸菌

　遊離残留塩素が基準値を保たれていると検出はされない。よって、大腸菌が検出された場合は、プールを中止し、塩素消毒を行い、残留塩素濃度を20〜30ppm程度に上げて循環ろ過を行った上で再検査を実施し、陰性を確認してからプールの再開を行う。

④ 一般細菌

　水の生物学的な汚染の指標として行う検査で、塩素に抵抗力のある細菌もあるが、塩素消毒が適切に行われていれば、基準値以下に抑えることができる。

⑤ 有機物等（過マンガン酸カリウム消費量）

　身体の汚れ（主に垢などの有機物）による汚染の指標として用いられる。循環ろ過装置でかなり除去できる。利用者が多くなると高い値を示すので注意が必要である。この基準値が達成されていると、後述のトリハロメタンの生成も低く抑えることができる。

⑥ 濁度

　水中でプール壁面から３ｍ離れた位置から壁面が明確に見える程度が濁度２に相当するが、正確に把握するために濁度計を用いて測定する。

⑦ 総トリハロメタン

　クロロホルム、ブロモジクロロメタン、ジブロモクロロメタン、ブロモホルムの化合物の総称で、入泳者の持ち込む汚れや毛髪などの有機物と、消毒用の塩素剤が反応して生成される。基準値が超えた場合には、一部または全換水する。

　なお、１週間に１回以上換水する場合は検査を省略することができる。

⑧ 循環ろ過装置の処理水

　ろ過装置が正常に働いているかの指標であり、濁度を検査して定期的に逆洗をする

などの対策が望まれる。

(2) 施設・設備

　プール、プールサイド、シャワー、足洗い場、腰洗い槽、更衣室、トイレなどの衛生状況には十分注意を払う必要がある。

　夏場の高温時にはプールサイドでのやけどの可能性もあり、敷物や打ち水などの対策を行ったり、頭シラミの発生の原因になる更衣室などは、掃除の実施などで清潔を保つ必要がある。

(3) その他

　屋内プールを使用している場合は、水質検査の他に、換気の必要性から、空気中の二酸化炭素濃度（1500ppm以下）、塩素ガス濃度（0.5ppm以下）と、水中面照度（200ルクス以上）の基準が設けられている。

引用参考文献

1）文部科学省（2018）学校環境衛生管理マニュアル　「学校環境衛生基準」の理論と実践［平成30年度改訂版］

第13章　保健教育

学習の目標

1．保健教育は児童・生徒が「生きる力」を育むために必要であり、健康で安全な生活を営むために必要な知識を理解するとともに、実践できる能力や態度を習得する。

2．保健教育は関連教科、総合的な学習、特別活動、保健室における個別指導などを通して学校教育全体を通して行われることを理解する。

3．保健教育の教科として、小学校は「体育科」保健領域、中学校は「保健体育科」保健分野、高等学校は「保健体育科」「保健」で主として行われる。

4．保健教育の評価は、観点別評価基準に基づいて行われることを理解する。

① 保健教育

　学校における健康教育は、1988（昭和63）年の文部科学省体育局長通知「健康教育の推進と学校健康教育課の設置について」において『初等中等教育においては、教科「体育」及び「保健体育」の「保健」で心身の健康・安全全般についての知識を修得させるとともに「家庭」等の他の教科や「道徳」等でも健康に関する内容を扱っており、また保健指導、安全指導、学校給食指導など、特別活動や日常的指導を通じて健康な生活に関する態度を修得させること』としている。これは、ヘルスプロモーションに関する世界的な潮流を受けて「学校における健康教育」として都道府県及び政令指定都市の教育委員会等に通知され各学校において周知徹底が図られた。

　現代社会は変化が加速しており、予測不可能な時代を迎えている。そのため、児童生徒の「生きる力」の育成がますます求められている。学校における保健教育は「健康・安全・食に関する力」を包括するものとなっている。

1）保健教育

　学校における健康教育は保健教育と呼ばれ、児童生徒が健康に関する知識を身につけることや活動を通じて健康な生活を実践できる資質や能力を育成することが必要となる。

保健教育は小学校では体育科の保健領域で、中学校では保健体育科の保健分野で、高等学校では保健体育科目の「保健」で、また、家庭科、理科などの関連教科や総合的な学習などで行われる。さらに、学級活動（ホームルーム指導）、学校行事など特別活動や日常生活における指導及び児童生徒の実態に応じた個別指導が行われる。このように保健教育は学校教育全体で行う必要がある（図13-1）。

２）学習指導要領について

保健教育を行うためには、学習指導要領と教育課程の理解が必要となる。

学習指導要領とは、文部科学省によると「全国のどの地域で教育を受けても、一定の水準の教育を受けられるようにするため、学校教育法等に基づき、各学校で教育課程（カリキュラム）を編成する際の基準」であるとしている。

学習指導要領は、小・中学校教科等の年間の標準授業時数等が定められている。各学校では、この「学習指導要領」や年間の標準授業時数等を踏まえ、地域や学校の実態に応じて、教育課程（カリキュラム）を編成している。

小学校・中学校の新学習指導要領は2017（平成29）年に改訂され、小学校は2020（令和２）年、中学校は2021（令和３）年から全面実施された。高等学校は、2018（平成30）年に改訂され、2022（令和４）年から実施された。

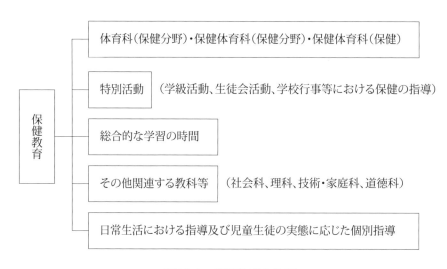

図13-1　保健教育の体系

〔出典：改訂「生きる力を育む小学校保健教育の手引き」平成31年文部科学省（2023.9.27）を基に筆者作成〕

3）中央教育審議会答申による新学習指導要領改訂の考え方

　学習指導要領改訂に先立ち、2016（平成28）年12月に中央教育審議会により「幼稚園、小学校、中学校、高等学校及び特別支援学校の学習指導要領等の改善及び必要な方策等について」の答申が示された。

　中央教育審議会答申における新学習指導要領改訂の考え方を図13-2に示す。改訂の要点として、次の3点があげられる。

⑴　学習指導要領等の枠組みの見直し

　【「学びの地図」としての枠組みづくりと、各学校における創意工夫の活性化】

　新しい学習指導要領は、以下の6点に沿って枠組みを考えていくことが必要となる。①「何ができるようになるか」（育成を目指す資質・能力）②「何を学ぶか」（教科等を学ぶ意義と、教科等間・学校段階間のつながりを踏まえた教育課程の編成）③「どのように学ぶか」（各教科等の指導計画の作成と実施、学習・指導の改善・充実）④「子ども一人一人の発達をどのように支援するか」（子どもの発達を踏まえた指導）⑤「何が身に付いたか」（学習評価の充実）⑥「実施するために何が必要か」（学習指導要領等の理念を実現するために必要な方策・新しい学習指導要領等の考え方を共有するため、総則の抜本的改善）

⑵　教育課程を軸に学校教育の改善・充実の好循環を生み出す「カリキュラム・マネジメント」の実現

　「社会に開かれた教育課程」の理念のもと、子どもたちに資質・能力を育んでいくためには、前項①～⑥に関わる事項を各学校が組み立て、家庭・地域と連携・協働しながら実施し、目の前の子どもたちの姿を踏まえながら不断の見直しを図ることが求められる。こうした「カリキュラム・マネジメント」は、以下の三つの側面から捉えることができる。①各教科等の教育内容を相互の関係で捉え、学校教育目標を踏まえた教科等横断的な視点で、その目標の達成に必要な教育の内容を組織的に配列していくこと。②教育内容の質の向上に向けて、子どもたちの姿や地域の現状等に関する調査や各種データ等に基づき、教育課程を編成し、実施し、評価して改善を図る一連のPDCAサイクルを確立すること。③教育内容と教育活動に必要な人的・物的資源等を、地域等の外部の資源も含めて活用しながら効果的に組み合わせること。

⑶　「主体的・対話的で深い学び」の実現【「アクティブ・ラーニング」の視点】

　子どもたちが、学習内容を人生や社会の在り方と結びつけて深く理解し、これからの時代に求められる資質・能力を身に付け、生涯にわたって能動的に学び続けることがで

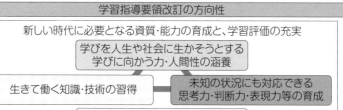

学習指導要領改訂の方向性

新しい時代に必要となる資質・能力の育成と、学習評価の充実

学びを人生や社会に生かそうとする
学びに向かう力・人間性の涵養

生きて働く知識・技術の習得

未知の状況にも対応できる
思考力・判断力・表現力等の育成

何ができるようになるか

よりよい学校教育を通じてよりよい社会を創るという目標を共有し、
社会と連携・協働しながら、未来の創り手となるために必要な資質・能力を育む
「社会に開かれた教育課程」の実現

各学校における「カリキュラム・マネジメント」の実現

何を学ぶか

新しい時代に必要となる資質・能力を踏まえた
教科・科目等の新設や目標・内容の見直し

小学校の外国語教育の教科化、高校の新科目「公共」の
新設など

各教科等で育む資質・能力を明確化し、目標や内容を構
造的に示す

学習内容の削減は行わない。

どのように学ぶか

主体的・対話的で深い学び（「アクティブ・
ラーニング」）の視点からの学習過程の改善

生きて働く知識・技術の習
得など、新しい時代に求め
られる資質・能力を育成

知識の量を削減せず、質の
高い理解を図るための
学習過程の質的改善

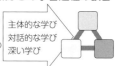

主体的な学び
対話的な学び
深い学び

図13-2　学習指導要領改訂の方向性

〔出典：文部科学省（2016）幼稚園、小学校、中学校、高等学校及び特別支援学校の学習指導要領等
の改善及び必要な方策等について（答申）【概要】、p6 https://www.mext.go.jp/component/b_menu/
shingi/toushin/__icsFiles/afieldfile/2017/01/20/1380902_4_1_1.pdf（2024.2.7アクセス）〕

きるよう、「主体的・対話的で深い学び」の実現に向けて、授業改善に向けた取組を活性化していくことが重要である。今回の改訂が目指すのは、学習の内容と方法の両方を重視し、子どもの学びの過程を質的に高めていくことである。単元や題材のまとまりの中で、子どもたちが「何ができるようになるか」を明確にしながら、「何を学ぶか」という学習内容と、「どのように学ぶか」という学びの過程を組み立てていくことが重要になる。

4）新学習指導要領改訂の基本的考え方

　前述の中央教育審議会答申に基づき、新学習指導要領が改訂された。今回の改訂では、①教育基本法、学校教育法などを踏まえ、これまでの学校教育の実践や蓄積を活かし、子どもたちが未来社会を切り拓くための資質・能力を一層確実に育成する。その際、子どもたちに求められる資質・能力とは何かを社会と共有し、連携する「社会に開かれた教育課程」を重視する。②知識及び技能の習得と思考力、判断力、表現力等の育成のバ

ランスを重視する今までの学習指導要領の枠組みや教育内容を維持した上で、知識の理解の質をさらに高め、確かな学力を育成する。③道徳教育の特別教科化などさらなる充実や体験活動の重視、体育・健康に関する指導の充実により、豊かな心や健やかな体を育成する。などを基本として実施することが求められている。

5）新学習指導要領総則に示された学校保健（小学校編）

①　各学校においては、教育基本法及び学校教育法その他の法令並びにこの章以下に示すところに従い、児童の人間として調和のとれた育成を目指し、児童の心身の発達の段階や特性及び学校や地域の実態を十分考慮して、適切な教育課程を編成するものとし、これらに掲げる目標を達成するよう教育を行うものとする。

　学校の教育活動を進めるにあたっては、各学校において、主体的・対話的で深い学びの実現に向けた授業改善を通して、創意工夫を生かした特色ある教育活動を展開する中で、児童に生きる力を育むことを目指すものとする。

②　道徳教育や体験活動、多様な表現や鑑賞の活動等を通して、豊かな心や創造性の涵（かん）養を目指した教育の充実に努めること。

　学校における道徳教育は、特別の教科である道徳（以下「道徳科」という。）を要として学校の教育活動全体を通じて行うものであり、道徳科はもとより、各教科、外国語活動、総合的な学習の時間及び特別活動のそれぞれの特質に応じて、児童の発達の段階を考慮して、適切な指導を行うこと。

　道徳教育は、教育基本法及び学校教育法に定められた教育の根本精神に基づき、自己の生き方を考え、主体的な判断の下に行動し、自立した人間として他者と共によりよく生きるための基盤となる道徳性を養うことを目標とすること。

③　学校における体育・健康に関する指導を、児童の発達の段階を考慮して、学校の教育活動全体を通じて適切に行うことにより、健康で安全な生活と豊かなスポーツライフの実現を目指した教育の充実に努めること。特に、学校における食育の推進並びに体力の向上に関する指導、安全に関する指導及び心身の健康の保持増進に関する指導については、体育科、家庭科及び特別活動の時間はもとより、各教科、道徳科、外国語活動及び総合的な学習の時間などにおいてもそれぞれの特質に応じて適切に行うよう努めること。

　また、それらの指導を通して、家庭や地域社会との連携を図りながら、日常生活において適切な体育・健康に関する活動の実践を促し、生涯を通じて健康・安全で活力

ある生活を送るための基礎が培われるよう配慮すること。

④　生活

　具体的な活動や体験を通して、身近な生活に関わる見方・考え方を生かし、自立し生活を豊かにしていくための資質・能力を育成することを目指す。

⑤　総合的な学習の時間

　探究的な見方・考え方を働かせ、横断的・総合的な学習を行うことを通して、よりよく課題を解決し、自己の生き方を考えていくための資質・能力を育成することを目指す。

⑥　特別活動

　集団や社会の形成者としての見方・考え方を働かせ、様々な集団活動に自主的、実践的に取り組み、互いのよさや可能性を発揮しながら集団や自己の生活上の課題を解決することを通して、資質・能力を育成することを目指す。

6）学校種別の保健学習の目標と内容

⑴　小学校体育科　保健領域

　体育や保健の見方・考え方を働かせ、課題を見付け、その解決に向けた学習過程を通して、心と体を一体として捉え、生涯にわたって心身の健康を保持増進し豊かなスポーツライフを実現するための資質・能力を育成することを目標とする。

①　その特性に応じた各種の運動の行い方及び身近な生活における健康・安全について理解するとともに、基本的な動きや技能を身に付けるようにする。

②　運動や健康についての自己の課題を見付け、その解決に向けて思考し判断するとともに、他者に伝える力を養う。

③　運動に親しむとともに健康の保持増進と体力の向上を目指し、楽しく明るい生活を営む態度を養うとし、引き続き体育と保健を関連させていく考え方を強調したものとしている。

　「保健の見方・考え方」とは、疾病や傷害を防止するとともに、生活の質や生きがいを重視した健康に関する観点を踏まえ、「個人及び社会生活における課題や情報を、健康や安全に関する原則や概念に着目して捉え、疾病等のリスクの軽減や生活の質の向上、健康を支える環境づくりと関連付けること」であると考えられる。小学校においては、特に身近な生活における課題や情報を、保健領域で学習する病気の予防やけがの手当の原則及び、健康で安全な生活についての概念等に着目して捉え、病気にかかったり、けが

をしたりするリスクの軽減や心身の健康の保持増進と関連付けることを意図している。

〔第1学年及び第2学年〕

　各種の運動遊びに進んで取り組み、きまりを守り誰とでも仲よく運動をしたり、健康・安全に留意したりし、意欲的に運動をする態度を養う。

〔第3学年及び第4学年〕

①　各種の運動の楽しさや喜びに触れ、その行い方及び健康で安全な生活や体の発育・発達について理解するとともに、基本的な動きや技能を身に付けるようにする。

②　自己の運動や身近な生活における健康の課題を見付け、その解決のための方法や活動を工夫するとともに、考えたことを他者に伝える力を養う。

③　健康の大切さに気付き、自己の健康の保持増進に進んで取り組む態度を養う。

〔第5学年及び第6学年〕

①　各種の運動の楽しさや喜びを味わい、その行い方及び心の健康やけがの防止、病気の予防について理解するとともに、各種の運動の特性に応じた基本的な技能及び健康で安全な生活を営むための技能を身に付けるようにする。

②　自己やグループの運動の課題や身近な健康に関わる課題を見付け、その解決のための方法や活動を工夫するとともに、自己や仲間の考えたことを他者に伝える力を養う。

③　健康・安全の大切さに気付き、自己の健康の保持増進や回復に進んで取り組む。

(2)　中学校　保健体育科保健分野

〔保健分野の目標〕

①　個人生活における健康や安全について理解するとともに、基本的な技能を身に付けるようにする。

②　健康についての自他の課題を発見し、よりよい解決に向けて思考し判断するとともに、他者に伝える力を養う。

③　生涯を通じて心身の健康の保持増進を目指し、明るく豊かな生活を営む態度を養う。

　　保健については、「保健の見方・考え方」を働かせて、三つの資質・能力を育成する観点から、健康に関する「知識・技能」、健康課題の発見・解決のための「思考力・判断力・表現力等」、主体的に健康の保持増進や回復に取り組む態度等の「学びに向かう力・人間性等」に対応した目標、内容に改善する。その際、健康な生活と疾病の予防、心身の発育・発達と心の健康、健康と環境、傷害の防止、社会生活と健康等の保健の基礎的な内容について、小学校、中学校、高等学校を通じて系統性のある指導ができるように示す必要がある。

としている。

　内容については、個人生活における健康に関する課題を解決することを重視する観点から、従前から示されていた中学校における基礎的な知識、ストレス対処や心肺蘇生法等の技能に関する内容、及び健康に関わる事象や健康情報から自他の健康に関する課題を発見し、よりよい解決に向けて取り組む思考力、判断力、表現力等の内容を示すこととした。その際、従前の内容を踏まえるとともに、個人生活における健康に関する課題を解決することを重視する観点から配列を見直し、「健康な生活と疾病の予防」「心身の機能の発達と心の健康」「傷害の防止」及び「健康と環境」の四つの内容で構成した。

(3)　高等学校保健体育科目「保健」

「保健」の目標

① 　個人及び社会生活における健康・安全について理解を深めるとともに、技能を身に付けるようにする。

② 　健康についての自他や社会の課題を発見し、合理的、計画的な解決に向けて思考し判断するとともに、目的や状況に応じて他者に伝える力を養う。

③ 　生涯を通じて自他の健康の保持増進やそれを支える環境づくりを目指し、明るく豊かで活力ある生活を営む態度を養う。

　　少子高齢化や疾病構造の変化による現代的な健康課題の解決に関わる内容や、ライフステージにおける健康の保持増進や回復に関わる内容及び一次予防のみならず、二次予防や三次予防に関する内容を改善するとともに、人々の健康を支える環境づくりに関する内容の充実を図る。また、「体育」と一層の関連を図り、心身の健康の保持増進や回復とスポーツとの関連等の内容等について改善を図る。改善に当たって、「保健」の技能について、心肺蘇生法等の応急手当を取り上げ、個人及び社会生活における健康・安全に関する基本的な技能を実習を取り入れて身に付けるよう指導することが重要である。

　「保健」においては、生涯にわたって健康を保持増進する資質・能力を育成することができ

るよう、「知識及び技能」「思考力、判断力、表現力等」「学びに向かう力、人間性等」に対応した目標、内容に改善すること。

〔出典：文部科学省（2018）高等学校学習指導要領（平成30年告示）解説 保健体育編 体育編、p9
https://www.mext.go.jp/content/1407073_07_1_2.pdf（2024.2.7アクセス）〕

保健の基礎的な内容について、小学校、中学校、高等学校を通じて系統性のある指導ができるように示す必要がある。

〔出典：文部科学省（2018）高等学校学習指導要領（平成30年告示）解説 保健体育編 体育編、p12
https://www.mext.go.jp/content/1407073_07_1_2.pdf（2024.2.7アクセス）〕

としている。表13-1に小学校から高等学校の指導内容を示す。

7）保健学習の実際
(1)　健康教育の担当者

保健教育は、学校の教育活動全般を通して行われる。そのためすべての教員が保健教育の担当者である。具体的には保健主事、養護教諭、栄養教諭、学級担任、教科担任が指導にあたる。養護教諭については教育職員免許法の一部改正により、1998（平成10）年から、3年以上勤務している場合は、「兼職発令」を受けて保健の授業を教諭（または講師）という立場で行うことができるようになっている。

(2)　学習評価

学習評価については、従来通り「観点別評価」で行う。今回の学習指導要領改訂では各教科等の目標や内容を「知識及び技能」、「思考力、判断力、表現力等」、「学びに向かう力・人間性等」の資質・能力の三つの柱で再整理し、観点別評価についても、これらの資質・能力に関わる「知識・技能」、「思考・判断・表現」、「主体的に学習に取り組む態度」の三観点について、学習指導要領に示す目標に準拠した評価として三段階（ABC）により実施。

①　「知識・技能」の評価

「知識・技能」の評価は、各教科等における学習の過程を通した個別の知識及び技能の習得状況について評価を行うとともに、それらを既有の知識及び技能と関連付けたり活用したりする中で、概念等として理解したり、技能を習得したりしているかについて評価する。このような考え方は、現行の「知識・理解」、「技能」の観点別評価と同じである。事実的な知識の習得を問う問題と、知識の概念的な理解を問う問題と

表13-1　小学校から高等学校における「保健領域」「保健分野」「保健」の系統表

	知識及び技能	思考力・表現力・判断力
小学校 第3学年	健康な生活（理解） （ア）健康の状態は、主体の要因や周囲の環境の要因が関わっている（イ）運動、食事、休養及び睡眠の調和のとれた生活と体の清潔（ウ）明るさの調節、換気などの生活環境	健康な生活について課題を見付け、その解決に向けて考え、表現する。
小学校 第4学年	体の発育・発達（理解） （ア）年齢に伴う体の変化と個人差（イ）思春期の体の変化・体つきの変化・初経、精通など・異性への関心の芽生え（ウ）体をよりよく発育・発達させるための生活	体がよりよく発育・発達するために、課題を見付け、その解決に向けて考え、表現する。
小学校 第5学年	心の発達及び不安や悩みへの対処（理解・簡単な対処） （ア）心の発達（イ）心と体との密接な関係（ウ）不安や悩みへの対処の知識及び技能	心の健康について、課題を見付け、その解決に向けて思考し判断するとともにそれらを表現する。
	けがの防止に関する次の事項（理解）けがなどの簡単な手当（ア）交通事故や身の回りの生活の危険が原因となって起こるけがの防止・周囲の危険に気付く・的確な判断の下に安全に行動する・環境を安全に整える（イ）けがなどの簡単な手当の知識及び技能	けがを防止するために、危険の予測や回避の方法を考え、それらを表現する。
小学校 第6学年	病気の予防（理解） （ア）病気の起こり方（イ）病原体が主な要因となって起こる病気の予防・病原体が体に入るのを防ぐ・病原体に対する体の抵抗力を高める（ウ）生活習慣病など生活行動が主な要因となって起こる病気の予防・適切な運動、栄養の偏りのない食事をとる・口腔の衛生を保つ（エ）喫煙、飲酒、薬物乱用と健康・健康を損なう原因（オ）地域の保健に関わる様々な活動	病気を予防するために、課題を見付け、その解決に向けて思考し判断するとともに、それらを表現する。
中学校 第1学年	健康な生活と疾病の予防（理解） （ア）健康は、主体と環境の相互作用の下に成り立っている。疾病は、主体の要因と環境の要因が関わり合って発生する（イ）年齢、生活環境等に応じた運動、食事、休養及び睡眠の調和のとれた生活	健康な生活と疾病の予防について、課題を発見し、その解決に向けて思考し判断するとともに、それらを表現する。
	心身の機能の発達と心の健康（理解）ストレスへの対処。 （ア）身体機能の発達と個人差（イ）生殖に関わる機能の成熟と適切な行動（ウ）精神機能の発達と自己形成（エ）欲求やストレスの心身への影響と欲求やストレスへの対処の知識及び技能	心身の機能の発達と心の健康について、課題を発見し、その解決に向けて思考し判断するとともに、それらを表現する。
中学校 第2学年	健康な生活と疾病の予防（理解） （ウ）生活習慣病などの予防・運動不足、食事の量や質の偏り、休養や睡眠の不足などの生活習慣の乱れが主な要因・適切な運動、食事、休養及び睡眠の調和のとれた生活の実践（エ）喫煙、飲酒、薬物乱用と健康・心身に様々な影響・健康を損なう原因・個人の心理状態や人間関係、社会環境が影響	健康な生活と疾病の予防について、課題を発見し、その解決に向けて思考し判断するとともに、それらを表現する。

	知識及び技能	思考力・表現力・判断力
中学校 第2学年	傷害の防止（理解）、応急手当 （ア）交通事故や自然災害などによる傷害は、人的要因や環境要因などが関わって発生する（イ）交通事故などによる傷害の防止・安全な行動・環境の改善（ウ）自然災害による傷害の防止・災害発生時と二次災害・災害に備えておく・安全に避難する（エ）応急手当・傷害の悪化の防止・心肺蘇生法などの応急手当の知識及び技能	傷害の防止について、危険の予測やその回避の方法を考え、それらを表現する。
中学校 第3学年	健康な生活と疾病の予防（理解） （オ）感染症の予防・病原体が主な要因・発生源をなくす・感染経路を遮断する・主体の抵抗力を高める（カ）健康の保持増進や疾病の予防のための個人や社会の取組・保健・医療機関の有効利用・医薬品の正しい使用法	健康な生活と疾病の予防について、課題を発見し、その解決に向けて思考し判断するとともに、それらを表現する。
	健康と環境（理解） （ア）身体の適応能力とそれを超えた環境による健康影響、快適で能率のよい生活を送る環境の範囲（イ）飲料水や空気と健康との関わり、飲料水や空気の衛生的管理（ウ）生活によって生じた廃棄物の衛生的な処理	健康と環境に関する情報から課題を発見し、その解決に向けて思考し判断するとともに、それらを表現する。
高等学校 入学年次 及び 次の年次	現代社会と健康（理解） （ア）健康の考え方・国民の健康課題・主体と環境の相互作用　現代社会と健康について理解を深める。 （イ）現代の感染症とその予防 　・個人の取組及び社会的な対策 （ウ）生活習慣病などの予防と回復 　・運動、食事、休養及び睡眠の調和のとれた生活 　・疾病の早期発見及び社会的な対策 （エ）喫煙、飲酒、薬物乱用と健康 　・個人や社会環境への対策 （オ）精神疾患の予防と回復 　・運動、食事、休養及び睡眠の調和のとれた生活 　・疾病の早期発見及び社会的な対策	安全な社会生活について、安全に関する原則や概念に着目して危険の予測やその回避の方法を考え、それらを表現する。
	安全な社会生活（理解）、応急手当を適切にする。 （ア）安全な社会づくり　・環境の整備と個人の取組 （イ）応急手当・傷害や疾病の悪化の軽減・正しい手順や方法・応急手当の速やかな実施	安全な社会生活について、安全に関する原則や概念に着目して危険の予測やその回避の方法を考え、それらを表現する。
	生涯を通じる健康（理解） （ア）生涯の各段階における健康 　・生涯の各段階の健康課題に応じた自己の健康管理及び環境づくり （イ）労働と健康 　・労働環境の変化に起因する傷害や職業病などを踏まえた適切な健康管理及び安全管理	生涯を通じる健康に関する情報から課題を発見し、健康に関する原則や概念に着目して解決の方法を思考し判断するとともに、それらを表現する。

	知識及び技能	思考力・表現力・判断力
高等学校 入学年次 及び 次の年次	健康を支える環境づくり（理解） （ア）環境と健康 　・人間の生活や産業活動は、自然環境を汚染し健康に影響を及ぼす。 　・学校や地域の環境を健康に適したものとするよう基準が設定されている （イ）食品と健康 　・食品の安全性を確保する基準の設定 （ウ）保健・医療制度及び地域の保健・医療機関 　・保健・医療制度や地域の保健所、保健センター、医療機関などの適切な活用　・医薬品の有効性や安全性の審査　・販売には制限があること　・疾病からの回復や悪化の防止　・医薬品の正しい使用 （エ）健康に関する環境づくりと社会参加 　・健康に関する環境づくり 　・適切な健康情報の活用	健康を支える環境づくりに関する情報から課題を発見し、健康に関する原則や概念に着目して解決の方法を思考し判断するとともに、それらを表現する。

〔出典：文部科学省(2018)高等学校学習指導要領(平成30年告示)解説 保健体育編 体育編(内容を元に著者作成)
https://www.mext.go.jp/content/1407073_07_1_2.pdf （2024.2.7アクセス）〕

のバランスに配慮したペーパーテストの工夫改善、児童生徒の文章による説明や、観察・実験、式やグラフでの表現など、実際に知識や技能を用いる場面を設けるなど、多様な方法を各教科等の特質に応じて適切に取り入れる。

② 「思考・判断・表現」の評価

　「思考・判断・表現」の評価は、各教科等の知識及び技能を活用して課題を解決する等のために必要な思考力、判断力、表現力等を身に付けているかどうかを評価する。ペーパーテストのみならず、論述やレポート、発表、グループでの話合い、作品の制作や表現等の多様な活動を取り入れたり、それらを集めたポートフォリオを活用したりするなど、各教科等の特質に応じて評価方法を工夫する。

③ 「主体的に学習に取り組む態度」の評価

　「学びに向かう力、人間性等」には、①「主体的に学習に取り組む態度」として観点別評価を通じて見取ることができる部分と、②観点別評価や評定にはなじまず個人内評価を通じて見取る部分があることに留意が必要である。「学びに向かう力、人間性等」の涵養を図ることは、生涯にわたり学習する基盤を形成する上で極めて重要である。したがって「主体的に学習に取り組む態度」の評価とそれに基づく学習や指導の改善を考える際にも生涯にわたり学習する基盤を培う視点を持つことが重要である。単に継続的な行動や積極的な発言等を行うなど、性格や行動面の傾向を評価するというこ

とではなく、知識及び技能を獲得したり、思考力、判断力、表現力等を身に付けたりするために、自らの学習状況を把握し、学習の進め方について試行錯誤するなど自らの学習を調整しながら、学ぼうとしているかどうかという意思的な側面を評価することが重要である。

次の表（表13-2）は、各教科等の評価の観点のイメージである。

表13-2　各教科等の評価の観点のイメージ

観点（例） ※具体的な観点の書きぶりは、各教科等の特質を踏まえて検討	知識・技能	思考・判断・表現	主体的に学習に取り組む態度
各観点の趣旨のイメージ（例） ※具体的な記述については、各教科等の特質を踏まえて検討	（例） ○○を理解している／○○の知識を身に付けている ○○することができる／○○の技術を身に付けている	（例） 各教科等の特質に応じ育まれる見方や考え方を用いて探求することを通じて、考えたり判断したり表現したりしている	（例） 主体的に知識・技能を身に付けたり、思考・判断・表現をしようとしたりしている

（平成28年3月14日 総則・評価特別部会配付資料）
〔出典：文部科学省（2016）幼稚園、小学校、中学校、高等学校及び特別支援学校の学習指導要領等の改善及び必要な方策等について（答申）補足資料、p15 https://www.mext.go.jp/component/b_menu/shingi/toushin/__icsFiles/afieldfile/2017/01/20/1380902_4_1_1.pdf （2024.2.7アクセス）〕

引用参考文献

1）文部省（1988）文部省体育局長通知「健康教育の推進と学校健康教育課の設置について」
https://warp.ndl.go.jp/info:ndljp/pid/11293659/www.mext.go.jp/b_menu/hakusho/nc/t19880701003/t19880701003.html （2024.2.7アクセス）

2）中央教育審議会（2016）幼稚園、小学校、中学校、高等学校及び特別支援学校の学習指導要領等の改善及び必要な方策等について（答申）
https://www.mext.go.jp/b_menu/shingi/chukyo/chukyo0/toushin/__icsFiles/afieldfile/2017/01/10/1380902_0.pdf （2024.2.7アクセス）

3）文部科学省、学習指導要領とは
https://www.mext.go.jp/a_menu/shotou/new-cs/idea/1304372.htm （2024.2.7アクセス）

4）渡邉正樹編著（2019）学校保健概論、光生館、pp161-174

5）徳山美智子、竹鼻ゆかり、三村由香里、上村弘子編著（2020）新版学校保健　チームとして学校で取り組むヘルスプロモーション、東山書房、pp152-161

6）岡田加奈子、河田史宝編著（2016）養護教諭のための現代の教育ニーズに対応した養護学概論－理論と実践－、東山書房、pp176-189

7）中央教育審議会初等中等教育分科会教育課程部会（2016）児童生徒の学習評価の在り方について（報告）の概要

https://www.mext.go.jp/component/b_menu/shingi/toushin/__icsFiles/afieldfile/2019/04/17/1415602_2_1_1.pdf（2020.12.22アクセス）

8）中央教育審議会（2016）幼稚園、小学校、中学校、高等学校及び特別支援学校の学習指導要領等の改善及び必要な方策等について（答申）補足資料

https://www.mext.go.jp/component/b_menu/shingi/toushin/__icsFiles/afieldfile/2017/01/20/1380902_4_1_1.pdf（2020.10.17アクセス）

9）文部科学省（2017）小学校学習指導要領解説

https://www.mext.go.jp/a_menu/shotou/new-cs/1387014.htm（2020.10.24アクセス）

10）文部科学省（2017）中学校学習指導要領解説

https://www.mext.go.jp/a_menu/shotou/new-cs/1387016.htm（2020.10.24アクセス）

11）文部科学省（2018）高等学校学習指導要領解説

https://www.mext.go.jp/a_menu/shotou/new-cs/1407074.htm（2020.10.24アクセス）

② ○○中学校「保健体育」(保健分野) 学習指導案

1) 日　時　　○○年　○月　○日 (○曜日) 第○時限 (50分)

2) 対象学級　　○○中学校　第3学年○組 (　○○名)

3) 単 元 名

健康な生活と疾病の予防 (感染症の予防)

4) 単元の目標

① 感染症の原因とその予防について理解し、日常生活に役立つ知識と技能を身に着けることができる。

② 感染症の原因とその予防について、知識を活用した学習活動などにより、意見、資料などを基に伝え合うことができる。

③ 感染症の原因とその予防について、関心を持ち学習活動に意欲的に取り組むことができる。

5) 単元の評価規準

知識・技能	思考・判断・表現	主体的に学習に取り組む態度
感染症の原因とその予防について理解し、知識を身に付けている	感染症の原因とその予防について仲間との意見交換を行い、科学的に考え実践に向けての方法を選択している	感染症の原因とその予防について仲間と協力し資料等を活用し課題について意欲的に取り組もうとしている

6) 単元について

⑴　単元観

　感染症は病原体が主な要因となって発症する疾病であり、感染症の多くは発生源をなくすこと、感染経路を遮断すること、主体の抵抗力を高めることにより予防できることを理解できるようにする必要がある。

　感染症の予防には、消毒や殺菌等により発生源をなくすこと、周囲の環境を衛生的に保つことにより感染経路を遮断すること、栄養状態を良好にしたり、予防接種の実施により免疫を付けたりするなど身体の抵抗力を高めることが有効であることを理解させる

必要がある。

(2) **生徒観**

　本学の生徒は、日頃からグループワークに積極的に取り組んでおり、意見交流の場を積んできている。そのため、自分の考えを伝える事ができ、また中学3年生であることから学習に対する意識が高く、授業に集中することができる生徒が多い。しかし、自分の意見を伝える事に集中し相手や周りの生徒に対する気遣いなく、一方的に関わってしまう生徒もいる。そのため、平等に発言し、聞くことができるグループワークを行うために発言者以外はメモをとるなどの取り組みを行う必要がある。

(3) **指導観**

　指導にあたっては、感染症とその予防について正しい知識を学ばせることが必要である。コロナウイルス感染症を例に挙げ、手洗いやマスクの着用、予防接種の実施など自身の生活体験と感染症の予防を関連付け、グループ学習を取り入れて、意見交流を行うことによってさらに自身の考えを深めさせたい。

7）指導と評価の計画（全4時間）

次	時	ねらい・学習活動	評価規準			評価方法
			知識技能	思考・判断・表現	態度	
1	1	感染症の広がり方 感染症の原因となる病原体とそれらの感染症の広がり方について理解することができる	○			・授業観察 ・ワークシート
	2	感染症の予防【本時】 病原体の感染リスクの軽減のために気をつけるべきことについて理解し、自身が行っている予防策を共有することができる		◎	○	・授業観察 ・ワークシート ・グループワーク
	3	性感染症の予防 性感染症の感染経路について理解し、感染しないための予防法を考えることができる	○	◎		・授業観察 ・ワークシート ・グループワーク
	4	エイズの予防 エイズの病原体と予防策について理解し、感染しないための予防法を考えることができる	○	◎		・授業観察 ・ワークシート ・グループワーク

8）本時案（第○次 第○時）

(1) 本時の目標

感染のリスクを軽減するための予防対策について理解し、自身の生活を見直すことができる。

(2) 準備物

教科書（東京書籍）・ワークシート

(3) 展開

		学習活動と内容	指導上の留意点・支援	評価規準・評価方法
導入 （5分）		1．挨拶・出欠確認 2．本時のめあてを確認する	本時のねらいを確認させる	
		本時のめあて　感染症の予防について考えよう		
		3．前時の復習を行う	感染症の原因となる病原体と感染経路の確認 ・細菌、ウイルス ・飛沫感染、経口感染など	【主体的に学習に取り組む態度】 授業観察
		4．感染症を防ぐために個人が行っている予防策をワークシートに記入する	コロナウイルス感染症を例に挙げ、自分は感染予防のために何を行ったかを考え、ワークシートに記入させる 例）マスクをつける、手指消毒、手洗いうがいなど	【思考・判断・表現】 ワークシート
展開 （40分）		5．感染症の予防対策について	教科書の感染症のリスクを軽減させる方法を見て確認する ・発生源をなくすこと ・感染経路を断つこと ・身体に備わる抵抗力を高める	授業態度
		6．感染症の予防対策について各自でワークシートに記入し、それをグループで発表する 発生源をなくす対策 感染経路を断つ方法 身体に備わる抵抗力を高める方法	机間巡視しながら記入できているか確認する 3つの対策について、生徒が記入したものを各グループ間で発表させる ○発生源をなくす対策 　病原体の種類によって消毒する、加熱すべきものはしっかりと火を通すなど ○感染経路を断つ方法 　石けんで十分手洗いをする 　人混みを避けるなど ○身体に備わる抵抗力を高める 　日頃から体力や抵抗力を高める、予防接種など	【思考・判断・表現】 【主体的に学習に取り組む態度】 授業観察 ワークシート

	7. 各グループの代表が意見を まとめて発表する	それぞれの予防対策について 発表させる	【主体的に学習に取り組む態度】 授業観察
	8. 予防接種を受ける事ができ る感染症を発表する	積極的に授業参加できているか を観察しながら進める 自分が接種した感染症を発表さ せる。例）インフルエンザ、コ ロナウイルス、日本脳炎など	
	9. 予防接種の効果について	予防接種の仕組みについて説明 する。無毒化、弱毒化した抗原 ワクチンを投与することによっ て、ワクチンに対しての免疫記 憶が成立する	
まとめ （5分）	10. 本時のまとめ	私たちが、日常生活でできる感 染予防について考えさせる	
	11. 本日の学びをワークシート に記入する	本日の感想、疑問点を記入させ る	【思考・判断・表現】 ワークシート

引用参考文献

1）文部科学省（2017）中学校学習指導要領解説、保健体育編、

　　https://www.mext.go.jp/content/20210113-mxt_kyoiku01-100002608_1.pdf（2023.12.10アクセ ス）

2）岡本陽子、郷木義子編著（2021）最新学校保健、初版、ふくろう出版

3）植田誠治、杉崎弘周、今関豊一（2022）中学校・高等学校　保健科教育法、初版、建帛社

4）広島県教育センター　学習指導案例集、中学校　保健体育（2006）

　　https://www.hiroshima-c.ed.jp/web/an/j/tai/index-tai.html　（2023.12.10アクセス）

第14章 学校保健計画・学校安全計画と学校組織活動

学習の目標

1. 学校保健は学校保健計画に基づき、学校安全は学校安全計画に基づき、計画的に実施する必要があることを学ぶ。

2. 学校保健計画及び学校安全計画は、校長、保健主事、養護教諭、栄養教諭、教諭をはじめとするすべての教職員がかかわりながら組織的に実施する必要があることを学ぶ。

3. 学校保健組織活動には、教職員の保健組織、児童・生徒保健委員会、PTA保健委員会、学校保健委員会などが、学校安全組織活動には、教職員の安全組織、地域学校安全委員会などがあることを学ぶ。

① 学校保健計画・学校安全計画と学校組織活動

近年、学校現場における児童生徒等を取り巻く環境の変化や進展に伴い、安全で安心な環境の在り方を時代の変化に合わせて見直していくことが必要とされている。養護教諭は、児童生徒の安全と健康に関連する職務が多くあり、重要な役割を担っている。

学校保健計画と学校安全計画を年度ごとに作成することが法的に定められている。作成した計画については、学校組織活動の一環として、学校長をはじめとする全ての教職員、保護者、地域住民や関係機関と連携し計画作成時に明確にした目標の達成に向けて実施・評価し改善していかなければならない。

また、児童生徒に対する指導や保健に関する事項については保健管理に関する事項、保健教育に関する事項、組織活動に関する事項などを児童生徒の健康実態に合わせて具体的に計画していく。なお、作成手順および評価については、学校ごとの健康課題から学校の健康目標を設定し、保健主事が中心となり養護教諭や関連職員の協力を得ながら、児童生徒の健康実態に合わせた学校独自の具体的で実施可能な学校保健計画を作成する。学校保健計画実施後の評価は、学校経営評価の一部であり次年度の計画や活動内容に有効に活用し、目標達成を目指す過程についても評価することが望ましい。

学校保健安全法第5条
「教育委員会は、学校における生徒の保健に関する計画を策定し、これを実施するため必要な措置を講ずるとともに、生徒の保健に関し必要な指導を行うものとする。」

学校保健安全法第27条
(学校安全計画の策定等)
「学校においては、児童生徒等の安全の確保を図るため、当該学校の施設及び設備の安全点検、児童生徒等に対する通学を含めた学校生活その他の日常生活における安全に関する指導、職員の研修その他学校における安全に関する事項について計画を策定し、これを実施しなければならない。」

1) 学校保健計画

　保健主事が作成の中心となり、適切な実施を推進することが重要である。学校における保健管理と保健教育、学校保健委員会などの組織活動など学校保健活動の年間を見通した総合的な基本計画となるよう作成しなければならない。計画の内容として以下の表に記載する。

表14-1　学校保健計画の内容

項　　目	内　　容
保健管理に関する事項	・健康観察 ・健康相談 ・保健指導 ・健康診断（保健調査）及び事後措置 ・疾病予防 ・環境衛生検査及び日常における環境衛生管理 ・その他必要な事項
保健教育に関する事項	・体育科・保健体育科の保健に関する学習 ・関連する教科における保健に関する学習 ・特別活動（学級活動・ホームルーム活動、児童会活動・生徒会活動、学校行事）における保健に関する学習 ・総合的な学習（探究）の時間における保健に関する学習 ・日常生活における指導及び子供の実態に応じた個別指導
組織活動に関する事項	・学校内における組織活動 ・学校保健に必要な校内研修 ・家庭、地域社会との連携 ・学校保健委員会 ・その他必要な事項

2）学校安全計画

　学校において必要とされる安全に関する具体的な実施計画であり、毎年度、児童生徒の実態に応じた目標の設定と計画を作成する。各学校が作成する学校安全計画において、

① 　学校の施設設備の安全点検

② 　児童生徒等に対する通学を含めた学校生活その他の日常生活における安全指導

③ 　教職員に対する研修に関する事項を必要的記載事項

として位置付けたものであること。計画の内容として以下の表に記載する。

　また、学校安全目標を設定し、児童生徒の実態に合わせた学校独自の具体的で実施可能な学校安全計画を作成し、実施後の評価については、計画－実施－評価－改善サイクルの中で定期的に計画の内容や取り組みを評価し、課題を改善し次年度の計画に組み込み、学校安全活動を充実させる必要がある。

表14-2　学校安全計画の内容

項　　　目	内　　　容
安全教育に関する事項	(1) 　学年別・月別の関連教科等における安全に関する指導事項 (2) 　学年別・月別の指導事項 ① 　特別活動における指導事項 ・学級活動（ホームルーム活動）における指導事項 　（生活安全、交通安全、災害安全の内容についての題材名等） ・学校行事（避難訓練、交通安全教室などの安全に関する行事）における指導事項 ・部活動等での安全に関して予想される活動に関する指導事項 ② 　課外における指導事項 ③ 　個別指導に関する事項 (3) 　その他必要な事項
安全管理に関する事項	(1) 　生活安全 ・施設・設備、器具・用具等の安全点検 ・各教科等、部活動、休み時間その他における学校生活の安全のきまり・約束等の設定、安全を確保するための方法等に関する事項 ・生活安全に関する意識や行動、事件・事故の発生状況等の調査 ・校内及び地域における誘拐や傷害などの犯罪被害防止対策及び緊急通報等の体制に関する事項 ・その他必要な事項 (2) 　交通安全 ・自転車、二輪車、自動車（定時制高校の場合）の使用に関するきまりの設定 ・交通安全に関する意識や行動、交通事故の発生状況等の調査 ・その他必要な事項

安全管理に関する事項	(3) 災害安全 　・防災のための組織づくり、連絡方法の設定 　・避難場所、避難経路の設定と点検・確保 　・防災設備の点検、防災情報の活用方法の設定 　・防災に関する意識や行動、過去の災害発生状況等の調査 　・その他必要な事項 　※災害安全では、自然災害以外の火災や原子力災害なども取り上げること。 　※危機管理マニュアルの整備に関する事項については、不審者の侵入事件や防災をはじめ各学校の実情に応じて取り上げること。 (4) 通学の安全 　・通学路の設定と安全点検 　・通学に関する安全のきまり・約束等の設定 　※交通安全の観点や、誘拐や傷害などの犯罪被害防止という生活安全の観点、災害発生時の災害安全の観点を考慮すること。

3）学校組織活動

　学校保健計画、学校安全計画のみならず、全ての学校保健活動の実施において教職員の役割分担と連携は全教員の共通理解と家庭、地域の関係機関・団体等及び学校相互の連携や情報交換を密にし、児童生徒へ教育を実施する必要がある。学校保健にかかわる組織活動としては、教職員の保健組織、児童・生徒保健委員会、PTA保健委員会、学校保健委員会など、学校安全に係る組織活動としては、教職員の安全組織、地域学校安全委員会などがある。

引用参考文献

文部科学省（2022）第3次学校安全の推進に関する計画について

学校安全参考資料（2010）「生きる力」をはぐくむ学校での安全教育

文部科学省（2010）保健主事のための実務ハンドブック

学校保健計画・学校安全計画と学校保健組織活動の実際

令和○年度　学校保健年間計画例（小学校）

	保健目標	学校保健関連行事	保　健　管　理	
			対人管理	対物管理
4	・自分の体の発育状態や健康状態について知ろう	・定期健康診断 ・大掃除	・保健調査 ・健康観察の確認と実施 ・健康相談 ・健康診断の計画と実施と事後措置（身体測定・内科検診、歯科検診、視力検査、聴力検査等） ・結核健診、運動器検診の問診 ・有所見者の生活指導 ・手洗いの励行	・清掃計画配布 ・大掃除 ・飲料水等の水質及び施設・設備の検査 ・雑用水の水質及び施設・設備の検査 ・黒板面の色彩の検査
5	・運動会を元気に迎えよう ・しっかり朝ごはんを食べよう	・定期健康診断 ・運動会 ・新体力テスト ・避難訓練	・健康観察の実施（強化） ・健康相談 ・健康診断の実施と事後措置（結核検診、耳鼻科検診、眼科検診、尿検査等） ・有所見者の生活指導 ・運動会前の健康調査と健康管理	・照度・まぶしさ、騒音レベルの検査 ・運動場の整備
6	・歯を大切にしよう ・梅雨時の健康に気をつけよう	・歯と口の健康週間 ・プール開き ・心肺蘇生法	・健康観察の実施 ・健康相談 ・歯と口の健康の取組 ・水泳時の救急体制と健康管理 ・食中毒・感染症予防 ・熱中症予防	・水泳プールの水質及び施設・設備の衛生状態の検査
7	・夏を健康に過ごそう	・第1回学校保健委員会 ・個人懇談 ・大掃除	・健康観察の実施 ・健康相談 ・水泳時の救急体制と健康管理 ・夏休みの健康生活指導と健康管理	・換気、温度、相対湿度、浮遊粉じん、気流、一酸化炭素及び二酸化窒素の検査 ・ネズミ、衛生害虫等の検査 ・水泳プールの水質の検査 ・揮発性有機化合物の検査 ・ダニ又はダニアレルゲンの検査 ・清掃用具の点検・整備
8 9	・生活リズムを整えよう ・体力をつけよう	・身長・体重測定 ・プール納め ・避難訓練 ・修学旅行6年 ・健康相談	・健康観察の実施（強化） ・健康相談 ・夏休みの健康調査 ・疾病治療状況の把握 ・修学旅行前の健康調査と健康管理 ・手洗いの励行	・日常点検の励行
10	・目を大切にしよう ・姿勢をよくしよう	・目の愛護デー ・視力検査 ・就学時の健康診断 ・野外活動5年	・健康観察の実施 ・健康相談 ・目の健康について ・正しい姿勢について ・就学時の健康診断の協力 ・宿泊前の健康調査と健康管理	・照度、まぶしさ、騒音レベルの検査 ・雑用水の水質及び施設・設備の検査
11	・寒さに負けない体をつくろう	・いい歯の日	・健康観察の実施 ・健康相談 ・屋外運動の奨励と運動後の汗の始末 ・かぜやインフルエンザの予防 ・歯と口の健康の取組	
12	・室内の換気に注意しよう	・個人懇談 ・大掃除	・健康観察の実施 ・健康相談 ・かぜの罹患状況把握 ・室内の換気及び手洗いの励行 ・冬休みの健康生活指導と健康管理	・大掃除の実施の検査
1	・外で元気に遊ぼう	・身長・体重測定 ・健康相談 ・避難訓練	・健康観察の実施（強化） ・健康相談 ・冬休みの健康調査 ・屋外運動の奨励と運動後の汗の始末 ・かぜの罹患状況把握 ・疾病治療状況の把握	・日常点検の励行 ・換気、温度、相対湿度、浮遊粉じん、気流、一酸化炭素及び二酸化窒素の検査 ・雨水の排水溝等、排水の施設・設備の検査 ・ストーブ管理
2	・かぜ、インフルエンザを防ごう	・第2回学校保健委員会 ・新入生説明会、一日入学	・健康観察の実施 ・健康相談 ・屋外運動の奨励 ・かぜの罹患状況把握 ・室内の換気及び手洗いの励行	・ストーブ管理
3	・一年間の健康生活を振り返ろう	・耳の日 ・大掃除	・健康観察の実施 ・一年間の健康生活の反省 ・春休みの健康生活指導と健康管理 ・新年度の計画	・大掃除の実施の検査 ・保健室の整備 ・学校環境衛生検査結果等のまとめと次年度への課題整理 ・清掃用具の点検・整備

保　　健　　教　　育				組　織　活　動
教科等	特別活動		個別・日常指導	
	学級活動	児童会活動		
・社会「人々の健康や生活環境を支える事業」（4年） ・道徳「規則正しい生活」（1年）	・健康診断の目的・受け方 ・保健室の利用の仕方	・組織づくりと年間計画作成 ・係分担	・健康診断の目的と受け方 ・保健室の利用の仕方 ・身体・衣服の清潔 ・トイレの使い方 ・手洗いの仕方	・組織づくり（職員保健部、PTA保健部、学校保健委員会等） ・保健だより等の発行（毎月）
・体育「心の健康」（5年） ・理科「人の体のつくりと運動」（4年） ・道徳「節度ある生活」（3年）	・せいけつな体（2年）	・歯と口の健康週間の計画	・歯みがきの仕方 ・基本的な生活習慣 ・遊具の正しい遊び方 ・光化学スモッグ、PM2.5	・職員保健部会
・体育「病気の予防」（6年） ・家庭「日常着の快適な着方」（6年） ・道徳「生きることのすばらしさ」（2年）	・むし歯をふせごう（2年）	・歯と口の健康週間の活動 ・梅雨時の過ごし方 ・保健集会①	・むし歯の予防 ・手洗いの仕方 ・雨の日の過ごし方 ・食中毒の予防 ・体の清潔、プール ・光化学スモッグ、PM2.5	・第1回学校保健委員会の開催 ・職員保健部会 ・PTA保健部会 ・心肺蘇生法講習会
・体育「健康な生活」（3年） ・家庭「季節の変化に合わせた生活の大切さや住まい方」（6年）	・薬物乱用防止教育（5、6年）	・1学期の反省 ・保健集会②	・望ましい食生活 ・夏に多い病気の予防 ・歯みがき指導 ・夏の健康	・職員保健部会 ・個人懇談
・社会「我が国の国土の自然環境と国民生活」（5年） ・社会「人々の健康な生活や生活環境」（4年） ・総合的な学習の時間「目指せ生き生き健康生活」（6年）	・よい姿勢（2年）	・2学期の活動計画 ・目の愛護デーの計画	・積極的な体力づくり ・基本的な生活習慣 ・運動後の汗の始末 ・歯みがき指導	・職員保健部会 ・夏休みの健康状況把握
・体育「体の発育・発達」（4年） ・理科「動物の誕生」（5年）	・目を大切にしよう（4年）	・目の愛護デーの活動 ・保健集会③	・目の健康 ・正しい姿勢 ・けがの防止 ・積極的な体力づくり	・職員保健部会 ・学校保健に関する校内研修
・家庭「快適な住まい方の工夫」（6年） ・道徳「生命の尊さを知る」（4年）	・みんなが輝く学級生活をつくるために（4年） ・永久歯を守ろう（3年）	・かぜ・インフルエンザ予防ポスターの作成 ・いい歯の日の活動	・かぜ・インフルエンザの予防 ・手洗いの指導	・第2回学校保健委員会の開催 ・職員保健部会 ・地域の健康祭りへの参加
・理科「人の体のつくりと働き」（6年） ・道徳「生命の尊重」（6年）	・健康な生活をつづけるために（6年）	・かぜ・インフルエンザ予防の啓発活動 ・2学期の反省	・かぜ・インフルエンザの予防 ・冬の健康生活 ・冬休みの健康生活 ・手洗いの指導	・職員保健部会 ・地区懇談会 ・個人懇談
・家庭「食事の役割」（5年） ・道徳「節度を守り節制のある生活」（5年）	・からだのせいけつ（1年）	・かぜ・インフルエンザ予防の啓発活動	・かぜ・インフルエンザの予防 ・外遊びについて ・歯みがき指導 ・手洗いの指導	・職員保健部会 ・冬休みの健康状況把握
・体育「けがの防止」（5年） ・生活「家庭生活：自分でできること」（1年）	・いのちのつながり（3年）	・耳の日の計画 ・保健集会④	・かぜ・インフルエンザの予防 ・外遊びについて ・歯みがき指導 ・手洗いの指導	・職員保健部会 ・第3回学校保健委員会の開催
・生活「家庭生活：自分の役割」（2年）	・早ね早おき朝ごはん（1年）	・耳の日の活動 ・1年間の反省	・耳の病気と予防 ・1年間の健康生活の反省	・職員保健部会 ・1年間のまとめと反省

〔参考・引用資料：「学校保健の課題とその対応－養護教諭の職務等に関する調査結果から－令和2年度改訂」（公財）日本学校保健会（令和3年3月）〕

第15章　特別支援を要する子ども

学習の目標
1．学校教育法関係法規に示される特別支援学校への位置づけを理解する。
2．特別支援学校に就学するまでの流れを理解する。
3．特別支援を要する子どもの教育環境・配慮点を理解する。

① 特別支援学校とは

文部科学省は、「特別支援教育」について次のように定義している。

　「特別支援教育」とは、障害のある幼児児童生徒の自立や社会参加に向けた主体的な取組を支援するという視点に立ち、幼児児童生徒一人一人の教育的ニーズを把握し、その持てる力を高め、生活や学習上の困難を改善又は克服するため、適切な指導及び必要な支援を行うものです。平成19年4月から、「特別支援教育」が学校教育法に位置づけられ、すべての学校において、障害のある幼児児童生徒の支援をさらに充実していくこととなりました。

　2006（平成18）年までは「養護学校」としていた名称は、「特別支援学校」となった。特別支援教育の本格的実施（平成18年3月学校教育法等改正）により、「特殊教育」から「特別支援教育」へ、盲・聾・養護学校から特別支援学校、特別支援学校のセンター的機能や小中学校における特別支援教育等が付された。
　また岡山県の特別支援教育のパンフレットには、多様な学びの場を示している。特別支援学校では、対象を視覚障害、聴覚障害、知的障害、肢体不自由、病弱としており（図15-1）さらに個別と集団の支援など多様性を示している。
　特別支援学校・特別支援学級・通級による指導の対象となる障害の種類及び程度は、表15-1に示すとおりである。特別支援学校を対象とする障害は、主に視覚障害・聴覚障害・知的障害・肢体不自由・病弱教育に分かれている。

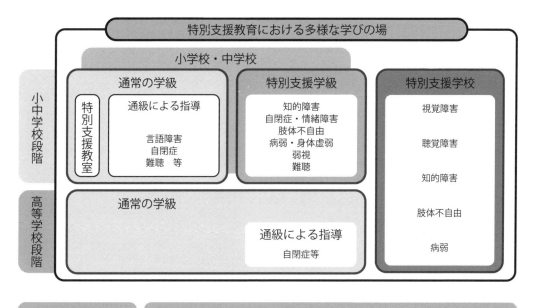

図15-1　特別支援教育における多様な学びの場と支援の形態

〔出典：岡山県教育委員会　文部科学省　特別支援教育ガイドより〕

表15-1　特別支援学校・特別支援学級・通級による指導の対象となる障害の種類及び程度

特別支援学校	特別支援学級	通級による指導
視覚障害者 　両眼の視力がおおむね0.3未満のもの又は視力以外の視機能障害が高度のもののうち、拡大鏡等の使用によっても通常の文字、図形等の視覚による認識が不可能又は著しく困難な程度のもの	弱視者 　拡大鏡等の使用によっても通常の文字、図形等の視覚による認識が困難な程度のもの	弱視者 　拡大鏡等の使用によっても通常の文字、図形等の視覚による認識が困難な程度の者で、通常の学級での学習におおむね参加でき、一部特別な指導を必要とするもの
聴覚障害者 　両耳の聴力レベルがおおむね60デシベル以上のもののうち、補聴器の使用によっても通常の話声を解することが不可能又は著しく困難な程度のもの	難聴者 　補聴器等の使用によっても通常の話声を解することが困難な程度のもの	難聴者 　補聴器等の使用によっても通常の話声を解することが困難な程度の者で、通常の学級での学習におおむね参加でき、一部特別な指導を必要とするもの

特別支援学校	特別支援学級	通級による指導
肢体不自由者 一　肢体不自由の状態が補装具によっても歩行、筆記等日常生活における基本的な動作が不可能又は困難な程度のもの 二　肢体不自由の状態が前号に掲げる程度に達しないもののうち、常時の医学的観察指導を必要とする程度のもの	肢体不自由者 　補装具によっても歩行や筆記等日常生活における基本的な動作に軽度の困難がある程度のもの	肢体不自由者 　肢体不自由の程度が、通常の学級での学習におおむね参加でき、一部特別な指導を必要とする程度のもの
病弱者（身体虚弱者を含む） 一　慢性の呼吸器疾患、腎臓疾患及び神経疾患、悪性新生物その他の疾患の状態が継続して医療又は生活規制を必要とする程度のもの 二　身体虚弱の状態が継続して生活規制を必要とする程度のもの	（病弱者・）身体虚弱者 一　慢性の呼吸器疾患その他疾患の状態が持続的又は間欠的に医療又は生活の管理を必要とする程度のもの 二　身体虚弱の状態が持続的に生活の管理を必要とする程度のもの	病弱者・身体虚弱者 　病弱又は身体虚弱の程度が、通常の学級での学習におおむね参加でき、一部特別な指導を必要とする程度のもの
	言語障害者 　口蓋裂、構音器官のまひ等器質的又は機能的な構音障害のある者、吃音等話し言葉におけるリズムの障害のある者、話す、聞く等言語機能の基礎的事項に発達の遅れがある者、その他これに準じる者（これらの障害が主として他の障害に起因するものでない者に限る）で、その程度が著しいもの	言語障害者 　口蓋裂、構音器官のまひ等器質的又は機能的な構音障害のある者、吃音等話し言葉におけるリズムの障害のある者、話す、聞く等言語機能の基礎的事項に発達の遅れがある者、その他これに準じる者（これらの障害が主として他の障害に起因するものでない者に限る）で、通常の学級での学習におおむね参加でき、一部特別な指導を必要とする程度のもの
	自閉症者・情緒障害者 一　自閉症又はそれに類するもので、他人との意思疎通及び対人関係の形成が困難である程度のもの 二　主として心理的な要因による選択性かん黙等があるもので、社会生活への適応が困難である程度のもの	自閉症者 　自閉症又はそれに類するもので、通常の学級での学習におおむね参加でき、一部特別な指導を必要とする程度のもの
		情緒障害者 　主として心理的な要因による選択性かん黙等があるもので、通常の学級で学習におおむね参加でき、一部特別な指導を必要とする程度のもの
知的障害者 一　知的発達の遅滞があり、他人との意思疎通が困難で日常生活を営むのに頻繁に援助を必要とする程度のもの 二　知的発達の遅滞の程度が前号に掲げる程度に達しないもののうち、社会生活への適応が著しく困難なもの	知的障害者 　知的発達の遅滞があり、他人との意思疎通に軽度の困難があり日常生活を営むのに一部援助が必要で、社会生活への適応が困難である程度のもの	
		学習障害者 　全般的な知的発達に遅れはないが、聞く、話す、読む、書く、計算する又は推論する能力のうち特定のものの習得と使用に著しい困難を示すもので、一部特別な指導を必要とする程度のもの
		注意欠陥多動性障害者 　年齢又は発達に不釣合いな注意力、又は衝動性・多動性が認められ、社会的な活動や学業の機能に支障をきたすもので、一部特別な指導を必要とする程度のもの
（学校教育法施行令第22条の3）	（平成25年10月4日　初等中等教育局長通知）	（平成25年10月4日　初等中等教育局長通知）

1）法規に基づく特別支援教育

特別支援学校の関係法規は、主に学校教育法並びに学校教育法施行令があり、特別支援学校の役割、教育内容等が学校教育法22条の３の他、以下の通り示されている。

⑴　児童の成長・発達に合わせて適切な教育環境を整備すること：

学校教育法（昭和二十二法律第二十六号）第八十一条（略）第２項では、

　小学校、中学校、義務教育学校、高等学校及び中等教育学校には、次の各号のいずれかに該当する児童及び生徒のために、特別支援学級を置くことができる。
　一　知的障害者、二　肢体不自由者、三　身体虚弱者、四　弱視者、五　難聴者、六　その他障害のある者で、特別支援学級において教育を行うことが適当なもの

としている。

⑵　療養中の児童の教育環境の整備：

学校教育法（昭和二十二法律第二十六号）第八十一条第３項では、

　前項に規定する学校においては、疾病により療養中の児童及び生徒に対して、特別支援学級を設け、又は教員を派遣して、教育を行うことができる。

としているため、児童の発達・成長・健康状態に合わせて適切な教育環境が整備されている。

⑶　特別支援学級の整備：

学校教育法施行規則（昭和二十二年文部省令第十一号）第百三十七条では、

　特別支援学級は、特別の事情のある場合を除いては、学校教育法第八十一条第二項各号に掲げる区分に従つて置くものとする。

とし、特別支援学級の設置について示している。

⑷　小学校・中学校の特別の教育課程：

第百三十八条では、

小学校、中学校若しくは義務教育学校又は中等教育学校の前期課程における特別支援学級に係る教育課程については、特に必要がある場合は、第五十条第一項、第五十一条及び第五十二条の規定並びに第七十二条から第七十四条までの規定にかかわらず、特別の教育課程によることができる。

としている。

⑸　**情緒障害者を対象とする特別支援学級の整備：**

　通知（「障害のある児童生徒の就学について」〔平成14年5月初中局長通知〕、「「情緒障害者」を対象とする特別支援学級の名称について」〔平成21年2月初中局長通知〕第1　障害のある児童生徒の就学すべき学校の決定及び障害の判断にあたっての留意事項が示してあり、2項には、小学校又は中学校への就学について示されている。

⑹　**特殊学級の整備：**

　特殊学級について、

　　学校教育法第75条第1項（注：現第81条第2項）及び学校教育法施行規則第73条の18（注：現第137条）の規定に基づき特殊学級を置く場合には、以下の各号に掲げる障害の種類及び程度の児童生徒を対象として適切な教育が行われることが適当であること。（略）

としている。障害の種類及び程度については、

　　ア〜オ（略）、カ　言語障害者、キ　自閉症・情緒障害者

について示されている。

⑺　**通級指導に関する特別の教育課程について：**

　通級指導に関する規定には、学校教育法施行規則（昭和二十二年文部省令第十一号）第百四十条では、

　　小学校、中学校、義務教育学校、高等学校又は中等教育学校において、次の各号のいずれかに該当する児童又は生徒（特別支援学級の児童及び生徒を除く。）のうち当該障害に応じた特別の指導を行う必要があるものを教育する場合には、文部科学大臣が別に定めるところにより、第五十条第一項、第五十一条及び第五十二条の規定並びに第七十二条から第七十四条までの規定に

かかわらず、特別の教育課程によることができる。

　　一　言語障害者、二　自閉症者、三　情緒障害者、四　弱視者、五　難聴者、六　学習障害者、七　注意欠陥多動性障害者、八　その他障害のある者で、この条の規定により特別の教育課程による教育を行うことが適当なもの

と示している。

⑻　障害のある児童生徒の就学について：

「障害のある児童生徒の就学について」〔平成14年５月初中局長通知〕には、

　　第１　障害のある児童生徒の就学すべき学校の決定及び障害の判断にあたっての留意事項＞２　小学校又は中学校への就学＞b　通級による指導ア〜エ（略）、オ　肢体不自由者、病弱者及び身体虚弱者の就学について示されている。

　　平成五年文部省告示第七号において、

　　当該児童又は生徒の障害に応じた特別の指導（以下「障害に応じた特別の指導」という。）を、小学校又は中学校の教育課程に加え、又はその一部に替えることができるものとする。

　　１　障害に応じた特別の指導は、**障害の状態の改善又は克服を目的とする指導**とする。ただし、特に必要があるときは、心身の故障の状態に応じて各教科の内容を補充するための特別の指導を含むものとする。

　　２　障害に応じた特別の指導に係る授業時数は、規則第百四十条第一号から第五号まで及び第八号に該当する児童又は生徒については年間三十五単位時間から二百八十単位時間までを標準とし、同条第六号及び第七号に該当する児童又は生徒については年間十単位時間から二百八十単位時間までを標準とする。

としている。

⑼　校長の役割：

学校教育法施行令第19条及び第20条には、「校長の義務」が記されている。学校教育法施行規則第20条には、「校長の資格」について示されている。

② 特別支援教育をめぐる制度改正の歴史と現状

1）特別支援教育をめぐる制度改正の歴史

　障害のある子どもの学びの場については、障害者権利条約の理念を踏まえ、障害のある子どもと障害のない子どもが可能な限り共に教育を受けられるように条件整備や、障害のある子どもの自立と社会参加を見据え、一人一人の教育的ニーズに最も的確に応える指導を提供できるよう、通常の学級、通級による指導、特別支援学級、特別支援学校といった、連続性のある多様な学びの場の整備を行ってきた。近年の制度改正は、以下の通りである。

2007（平成19）年4月：特別支援教育の本格的実施（平成18年3月学校教育法等改正）

2011（平成23）年8月：改正障害者基本法施行

2012（平成24）年7月：「共生社会の形成に向けたインクルーシブ教育システムの構築のための特別支援教育の推進」

2013（平成25）年9月：就学制度改正（平成25年8月学校教育法施行令改正）

2014（平成26）年1月：障害者権利条約批准

2015（平成27）年4月：高等学校・特別支援学校高等部における遠隔教育の制度化（学校教育法施行規則等改正）

2016（平成28）年4月：障害者差別解消法施行（平成25年6月制定）

2016（平成28）年6月：改正児童福祉法施行（公布日施行）
　　　　　　　　　　　　・医療的ケア児の支援に関する保健、医療、福祉、教育等関係機関の連携の一層の推進

2016（平成28）年8月：改正発達障害者支援法施行（平成28年6月改正）

2017（平成29）年4月：新特別支援学校幼稚部教育要領、小学部・中学部学習指導要領公示

2018（平成30）年4月：高等学校等における通級による指導の制度化（平成28年12月学教法施行規則等改正）

2018（平成30）年8月：個別の教育支援計画の作成における関係機関との情報共有の制度化（学教法施行規則改正。公布日施行）

2018（平成30）年9月：小中学校段階の病気療養児に対する同時双方向型授業配信の制度化（通知）

2020（令和2）年4月：学校教育法施行規則改正

２）特別支援学校就学の現状

(1)　特別支援学校就学の流れ

　特別支援学校就学に至るまでの過程は複雑になっている。就学に向けた相談や就学前健康診断を通して、発達障害状況に合わせ、さらに通学等に配慮した地域の特性、学校の設置状態等によって選定される。

　障害のある児童生徒の就学先決定について（手続の流れ）は、図15-2のとおり複雑である。

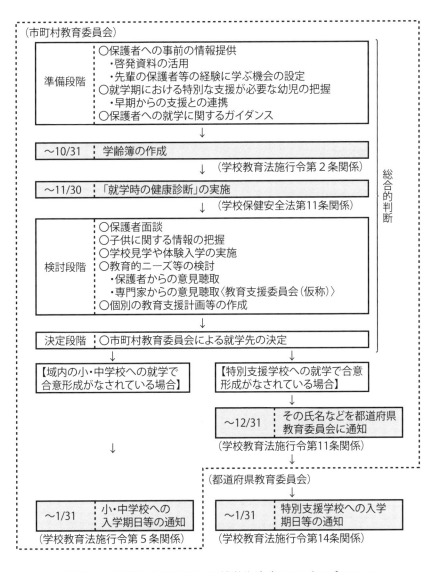

図15-2　障害のある子どもの就学先決定のモデルプロセス

〔出典：文部科学省〕

⑵　増加し続ける児童数

　文部科学省の調査によると、特別支援学校においても特別支援学級においても通常学級に通学する児童は少子化の時代背景から減少傾向にあるが、主に知的障害のある児童が増加し続けている調査結果があり、特別支援学校が不足し通学できない児童が増加している状態にある。発達障害の可能性のある児童が通常の学級に6.5％在籍しており、適切な教育が得られるよう早急な教育環境の整備が求められているが3,430（*3,622）の公立特別支援学校における教室不足の現状（2016（平成28）年10月1日現在）がある。100～200に及ぶ教室が不足している都県（茨城県142、栃木県129、埼玉県232、千葉県192、東京都245、神奈川県256、静岡県214、愛知県224、兵庫県133、福岡県130、熊本県171）をはじめ、47の都道府県で公立特別支援学校における教室が不足している現状を早急に解消していく必要がある。

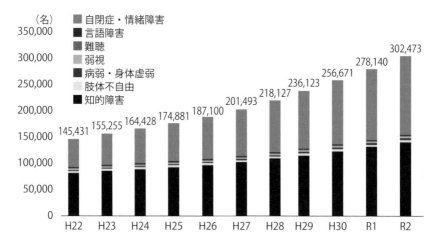

【令和2年度の状況】

	知的障害	肢体不自由	病弱・身体虚弱	弱視	難聴	言語障害	自閉症・情緒障害	計
学級数	29,162	3,150	2,518	537	1,294	707	29,287	66,655
在籍者数	138,232	4,685	4,312	643	1,965	1,495	151,141	302,473

（出典）学校基本統計

（各年度5月1日現在）

図15-3　特別支援学校在籍者数の推移

〔出典：文部科学省（2021）特別支援教育の児童生徒数・学校数の推移（各年度5月1日現在）、p4　https://www.mext.go.jp/content/20210412-mxt_tokubetu01-000012615_10.pdf（2024.3.10アクセス）〕

＊　2015（平成27）年10月1日現在の人数。

③ 障害児教育の実態と今後に向けて

1）障害児の個々の状況に合わせた支援

　障害児の急増とともに医療的ケア児も増加し、医療的ケア児法案も施行された。障害児教育においては求められる医療知識が高度化され、緊急時の対応のための基本的知識や人工呼吸などの救急救命方法などが必要になっている。また心臓病・筋ジストロフィー・アレルギーとアナフィラキシー・白血病・糖尿病・てんかん発作など慢性疾患の基礎知識や状態を把握した健康管理が学校において求められている。

　障害のある児童に求められる教育では、児童同士の学びあいや集団への社会参加・社

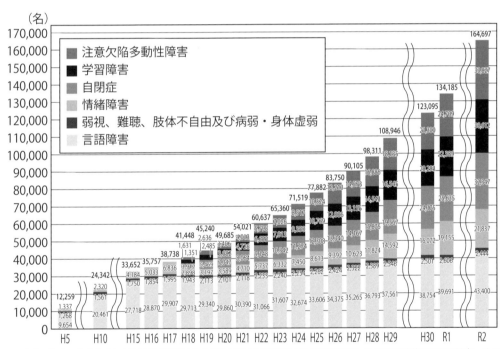

※令和2年度のみ令和3年3月31日を基準とし令和2年度中に通級による指導を実施した児童生徒数について調査。その他の年度の児童生徒数は年度5月1日現在。
※「注意欠陥多動性障害」及び「学習障害」は、平成18年度から通級による指導の対象として学校教育法施行規則に規定し、併せて「自閉症」も平成18年度から対象として明示（平成17年度以前は主に「情緒障害」の通級による指導の対象として対応）。
※平成30年度から、国立・私立学校を含めて調査。
※高等学校における通級による指導は平成30年度開始であることから、高等学校については平成30年度から計上。
※小学校には義務教育学校前期課程、中学校には義務教育学校後期課程及び中等教育学校前期課程、高等学校には中等教育学校後期課程を含める。

図15-4　障害種別／小・中・高等学校計

〔出典：文部科学省（2023）令和5年度特別支援教育の充実について、p7（厚生労働省Webサイト）https://www.mhlw.go.jp/content/001076370.pdf〕

会性を身に付けさせることや教員との信頼関係を構築し学習する喜びを感じさせること、たとえ終末期であっても教育を受ける権利を絶やさないことが重要であると「生きる力」の指導要領においても示されている。また自宅療養を続ける児童にはITなどを有効活用することによって教育の機会が提供でき、子どもに合わせた指導効果が期待できる。提供する教育体制の整備にも期待したい。

さらに、知的障害や肢体不自由などで筋力や咀嚼力、移動が困難な児童への教育的配慮について、239頁の表15-2を作成したので、教育環境を整備する上で参考にしていただきたい。

2）医療・福祉・教育が連携した支援

医療的ケア児[1]コーディネーター制度が確立して、医療・教育・福祉が連携し、呼吸器ケアなど医療依存度が高い児童の教育環境の整備がなされ家族のケアの軽減が図られている。

特別支援学校等に通う医療的ケア児に対して看護師や認定特定行為業務従事者が配置され、医療的ケアが行われている。学校で実施されている医療的ケアの項目は図15-5のとおりである。医療的ケア児の教育支援を含め「生きる力」の教育として新カリキュラムにおいて重視したカリキュラムの実践に期待が寄せられている。また令和3年に設けられた学校における新たな支援スタッフについては学校教育法施行規則に位置づけられた（図15-6）。多くの支援員との協働した実践により、児童の自己実現に向けた教育支援目標の達成が望まれる。

表15-2　医療的ケア児を含めた障害児の個々の状況に合わせた支援の具体例

	身体障害 （単一障害）	知的障害軽度 （重複障害）	知的障害重度 （重複障害）	医療的ケア （医療依存度低）	医療的ケア （医療依存度高）	重複障害 （呼吸器等 医療依存度高）
肢体不自由児	肢体不自由児	重複障害児	重症心身障害児	医療的ケア児	医療的ケア児	医療的ケア児 （准超重症児・ 超重症児）
看護師等	養護教員等	養護教員等	特別支援学校教員 看護師等配置	特別支援学校教員 看護師配置	特別支援学校教員 看護師配置	看護師配置
	医療機関との連携 定期健診・緊急時受け入れ			医療的ケア児等コーディネーターとの連携		密なる連携 （他医療情報等）
授業展開	小中高に準ずる	知的障害の教科 等	知的障害の教科 等	小中高に準ずる 知的障害の教科 等 意識レベルに合 わせて 自立活動 （発達保障） 体力づくり等	小中高に準ずる 知的障害の教科 等 意識レベルに合 わせて 自立活動 （発達保障） 体力づくり等	知的障害の教科 等 ・意識レベルに 合わせて 自立活動 （発達保障） 体力づくり等
	給食等食育教育	給食等食育 （摂食）教育	給食等食育 （摂食）教育	給食等食育 （摂食・注入）教育	給食等食育 （摂食・注入）教育	給食等食育 （摂食・注入）教育
通学	通学バス 自立通学	通学バス 自立通学	通学バス	看護師添乗配置 の通学バス等	看護師配置の 通学バス等	看護師配置の 通学への考慮
教育環境			・安楽な姿勢が とれる車椅 子・ストレッ チャー等	・安楽な姿勢が とれる車椅 子・ストレッ チャー等	・安楽な姿勢が とれる車椅 子・ストレッ チャー等 ・保健室の酸素 設置等	・安楽な姿勢が とれるスト レッチャー ・保健室の酸素 設置等
家族環境	健康教育相談	健康教育相談	健康教育相談	介護負担軽減 健康教育相談	介護負担軽減 （在宅医療・生活 の維持と連携） 健康教育相談	介護負担軽減 （在宅医療・生活 の維持と連携） 健康教育相談
放課後等在宅支援連携	放課後等デイ サービス	放課後等デイ サービス	放課後等デイ サービス （看護師配置）	放課後等デイ サービス （看護師配置）	訪問看護 訪問介護 病院機関等での ショート・通所	訪問看護 訪問介護 病院機関等での ショート・通所

〔出典：加藤洋子（2016）医療的ケア児を含めた障害児の個々の状況に合わせた支援（案）、横浜市特別支援学校肢体不自由児学校設置に関する評議会資料〕

・特別支援学校において実施されている医療的ケアは、延べ 31,018 件であり、行為別にみると、喀痰吸引（口腔内）5,072 件、喀痰吸引（鼻腔内）4,905 件、経管栄養〔胃ろう〕4,818 件、喀痰吸引（気管カニューレ内部）3,207 件の順に多い。
・幼稚園、小・中・高等学校において実施されている医療的ケアは、延べ 2,641 件であり、行為別にみると、導尿 524 件、血糖値測定・インスリン注射 412 件、喀痰吸引（気管カニューレ内部）361 件、経管栄養〔胃ろう〕287 件の順に多い。

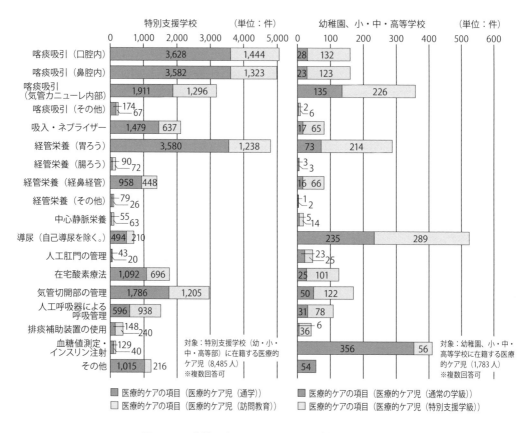

図15-5　学校で行われている医療的ケアの項目

〔出典：文部科学省（2022）令和３年度学校における医療的ケアに関する実態調査結果（概要）、p6　https://www.mext.go.jp/content/20220830-mxt_tokubetu01-000023938_1.pdf（2024.3.10アクセス）〕

①学校における働き方改革の推進 ②GIGAスクール構想の着実な実施 ③④医療的ケアをはじめとする特別な支援を必要とする児童生徒等への対応	のため	①教員業務支援員 （スクール・サポート・スタッフ） ②情報通信技術支援員（ICT支援員） ③医療的ケア看護職員 ④特別支援教育支援員	を学校教育法施行規則に位置付け、配置を促進

①教員業務支援員

- 教員が一層児童生徒への指導や教材研究等に注力できるよう、資料準備や印刷、帳合、採点補助、消毒をはじめ教員の業務の支援に従事。
- 9,600人の配置経費を措置。今後、学校に標準的に配置されるべき支援スタッフとして、役割の明確化・配置促進を図る。

教員業務支援員は、教員の業務の円滑な実施に必要な支援に従事する。

②情報通信技術支援員

- 教員のICT活用（授業、校務等）の支援に従事。
- 8,000人の配置経費を措置。今後、GIGAスクール構想の本格実施にあたり学校にとって不可欠な支援スタッフとして、役割の明確化・配置促進を図る。

情報通信技術支援員は、教育活動その他の学校運営における情報通信技術の活用に関する支援に従事する。

③医療的ケア看護職員

- 特別支援学校をはじめとする各学校で行われている医療的ケアに従事するために看護師等が配置。
- 2,400人の配置経費を措置。医療的ケア児が学校で安心して学べる環境整備のために必要不可欠なスタッフとなってい

医療的ケア看護職員は、小学校における日常生活及び社会生活を営むために恒常的に医療的ケア（人工呼吸器による呼吸管理、喀痰吸引その他の医療行為をいう。）を受けることが不可欠である児童の療養上の世話又は診療の補助に従事する。

④特別支援教育支援員

- 食事、排せつ、教室移動など学校における日常生活の介助や学習支援等のサポートに従事。
- 66,000人の配置経費が措置されており、必要不可欠な支援スタッフとなっている。

特別支援教育支援員は、教育上特別の支援を必要とする児童の学習上又は生活上必要な支援に従事する。

その他

※ 今回の改正にあわせて、スクールカウンセラー・スクールソーシャルワーカーの規定を幼稚園にも準用させる

参考：学校教育法施行規則（昭和22年文部省令第11号）
　第四節　職員
　　第64条　講師は、常時勤務に服しないことができる。
　　第65条　学校用務員は、学校の環境の整備その他の用務に従事する。
　　第65条の2　スクールカウンセラーは、小学校における児童の心理に関する支援に従事する。
　　第65条の3　スクールソーシャルワーカーは、小学校における児童の福祉に関する支援に従事する。
　　第78条の2　部活動指導員は、中学校におけるスポーツ、文化、科学等に関する教育活動（中学校の教育課程として行われるものを除く。）に係る技術的な指導に従事する。

学校教育法施行規則の一部を改正する省令第37号
（令和3年8月23日公布・施行）

図15-6　学校における新たな支援スタッフの学校教育法施行規則の位置付け

〔出典：文部科学省（2022）学校における医療的ケアの充実について、p22（厚生労働省Webサイト）https://www.mhlw.go.jp/content/12204500/000995732.pdf（2024.3.10アクセス）〕

　新学習指導要領では、生きる力を「知・徳・体のバランスのとれた力のこと」と表現している。

① 　知＝確かな学力…基礎、基本を確実に身につけ、いかに社会が変化しようと、自ら課題を見つけ、自ら学び、自ら考え、主体的に判断し、行動し、よりよく問題を解決する資質や能力

② 　徳＝豊かな人間性…自らを律しつつ、他人と共に協調し、他人を思いやる心や感動する心などの豊かな人間性

③ 　体＝健康・体力…たくましく生きるため健康で過ごすことや体力をつけることなど

　また、文部科学省は「生きる力」を身につけるための３つの柱「知識及び技能」、「思考力、判断力、表現力等」、「学びに向かう力、人間性等」をあげている。

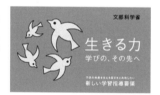

３つの柱

１．知識及び技能：基礎的・基本的な知識を学びながら、社会におけるさまざまな場面で活用できることを目指している。身につけた技能を自分の経験などと関連づけ、いろいろな場面で活用していこうとすることで習熟した技能となっていく。

２．思考力、判断力、表現力：問題の解決方法を考える時にはまず結果を予測し、次の問題発見・解決につなげていく。そして、自分の考えを持ち、文章で表現したり、お互いの考えを伝え合ったりして、グループでの考えをまとめる。

３．学びに向かう人間性等：主体的に学習に取り組み、感情をコントロールして、客観的にとらえる力は大切である。また、他人を尊重し、互いのよさを生かして協働する力、リーダーシップやチームワーク、感性、優しさや思いやりがあることは重要な要素となる。

〔出典：文部科学省　https://www.mext.go.jp/a_menu/shotou/new-cs/1413516.htm（2024.3.4閲覧）〕

引用参考文献

1）厚生労働省（2019）令和元年度　医療的ケア児の地域支援体制構築に係る担当者合同会議　資料　https://www.mhlw.go.jp/stf/newpage_07380.html（2024.3.25アクセス）

2）文部科学省（2019）令和元年度　特別支援教育に関する調査の結果について
https://www.mext.go.jp/a_menu/shotou/tokubetu/1402845_00004.htm（2024.3.25アクセス）

3）文部科学省（2019）日本の特別支援教育の状況について、新しい時代の特別支援教育の在り方に関する有識者会議（第1回）配布資料
https://www.mext.go.jp/b_menu/shingi/chousa/shotou/154/mext_00069.html（2024.3.25アクセス）

4）文部科学省（2007）特別支援教育　パンフレット、文部科学省初等中等教育局特別支援教育課

5）加藤洋子（2016）医療的ケア児を含めた障害児の個々の状況に合わせた支援(案)、横浜市特別支援学校肢体不自由児学校設置に関する評議会資料

6）厚生労働省（2019）学校における医療的ケアの実施について～在宅医療、保健・衛生、保育、母子保健、障害福祉を担当する各部局の皆様へ～、行政説明資料　医療的ケアが必要な子どもへの支援の充実にむけて
https://www.mhlw.go.jp/content/12204500/000559839.pdf（2024.3.25アクセス）

7）文部科学省（2021）学校教育施行規則一部改正する省令（令和3年文部科学省令第37号）
https://www.mext.go.jp/content/20210823-mxt_tokubetu01-000017531_02.pdf（2024.3.25アクセス）

8）文部科学省（2022）令和3年度　学校における医療的ケアに関する実態調査結果（概要）
https://www.mext.go.jp/content/20220830-mxt_tokubetu01-000023938_1.pdf（2024.3.25アクセス）

第16章　学内・学外における連携

学習の目標

1．スクールカウンセラー・スクールソーシャルワーカー・保健師等の職務内容を理解する。

2．養護教諭をはじめ教職員が外部機関と連携することの意義を理解する。

① スクールカウンセラーとの連携

1）スクールカウンセラーとは

　スクールカウンセラーとは、児童生徒の不登校やさまざまな問題行動等に対応し、心理学の知識を活用して相談業務に従事する心理専門職である。スクールカウンセラーの教育現場への配置は、スクールカウンセラー活用調査事業（文部科学省、平成7年度）が最初であり、当時は教育職員免許のない専門家が学校教育へ参加することは異例のことであった。中学校を中心にスクールカウンセラーが配置され、その後高等学校への配置が進み、平成20年には小学校への配置が決定した。

　スクールカウンセラーの業務は多岐にわたり、学校の教育相談体制の中で重要な役割を果たしており、以下の児童生徒の抱える問題を担当することが多い。

⑴　児童生徒に対する相談・助言

　相談室（カウンセリングルーム）では、来室する児童生徒の立場に立って、相談しやすい雰囲気作りが求められる。また、教職員がカウンセリングの必要性があると判断した児童生徒をカウンセラーにつなげることもある。学校は年度始めに、全校児童生徒にスクールカウンセラーを紹介し、来校日等を周知する。

⑵　保護者や教職員に対する相談（コンサルテーション）

　スクールカウンセラーは、教職員に対して、相談を受けた児童生徒や教職員が気になる児童生徒に関するコンサルテーションを行う。スクールカウンセラーは保護者と面接することもあり、児童生徒の支援に活用するために、得られた情報を教職員に提供する。

⑶　校内会議等への参加

　児童生徒指導に関する打合せやケース会議を開催する際には、必要に応じてスクール

カウンセラーを構成員に加えて、専門家としての立場からの意見を求める。

⑷　教職員や保護者への研修

　教職員や保護者を対象に、児童生徒の心理等についての研修を行う。具体的なテーマとして、不登校の改善・親子関係の構築・対話トレーニング（ロールプレイを用いて）・描画等の作業的ワーク・リラクゼーションなどがある。

⑸　心理的な見立てや対応

　児童生徒との面接や行動観察から得られた所見をもとに、彼らが抱える心理的課題をアセスメントして関係する教職員に助言する。スクールカウンセラーが行うアセスメントは、心理学的査定であり、医学的診断とは異なる。また、アセスメントに関する情報を児童生徒、保護者、関係教職員に伝える場合には、障害やマイナスの情報を伝えるだけではなく、子どもの特性として伝え、今後の支援の具体的方法を示すことが重要である。

⑹　事件・事故等の緊急対応

　児童生徒の生命に関わる重大な事故や事件やトラブル等、予期しないことが学校内外で起こる場合がある。スクールカウンセラーは学校からの依頼に応じて緊急支援体制に加わり、心理の専門家として支援を行う。校長が教育委員会の緊急支援チームに対応を依頼することもある。その際には、緊急支援チームからの情報提供や助言を受けながら、児童生徒や教職員を対象に心理教育等の支援を実施する。

２）スクールカウンセラーに期待される役割

　各学校には教育目標を達成するために、教科指導と児童生徒指導がある。生徒指導とは教師と児童生徒及び児童生徒間の好ましい人間関係を育てることであり、児童生徒が主体的に判断したり積極的に行動することを支援する。スクールカウンセラーは臨床心理の専門性を活用し、児童生徒の心理・社会的自立を促し、最終目標である自己実現に向けてサポートする役割があり、教職員と連携した取組みが期待されている。

３）教育相談

　児童生徒の課題へ対応する際には、スクールカウンセラー（SC）とスクールソーシャルワーカー（SSW）の専門性の違いをあらかじめ理解しておく必要がある。それぞれの専門性を有効に活用することによって、効果的な支援につながる。チームで対応することは継続的な支援につながり、問題解決のヒントを見出すことが可能になる。支援方針

を検討し、情報交換の場を定期的に設定することは、教職員の共通理解につながりやすいと考えられる。スクールカウンセラーは、教育相談のコーディネーター（連絡や調整の窓口になる教職員）、養護教諭、スクールソーシャルワーカーと協力して、児童生徒の課題を解決する。校長はスクールカウンセラーの役割や業務を明確にし、全教職員が共通理解を持ちながら対応することができる教育相談体制を充実させる役割を担っている。

4）スクールカウンセラーとの連携

⑴　不登校への対応

　不登校の児童生徒への対応については、早期発見・早期対応が原則であり、児童生徒が再登校する気持ちに寄り添うことが重要である。また、保護者が不安や焦り等の感情を有している場合には、保護者が適切な対応ができるように配慮することも重要である。さらに、担任や学年主任が家庭訪問する際には、校長の許可を得て、スクールカウンセラーが同行して本人と面接し、保護者へ助言をすることもある。

⑵　いじめへの対応

　いじめへの対応については、いじめられた児童生徒への心のケアに加えて、いじめた側や傍観者に対する対応が必要である。いじめ防止対策基本法（平成25年）第22条には、「学校におけるいじめ等に関する措置を実効的に行うため、教職員に加え、心理、福祉等の専門的な知識を有する者を含めて構成されるいじめの防止等の対策のための組織を学校に置くこと」が記載されている。スクールカウンセラーは、いじめの防止に対する具体的な取組みの内容や年間計画の作成・実行について、専門的な観点から助言を行い、教職員と情報を共有しながら組織の一員として対応する必要がある。

⑶　暴力行為への対応

　スクールカウンセラーは、暴力行為の背景にある要因を明らかにし、児童生徒が適切な行動をとれるように関わる。心理面接を受けることによって、児童生徒は過去の不適切な行為を振り返り、自分の課題に気づくことがある。また、当該児童生徒の保護者との面接を実施することで、家庭内の人間関係を調整できる場合もあり、再発防止につながると考えられる。

⑷　発達に課題のある児童生徒への対応

　スクールカウンセラーは、発達に課題のある児童生徒の状況を把握し、教職員に対してコンサルテーションを行う。教育相談のコーディネーターや担任は、当該児童生徒の

課題を整理し、学校での支援の方針を見出す。必要に応じて近隣の特別支援学校や教育センター、行政機関、医療機関と連携する。

⑸　虐待の通告

虐待が疑われる児童生徒を発見したり、本人から相談を受けた場合には、速やかに管理職に相談・報告することが求められる。管理職は、学校判断として市町村の福祉部局や児童相談所等に相談・通告する。この際に留意すべきことは、通告される児童生徒の気持ちへの配慮であり、できる限り同意を得ながら進めることが望ましい。

⑹　小・中学校の連携

中学校へ配置されたスクールカウンセラーは、原則としてその中学校区の小学校も担当する。具体的には、小学校でアセスメントを実施し、中学校に情報を提供する取組みである。また、市町村によっては、個別の支援計画書を作成して、小・中学校で連続的な支援を行う場合もある。

⑺　中・高等学校の連携

中学校側が高等学校に生徒の情報を提供することは、原則としてできないことが多いが、必要に応じて、保護者及び生徒の同意があれば可能である。中・高等学校の継続した支援が可能になり、教職員が当該生徒を理解しやすくなる。

⑻　関係機関との連携

スクールカウンセラーは、面接を通じてアセスメントを行い、必要に応じてスクールソーシャルワーカーに相談し、適切な機関との連携について学校に助言する必要がある。関係機関と連携する際には、教育相談コーディネーター等と相談しながら、保護者の意向を確認し、校長の許可を得て行う。

② スクールソーシャルワーカーとの連携

1）スクールソーシャルワーカーとは…専門性と教育法令上の位置づけ

　スクールソーシャルワーカーは、児童生徒を取り巻く諸問題に対して、福祉機関などと連携し、児童生徒本人やその保護者、教員を支援する福祉の専門家である。原則として、社会福祉士か精神保健福祉士等の資格が採用条件とされているが、教育や福祉等の対人支援に関する知識や実績を有する人材が採用されている場合もある。

　2008年から文部科学省がスクールソーシャルワーカー活用事業を始めたことから、全国的にスクールソーシャルワーカーが配置されるようになった。2017年には「学校教育法施行規則の一部を改正する省令（平成29年文部科学省令第24号）」が公布され、同規則の第65条の３に「スクールソーシャルワーカーは、小学校における児童の福祉に関する支援に従事する」(中学校、高等学校等にも準用)と記された。これによりスクールソーシャルワーカーは、法令上、学校教職員の一員として位置付けられることになった。

　このようにスクールソーシャルワークが学校教育に導入されてきた背景には、いじめ、不登校、児童虐待等の問題が広範に生じ、その状況も深刻化してきたため従来の教職員だけでは対応しきれなくなってきたこと、そして、児童相談所や保健所等の地域の専門機関との連携や協働が、それらの問題解決に不可欠になってきたことがあげられる。

2）スクールソーシャルワーカーによる問題解決の視点

　2006年に文部省が公表した「学校等における児童虐待防止に向けた取組について（報告書）」[1] は、従来の学校教育の施策との違いとして、「児童生徒との関係性」と「問題のとらえ方」の２点を以下のように指摘している。

　第一に児童生徒との関係性である。これまでは、「無力あるいは非力な子どもを大人が指導、教育する」という視点で対応の枠組みが組み立てられてきた。だが、スクールソーシャルワークでは、職業的価値観である「人間尊重の理念」のもとに、「問題解決は、児童生徒、あるいは保護者、学校関係者との協働によって図られる」と考える。スクールソーシャルワーカーは、問題解決を代行する者ではなく、児童生徒の可能性を引き出し、自らの力によって解決できるような条件作りに参加するというスタンスをとる。

　第二に、問題を個人の病理としてとらえるのではなく、人から社会システム、さらには自然までも含む「環境との不適合状態」としてとらえる。ゆえに、対応としては、「個人が不適合状態に対処できるよう力量を高めるように支援する」、あるいは「環境が個

人のニーズに応えることができるように調整をする」という、「個人と環境の双方に働きかける」という特徴を有する。

　このような視点から、児童生徒がかかえている問題の背景や原因をアセスメントし、課題解決のプランニングを行い、児童生徒、保護者、教員らを支援することがスクールソーシャルワーカーの役割である。

3）養護教諭とスクールソーシャルワーカー

　養護教諭とスクールソーシャルワーカーの連携は多岐にわたるが、その具体例の一つは、検診後に保護者に連絡しても、虫歯治療や視力矯正がされないようなときである。保護者が経済的に困窮しているとか医療扶助等の福祉サービスを知らないなどの場合には、スクールソーシャルワーカーが学校と保護者の間に入って、生活支援やサービス利用のアドバイスや支援をすることができる。

　また、ケガや病気で保健室に来訪した児童生徒への処置やメンタルヘルスに不安のある児童生徒との面談のなかでも、「虐待のおそれ」などを感じ、福祉的な対応の必要があるときには、スクールソーシャルワーカーに助言を求めるべきである。

　スクールソーシャルワークの形態には、配置型、派遣型、拠点型などがある。配置型の場合は、学校に常時または定期的に配置されているので、教員とスクールソーシャルワーカーとの連携が比較的とりやすい。派遣型の場合は、教育委員会や福祉事務所等にいるスクールソーシャルワーカーが、学校からの要請に応じて派遣される。その場合、一般的には校長等の管理職が教育委員会等にスクールソーシャルワーカーの派遣を依頼し、派遣されたワーカーが教員らの相談に応対したり、本人・保護者への支援やアドバイスをしたりする。拠点型は、拠点校にスクールソーシャルワーカーが配置され、近隣のいくつかの学校の相談や事案にも対応する方式である。

　スクールソーシャルワーカーやスクールカウンセラーはまだまだ常勤・常駐となっていない学校が多く、それに比べて、常に保健室にいる養護教諭は、児童生徒にとって身近な存在であり、全校生の健康記録や心身の状況を把握でき、問題の早期発見・早期対応が可能である。その意味では、「気になる子どもがいるが教員だけでは有効な対応策がなく、児童福祉機関や市町村の関係部局と連携したいが、相談窓口や利用方法が分からない」というとき、養護教諭の気づきをきっかけとして、スクールソーシャルワーカーと学校が連携することは、問題状況の改善にとって非常に有力な手段であるといえよう。

引用参考文献

1）文部科学省（2006）学校等における児童虐待防止に向けた取組に関する調査研究会議「学校等における児童虐待防止に向けた取組について（報告書)」

③ 保健師との連携

1) 地域保健における保健師の役割

　厚生労働省[1]によると、地域保健は、地域住民の健康の保持増進や、公衆衛生の向上のための対策が推進されており、保健には、職域保健や学校保健、医療保険者による保健なども含み、保健・医療・福祉それぞれの法律に基づく施策を関連させながら地域保健対策が推進されている。地域保健を取り巻く法律としては、地域保健法のほか、対人保健に関する主なものとして健康増進法、感染症の予防及び感染症の患者に対する医療に関する法律（感染症法）、予防接種法、母子保健法、精神保健及び精神障害者福祉に関する法律（精神保健福祉法）などが挙げられる（図16-1）。また地域保健対策の推進には、地域保健法に基づき保健所、市町村保健センターに属する医師、歯科医師、薬剤師、保健師、助産師、看護師、管理栄養士、歯科衛生士など多職種が連携・協働しながら地域住民の健康の保持及び増進や地域住民が安心して暮らせる体制を目指しており、学校

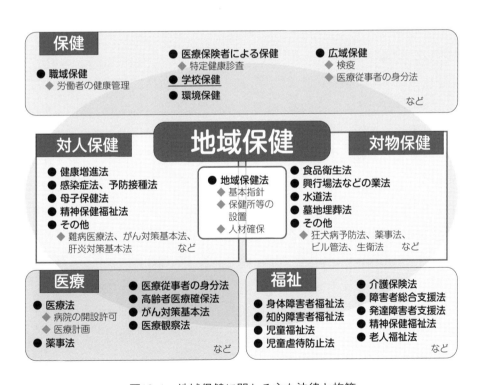

図16-1　地域保健に関わる主な法律と施策

〔出典：厚生労働省Webサイト、地域保健に関連する様々な施策 https://www.mhlw.go.jp/stf/seisakunitsuite/bunya/tiiki/index.html （2024.2.7アクセス）〕

保健との連携・協働の必要性も高い。

　保健師は、保健師助産師看護師法第二条に、厚生労働大臣の免許を受け、「保健師の名称を用いて、保健指導に従事することを業とする者をいう」と定義される。日本公衆衛生看護学会[2]では、「国家資格である保健師の名称を用いて公衆衛生看護の目的を達成しようとする者であり、公衆衛生看護の対象をあらゆるライフステージにある、すべての健康レベルの個人と家族、及びその人々が生活し活動する集団、組織、地域などのコミュニティ」と定めている。また、公衆衛生看護の目的は、自らの健康やQOLを維持・改善する能力の向上及び対象を取り巻く環境の改善を支援することにより、健康の保持増進、健康障害の予防と回復を促進し、もって人々の生命の延伸、社会の安寧に寄与することとし、これらの目的を達成するために、社会的公正を活動の規範におき、系統的な情報収集と分析により明確化若しくは予測した、個人や家族の健康課題とコミュニティの健康課題を連動させながら、対象の生活に視点をおいた支援を行う。さらに、対象とするコミュニティや関係機関と協働し、社会資源の創造と組織化を行うことにより対象の健康を支えるシステムを創生するとされている。

2）保健師の活動について

　保健師の活動の場として、保健所や市町村があり、保健所は、地域の医師会などとの協力の下に医療機関との連携を図ること等地域保健に関する広域的、専門的かつ技術的拠点としての機能を強化するほか、市町村は、住民に身近で利用頻度の高い保健、福祉サービスを一体的に実施している[3]。母子保健に関するものとしては、母子保健法や発達障害者支援法、児童虐待の防止等に関する法律（児童虐待防止法）、予防接種法などに基づき保健事業、保健活動が行われている。その具体的な例として、乳幼児健康診査があり、保健師は、その活動などを通じて、子どもの発育発達や養育環境などの家庭の状況把握とともに、地域住民、組織、団体や関係機関・職種との関わりから地域の情報や実情を把握することが可能である。日常の業務の中で、児の発育発達の偏りや遅れ、さらに児童虐待のリスクが高い家庭を早期に発見した場合には、個々の事例に応じた、保健・医療・福祉・教育などの適切な機関を紹介するなど、関係機関との連携、調整を行いながら支援を行っている。

3）学校保健と地域保健の連携・協働の必要性の高まり

　地域保健対策の円滑な実施や総合的な推進を図ることを目的として、地域保健法に基

づく地域保健対策の推進に関する基本的な方向や、保健所及び市町村保健センターの整備・運営に関する基本的事項など地域保健に関わる事項が定められた「地域保健対策の推進に関する基本的な指針」が2012（平成24）年に一部改正が行われた（厚生労働省健康局長通知）[4]。

　改正の趣旨として、近年の地域保健行政を取り巻く状況は大きく変化しており、行政を主体とした取り組みだけでは対応が困難な状況となっていること、保健事業の効果的な実施、高齢化社会に対応した地域包括ケアシステムの構築や社会保障を維持・充実するために支え合う社会の回復に加え、東日本大震災の被災者の健康管理など様々な課題への対応等、今後さらに高度化、多様化していく国民のニーズを踏まえて検討され、以下の10項目の改正が示された。

1．ソーシャルキャピタルを活用した自助及び共助の支援の推進について
2．地域の特性をいかした保健と福祉の健康なまちづくりの推進について
3．医療、介護、福祉等の関連施策との連携強化について
4．地域における健康危機管理体制の確保について
5．学校保健との連携について
6．科学的根拠に基づいた地域保健の推進について
7．保健所の運営及び人材確保について
8．地方衛生研究所の機能強化について
9．快適で安心できる生活環境の確保について
10．国民の健康づくり及びがん対策等の推進について

　5．学校保健との連携については、ライフステージを通じた正しい生活習慣の確立のためには、学校保健と地域保健との密接な連携の意義が大きいことに加え、学校は児童生徒のほか保護者や地域住民にとっても交流の場となり、地域のソーシャルキャピタルが存在する場と位置付け活用する重要性が示されている。その中で、連携の場である学校保健委員会や広域的な協議の場へ保健所や市町村保健センターが参画するなど地域保健と学校保健の連携の推進について述べられている。また、2015（平成27）年の改正でも改めて、地域保健、学校保健及び産業保健の連携として、住民が地域又は職域を問わず、生涯を通じて共通の基盤に立った保健サービスを受けられるようにするためには、地域保健、学校保健及び産業保健の連携が重要であること、健康寿命の延伸等を図るためには、地域における生涯を通じた健康づくりに対する継続的な支援が必要であることが強調された。そして、保健所及び市町村が中心となり、個人の年齢、就業先などにより異

なる保健事業者間の連携を図り、次のような事項を行うことにより、継続的な健康管理の支援が可能となるような体制整備を図っていくことが必要である、と述べられている（学校保健に関するもののみ抜粋）[3]。

・保健所及び市町村は、学校、地域の学校医等との連携を図る場である学校保健委員会やより広域的な協議の場に可能な限り参画し、学校等との連携体制の強化に努めること。

・地域保健対策に関する計画の策定に当たっては、学校保健及び産業保健との連携を図りつつ、整合性のとれた目標、行動計画を立て、それに基づき保健活動を推進すること。

・健康教育や健康相談等の保健事業及び施設や保健従事者への研修会などに関する情報を共有するとともに、相互活用等の効率的な実施に配慮すること。

　また、2023（令和5）年には、新型コロナウイルス感染症の全国的な感染拡大に伴う対応への課題等を踏まえた地域保健対策の推進の基本的な指針の改正が行われた。その中では、健康危機に備えた計画的な体制整備の推進が掲げられ、健康危機に備えた人材の確保と資質の向上が新たに加えられている。地域保健対策の推進の基本的な方向の中では、地域の特性をいかした保健と福祉の健康なまちづくりとして、行政サービスの充実だけでなく、学校、企業等の地域の幅広い主体との連携を進め、住民との協働による健康なまちづくりを推進し、全ての住民が健康づくりに取り組むことができる環境を整備することが求められている。加えて、健康危機管理の拠点として平時から管内の市町村、関係教育機関（中略）等の地域保健に係る知見を有する人材が所属する機関との連携を図ることなど、健康危機発生時からではなく、平時からの連携強化に努めることの必要性が加えられた[5]。

　さらに、2015（平成27）年に中央教育審議会では、「新しい時代の教育や地方創生の実現に向けた学校と地域の連携・協働の在り方と今後の推進方策について」（答申）が示された[6]。答申の理念として、

　未来を創り出す子供たちの成長のために、学校のみならず、地域住民や保護者等も含め、国民一人一人が教育の当事者となり、社会総掛かりでの教育の実現を図るということであり、そのことを通じ、新たな地域社会を創り出し、生涯学習社会の実現を果たしていくこと

が示され、学校と地域の連携・協働を一層推進していくための仕組みや方策が提言されている。

　また、この中で学校と地域の連携・協働の必要性として、

　学校は、全ての子供たちが自立して社会で生き、個人として豊かな人生を送ることができるよう、その基礎となる力を培う場であり、子供たちの豊かな学びと成長を保障する場としての役割のみな

らず、地域コミュニティの拠点として、地域の将来の担い手となる人材を育成する役割を果たしていかなければならない。一方、地域は実生活・実社会について体験的・探究的に学習できる場として、子供たちの学びを豊かにしていく役割を果たす必要がある

と示されている。

　学校と地域の連携・協働の必要性を示す主な理由は次のとおりである。①これからの時代を生き抜く力の育成の観点、②地域に信頼される学校づくりの観点、③地域住民の主体的な意識への転換の観点、④地域における社会的な教育基盤の構築の観点、⑤社会全体で、子供たちを守り、安心して子育てできる環境を整備する観点、⑥学校と地域の「パートナーとしての連携・協働関係」への発展、であり、学校や地域が抱える様々な課題に社会総掛かりで対応するには、学校と地域の関係を、新たな関係として、相互補完的に連携・協働していくものに発展させていくことが必要であること、学校と地域は、互いの役割を認識しつつ、共有した目標に向かって、対等な立場の下で共に活動する協働関係を築くことが重要であり、パートナーとして相互に連携・協働していくことを通じて、社会総掛かりでの教育の実現を図っていく必要性が示されている。このように、学校と地域との連携・協働はより一層求められ、推進されることが望まれる。

4）保健師との連携・協働の実際

　保健師による支援は、母子保健に関する保健事業、保健活動を通じて行われることが多いため、就園、就学前の乳幼児期を中心に展開されることが多いが、乳幼児期から児、保護者、家庭、地域との関係構築を図っているため、学齢期にも保健師が支援に携わることは多い。ここでは、事例をもとに学校保健と地域保健、保健師との連携の実際について紹介をしていく。

　これら3事例のように、養護教諭と保健師は、子どものこころと体の健やかな発育発達、家庭や地域がより良い状態へ近づくよう、要支援家庭だけでなく、地域の課題に目を向け、連携、協働を図る必要もある。さらに、就園、就学などの節目で、各関係機関の支援が途切れることのないよう、各機関の役割等を把握、認識しながら顔の見える関係づくりを行い、良好な関係のもと連携、協働を図ることが重要である。このように、個人、家族、地域の課題解決、切れ目のない支援のためにも、学校保健、地域保健のさらなる連携・協働が求められる（図16-2）。

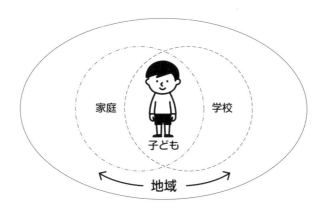

子どもと家庭、子どもと学校、子どもと地域がそれぞれ信頼関係を構築すること
子どもを取り巻く家庭、学校、地域も相互に信頼関係を構築し、連携・協働を図ることが重要

図16-2　学校保健と地域保健との連携

（事例1　学修の心配がある児への支援）

　Aちゃんは、母親の妊娠中や出生、乳幼児期においても特に大きなけがや病気もなく成長し、乳幼児健康診査や就学時健康診断でも知的発達の遅れなど特段の問題がなかったため、普通学級に所属していた。家庭、学校生活でも家族、友人、教諭とのコミュニケーションやクラス活動には大きな支障なく生活していたが、教科書の音読などで文字の読み飛ばしや間違いが多く、少しずつ学修面で支障をきたしはじめた。Aちゃんの状態を心配した担任は、保護者との面談の機会を通じて、Aちゃんの状況を保護者へ説明することとあわせて、Aちゃんの発達について、専門家に相談することを提案しようと考えた。しかし、担任は、地域の専門の医療機関や相談機関、どのような専門機関につなげれば良いか分からず、養護教諭と相談したのち、市町村へ情報提供を求めることにした。

　相談を受けた市町村保健師は、児童発達を専門とする医療機関や相談機関の情報とあわせて保健センターで行われている発達相談事業（以下、相談事業）を利用することも可能であることを伝えた。後日、担任はAちゃん、保護者に情報提供を行ったところ、相談事業を受けたいという意向を確認したため、保健師と連携をとることとなった。

　相談事業を受けるにあたり保健師が、改めて妊娠期、乳幼児期のAちゃんの発育発達状況や家族の養育状況、保護者がAちゃんの育てにくさや発達の悩みなどを感じていたか、学校生活の様子を情報収集した。相談事業では、それら事前の情報および相談時のAちゃん、保護者とのやりとり、臨床心理士による発達検査、医師による相談が行われ、Aちゃんの状態の見立てとともに、今後の支援の必要性、方向性についてAちゃん、保護

者へ情報提供、説明が行われた。その後、カンファレンスでは、医師、臨床心理士、保健師、担任、養護教諭でAちゃんの見立て、今後の支援の方向性について情報共有が行われ、学校での支援について検討がなされた。また、今後、進級にともなうAちゃん自身の困り感や不安感が強くなる場合など、医療機関受診のタイミングやメリットなどについても共通認識が図られた。その後、Aちゃん、保護者の了解を得たのち、相談事業によるAちゃんの見立てや支援の手立てについて教員間で情報共有がなされ、Aちゃんのサポート体制について検討が行われた。

　児童の発達に関する知識や地域の社会資源、関係機関、職種についての情報を持ち合わせることも大切であるが、関係機関からそれぞれの専門分野に関する情報提供を求め、ともに支援を検討する体制づくり、関係づくりも重要である。また、児、保護者自身がより良い選択、決定ができるようにあらゆる角度から情報を提供し、ともに考えていく姿勢をもつことが必要である。

（事例2　児童虐待疑いのある家庭への支援）

　Bちゃんは、お姉ちゃん2人と妹がいる4人きょうだいで、次年度、就学を迎える。子どもたちは、就学前1年間は幼稚園に通園していたが、それまでは子どもたちが集まるような場に行ったことや同年齢の子どもとの交流がほとんどなかった。また、乳幼児健康診査も未受診が続き、予防接種もほとんど受けたことがなく、標準と比べて緩やかな発育であった。さらに、う歯も多く、治療も途切れがちであり、食事、睡眠なども保護者の時間帯に合わせた生活のため、生活習慣が確立できていなかった。また、衛生面も不十分な養育環境であったため、Bちゃんの家庭は、育児放棄（ネグレクト）の疑いが高いとして、児童相談所や市町村で継続的な訪問、電話、面接などの支援が行われていた。今回、Bちゃんの就学にあわせて、改めてBちゃんの家庭への支援について、小学校、幼稚園、児童相談所、市町村の保健師、市町村の虐待担当（福祉）部門の関係者が集まり、ケース会議が行われることとなった。

　会議では、それぞれの機関が持っているBちゃんの家庭の情報とともに保護者との関係性などの情報交換、共有が行われた。また、支援の目的や方向性などの確認とともに、各関係機関の役割分担などを検討し、共通認識が図られた。幼稚園、小学校はBちゃん、お姉ちゃんへの支援を中心に行い、妹については当面市町村の保健師、情報の集約等については市の虐待担当部門、児童相談所はきょうだい、家族への支援をそれぞれの機関と協働しながら行っていくこととなった。

コラム　児童虐待に関する支援

　児童虐待に関する支援は、住民に身近な市町村において、虐待の未然防止・早期発見を中心に積極的な取り組みが行われ[7]、児童相談所等と連携・協働を行いながら児童家庭支援を行っている。市町村の保健師が家庭と関わるきっかけの一つに、乳幼児健康診査等の母子保健事業がある。妊娠届出時から妊婦と関わり、妊娠、出産、育児期にわたって電話、面接、訪問や健康診査、健康相談など各種保健事業を通じて切れ目なく、児の健やかな発育発達および保護者、家庭への支援を行う。母子保健事業を通じて、親子、家庭に関わり、子どもの発育発達、養育状況を把握し、虐待のリスクが高いもしくはすでに虐待のある家庭に対しては、保健部門だけでなく、福祉部門、児童相談所等と連携をしながら支援を行っていく。子どもの成長とともに、就園、就学などの所属があれば、関係機関と連携・協働をしながら支援を行っていく。

　関係機関との連携・協働の一つに、要保護児童対策地域協議会がある。児童相談所をはじめ、母子保健に携わる市町村保健師や福祉事務所等市町村の福祉部門、教育委員会の職員等が出席し、要保護児童に関する情報を交換・共有しながら児、保護者への支援に向けて、目的、方向性を確認し、共通認識のもと支援が行われる。就園、就学している幼児、児童、生徒に関する日々の見守り、保護者への支援等は学校・園を中心に行われることが多いが、保健師は乳幼児期から把握している経過や家族、家庭に関する情報等を基に、関係機関、職種とともに支援に関する協議、検討を重ねる。さらに、未就園のきょうだいがいる場合は、そのきょうだいの保健事業を通じて家族へアプローチを行い、学校・園とともに子どもたちの育ちを支援する。また、協議会以外にも個別に行われるケース会議等を通じて就園・就学以降も必要であれば、学校・園の関係者とともに児、保護者への支援を継続して行っていく。

　Bちゃんの家庭は、乳幼児健康診査未受診ではあったが、市町村の保健師がBちゃんの家庭と定期的に関わり、子どもたちの発育発達、養育状況を確認していた。このように、就園、就学を機に所属機関が児や保護者への支援をすべて担うのではなく、これまで関わってきた関係機関、職種と情報交換、共有を行い、それぞれの関係機関が役割分担を行いながら家族全体の支援を考えていくことが重要である。さらに、当該児童だけでな

く、きょうだいを含めた家族全体を捉えることが必要である。そのためにも、家族を取り巻く関係機関、職種を整理し、児、保護者と良好な関係を構築している関係機関、職種など家族への支援者と手を取り合って、連携・協働をしていくことが重要である。

（事例3　感染症、性教育に関する支援）

　C県では近年、10代の妊娠および人工妊娠中絶が横這いから微増状態が続き、また性感染症も増加の一途をたどっていた。D保健所保健師は、早期からの思春期教育の必要性の高まりを感じており、教育委員会や市町村保健師との協議のもと、D保健所管内の小学校5年生、中学2年生、高校2年生を対象に性教育を行うこととなった。保健師は、健康教育の開催にあたり、各学校の児童、生徒の状況などを養護教諭から情報収集し、各学年、学校の実情に応じた健康教育の準備を進めた。

　各養護教諭から得た児童、生徒、家庭の実情を聞く中で、それぞれの学校で養護教諭が抱える課題や困難感に共通するものが多いことに気がついた。そのため保健師は、各学校の養護教諭が一堂に会し、情報交換、情報提供ができる場を設けることを教育委員会へ提案し、D保健所管内の養護教諭会が発足した。会は学期に一度、定期的に開催され、それぞれの学校の課題を共有しながらの勉強会が開かれ、自主組織として発展していった。

　そして、保健師は、健康教育実施後も定期的に養護教諭と情報交換を行い、その年度、学年に応じた健康教育を実施し、学校と保健師との関係構築も徐々に図られていった。各学校に年に1回ずつの健康教育を実施しはじめて丸3年が経過した頃、D保健所管内の10代の妊娠、人工妊娠中絶数は横這いから少しずつではあるが、微減しはじめ、性感染症の増加も緩やかに横這いへと転じた。

　各学校や学年の特性に応じた健康教育を行うためにも、養護教諭は児童、生徒、学校の特性を把握、整理し、準備性を高めていくことが大切である。さらに、健康教育実施後の評価等を適切に行い、PDCAを回していくことが重要である。また、今回の事例のように、保健師と連携・協働することによって地域の健康課題の解決につなげていくことが必要である。今後、より深刻化するであろう子どもたちの健康課題解決のために、学校保健、地域保健が連携・協働を推進していく視点が求められる。

引用参考文献

1）厚生労働省：地域保健 https://www.mhlw.go.jp/stf/seisakunitsuite/bunya/tiiki/index.html

（2024.2.7アクセス）

2）一般社団法人 日本公衆衛生看護学会：日本公衆衛生看護学会による公衆衛生看護関連の用語の
定義 https://japhn.jp/wp/wp-content/uploads/2017/04/def_phn_ja_en.pdf （2024.2.7アクセス）

3）厚生労働省：地域保健法第四条第一項の規定に基づく地域保健対策の推進に関する基本的な
指針（最終改正：平成27年３月27日厚生労働省告示第185号）https://www.mhlw.go.jp/file/06-
Seisakujouhou-10900000-Kenkoukyoku/0000079549.pdf （2024.2.7アクセス）

4）厚生労働省：地域保健対策の推進に関する基本的な指針の一部改正について（厚生労働省健康
局長通知）https://www.mhlw.go.jp/file/06-Seisakujouhou-10900000-Kenkoukyoku/0000050854.
pdf （2024.2.7アクセス）

5）厚生労働省：感染症の予防及び感染症の患者に対する医療に関する法律等の一部を改正
する法律の一部の施行について（厚生労働省健康局長通知）https://www.mhlw.go.jp/content/
001078185.pdf （2024.2.7アクセス）

6）中央教育審議会：新しい時代の教育や地方創生の実現に向けた学校と地域の連携・協働の在り
方と今後の推進方策について（答申）https://www.mext.go.jp/b_menu/shingi/chukyo/chukyo0/
toushin/__icsFiles/afieldfile/2016/01/05/1365791_1.pdf （2024.2.7アクセス）

7）厚生労働省：市町村児童家庭相談援助指針について（厚生労働省雇用均等・児童家庭局長通知）
https://www.mhlw.go.jp/bunya/kodomo/dv-soudanjo-sisin-honbun1.html （2024.2.7アクセス）

④　地域住民と家庭、学校との連携

地域住民の支援を活用した児童への対応の2事例を紹介する。

1）地域住民の一言「批判ばかりしていては、よい子は育たない！」

199X年、「発達に課題の疑いあるが保護者の理解が得られず」との連絡付きの児童A が転入してきた。Aは、通常学級在籍の特別支援を要する児童として、全教職員が情報を共有し支援対応することとなった。

しかし、発達障害を要するAの行動は理解できないものであった。「授業に集中できない」、「教室からの突然脱出」、「理科の実験中に机に上る」、「教員の机上の書類をまき散らす」等の行動を繰り返した。

保護者に対して担任は、「危険な行為」、「授業妨害とみられる行動」を保護者に伝え続けた。

ある日、窓から屋外に飛び出そうとしたAの体を必死に抱えた教員の行動は、Aから「暴言を浴びた」とか「体罰を受けた」という表現で保護者に伝わるところとなり、それを信じた保護者は地域の人々に相談した結果、学校は瞬く間に思いもよらない誹謗中傷の標的となってしまった。

この結果、学校は地域や保護者へ現状の理解を求め「保護者会」を開催することとなった。

その保護者会では、学校からは現状への理解や、問題行動への経緯や保護者の理解を求めたが、保護者からは教育への不信や指導力不足への非難や厳しい声が寄せられた。

そんな中、出席していた地域の住民である学校評議員から、「批判ばかりしていては、良い子どもは育たない！」との発言があった。

会場全体が賛同の大きな拍手に包まれた。その日を境に事態は沈静化に向かい、学校、地域、保護者が三位一体となって支援を要する子どもに対応する機運が醸成されていった。

発達に課題がある児童への対応と保護者への信頼、学校を第三者として見守る地域住民との連携の重要性についての実践事例である。

2）学校勤務の経験を活かした地域住民としての支援活動

在職時、Bさんは養護教諭として、また、特別支援教育コーディネーターとして校務

分掌を担当していた。退職して一住民となったBさんのもとにある相談があった。

　ある小学校で児童対応に悩んだ担任が休職する事態が発生した。このことで小学校に呼び出されたC男の母で、我が子C男が授業妨害の一番の原因になっていると言われ、さらに転出を勧められた。このことで母親は憤慨している。

　話を聞いた知人は、学校に不信感を持っているが、どうアドバイスすればよいのか悩んでいるとのことだった。

　そこで、Bさんは地域住民となったにもかかわらず、C男の学校を訪れ、クラスの授業を参観し、校長から話を聞き、学校の困難な状況を理解することができた。

　C男は貧乏ゆすりをしながら大声で誰となく喋り続け、他の2人の児童がそれに反応していた。C男の言動につられて他にも立ち歩く児童も見られた。また、C男の行動や発言を原因とするトラブルが多く、担任はその対応に疲れて休職となったことや、母親にスクールカウンセラーへの相談を勧めるもなかなか理解が得られない状況であった。

　後日、Bさんは、知人を通してC男の母に授業参観を勧めたところ、信頼する知人のアドバイスでC男の母は仕事を調整して授業を参観し、校長とも面談した。

　自らの目で、C男の言動の現状を確かめた母は、学校への信頼を寄せはじめた。その後、母はスクールカウンセラーに相談し、専門医も受診した。C男自身も、母親や友達に信頼され、理解されている自分に気づきはじめ、激しい言動はみられなくなった。

　養護教諭の経験を活かし、地域住民の立場で学校と保護者を繋ぐ相談相手として地域に貢献できた実践事例である。

関連法規

1. 学校保健安全法
2. 学校保健安全法施行令
3. 学校保健安全法施行規則
4. 学校環境衛生基準
5. 学校給食法

学校保健安全法 （昭和33年　法律第56号　最終改正　平成27年6月24日　法律第46号）

第1章　総則

（目的）

第1条　この法律は、学校における児童生徒等及び職員の健康の保持増進を図るため、学校における保健管理に関し必要な事項を定めるとともに、学校における教育活動が安全な環境において実施され、児童生徒等の安全の確保が図られるよう、学校における安全管理に関し必要な事項を定め、もつて学校教育の円滑な実施とその成果の確保に資することを目的とする。

（定義）

第2条　この法律において「学校」とは、学校教育法（昭和22年法律第26号）第1条に規定する学校をいう。

2　この法律において「児童生徒等」とは、学校に在学する幼児、児童、生徒又は学生をいう。

（国及び地方公共団体の責務）

第3条　国及び地方公共団体は、相互に連携を図り、各学校において保健及び安全に係る取組が確実かつ効果的に実施されるようにするため、学校における保健及び安全に関する最新の知見及び事例を踏まえつつ、財政上の措置その他の必要な施策を講ずるものとする。

2　国は、各学校における安全に係る取組を総合的かつ効果的に推進するため、学校安全の推進に関する計画の策定その他所要の措置を講ずるものとする。

3　地方公共団体は、国が講ずる前項の措置に準じた措置を講ずるように努めなければならない。

第2章　学校保健

第1節　学校の管理運営等

（学校保健に関する学校の設置者の責務）

第4条　学校の設置者は、その設置する学校の児童生徒等及び職員の心身の健康の保持増進を図るため、当該学校の施設及び設備並びに管理運営体制の整備充実その他の必要な措置を講ずるよう努めるものとする。

（学校保健計画の策定等）

第5条　学校においては、児童生徒等及び職員の心身の健康の保持増進を図るため、児童生徒等及び職員の健康診断、環境衛生検査、児童生徒等に対する指導その他保健に関する事項について計画を策定し、これを実施しなければならない。

（学校環境衛生基準）

第6条　文部科学大臣は、学校における換気、採光、照明、保温、清潔保持その他環境衛生に係る事項（学校給食法（昭和29年法律第160号）第9条第1項（夜間課程を置く高等学校における学校給食に関する法律（昭和31年法律第157号）第7条及び特別支援学校の幼稚部及び高等部における学校給食に関する法律（昭和32年法律第118号）第6条において準用する場合を含む。）に規定する事項を除く。）について、児童生徒等及び職員の健康を保護する上で維持されることが望ましい基準（以下この条において「学校環境衛生基準」という。）を定めるものとする。

2　学校の設置者は、学校環境衛生基準に照らしてその設置する学校の適切な環境の維持に努めなければならない。

3　校長は、学校環境衛生基準に照らし、学校の環境衛生に関し適正を欠く事項があると認めた場合には、遅滞なく、その改善のために必要な措置を講じ、又は当該措置を講ずることができないときは、当該学校の設置者に対し、その旨を申し出るものとする。

（保健室）

第7条　学校には、健康診断、健康相談、保健指導、救急処置その他の保健に関する措置を行うため、保健室を設けるものとする。

第2節　健康相談等

（健康相談）

第8条　学校においては、児童生徒等の心身の健康に関し、健康相談を行うものとする。

（保健指導）

第9条　養護教諭その他の職員は、相互に連携して、健康相談又は児童生徒等の健康状態の日常的な観察により、児童生徒等の心身の状況を把握し、健康上の問題があると認めるときは、遅滞なく、当該児童生徒等に対して必要な指導を行うとともに、必要に応じ、その保護者（学校教育法第16条に規定する保護者をいう。第24条及び第30条において同じ。）に対して必要な助言を行うものとする。

（地域の医療機関等との連携）

第10条　学校においては、救急処置、健康相談又は保健指導を行うに当たつては、必要に応じ、当該学校の所在する地域の医療機関その他の関係機関との連携を図るよう努めるものとする。

第3節　健康診断

（就学時の健康診断）

第11条　市（特別区を含む。以下同じ。）町村の教育委員会は、学校教育法第17条第1項の規定により翌学年の初めから同項に規定する学校に就学させるべき者で、当該市町村の区域内に住所を有するものの就学に当たつて、その健康診断を行わなければならない。

第12条　市町村の教育委員会は、前条の健康診断の結果に基づき、治療を勧告し、保健上必要な助言を行い、及び学校教育法第17条第1項に規定する義務の猶予若しくは免除又は特別支援学校への就学に関し指導を行う等適切な措置をとらなければならない。

（児童生徒等の健康診断）

第13条　学校においては、毎学年定期に、児童生徒等（通信による教育を受ける学生を除く。）の健康診断を行わなければならない。

2　学校においては、必要があるときは、臨時に、児童生徒等の健康診断を行うものとする。

第14条　学校においては、前条の健康診断の結果に基づき、疾病の予防処置を行い、又は治療を指示し、並びに運動及び作業を軽減する等適切な措置をとらなければならない。

（職員の健康診断）

第15条　学校の設置者は、毎学年定期に、学校の職員の健康診断を行わなければならない。

2　学校の設置者は、必要があるときは、臨時に、学校の職員の健康診断を行うものとする。

第16条　学校の設置者は、前条の健康診断の結果に基づき、治療を指示し、及び勤務を軽減する等適切な措置をとらなければならない。

（健康診断の方法及び技術的基準等）
第17条　健康診断の方法及び技術的基準については、文部科学省令で定める。

2　第11条から前条までに定めるもののほか、健康診断の時期及び検査の項目その他健康診断に関し必要な事項は、前項に規定するものを除き、第11条の健康診断に関するものについては政令で、第13条及び第15条の健康診断に関するものについては文部科学省令で定める。

3　前2項の文部科学省令は、健康増進法（平成14年法律第103号）第9条第1項に規定する健康診査等指針と調和が保たれたものでなければならない。

（保健所との連絡）
第18条　学校の設置者は、この法律の規定による健康診断を行おうとする場合その他政令で定める場合においては、保健所と連絡するものとする。

　　第4節　感染症の予防
（出席停止）
第19条　校長は、感染症にかかつており、かかつている疑いがあり、又はかかるおそれのある児童生徒等があるときは、政令で定めるところにより、出席を停止させることができる。

（臨時休業）
第20条　学校の設置者は、感染症の予防上必要があるときは、臨時に、学校の全部又は一部の休業を行うことができる。

（文部科学省令への委任）
第21条　前2条（第19条の規定に基づく政令を含む。）及び感染症の予防及び感染症の患者に対する医療に関する法律（平成10年法律第114号）その他感染症の予防に関して規定する法律（これらの法律に基づく命令を含む。）に定めるもののほか、学校における感染症の予防に関し必要な事項は、文部科学省令で定める。

　　第5節　学校保健技師並びに学校医、学校歯科医及び学校薬剤師
（学校保健技師）
第22条　都道府県の教育委員会の事務局に、学校保健技師を置くことができる。

2　学校保健技師は、学校における保健管理に関する専門的事項について学識経験がある者でなければならない。

3　学校保健技師は、上司の命を受け、学校における保健管理に関し、専門的技術的指導及び技術に従事する。

（学校医、学校歯科医及び学校薬剤師）
第23条　学校には、学校医を置くものとする。

2　大学以外の学校には、学校歯科医及び学校薬剤師を置くものとする。

3　学校医、学校歯科医及び学校薬剤師は、それぞれ医師、歯科医師又は薬剤師のうちから、任命し、又は委嘱する。

4　学校医、学校歯科医及び学校薬剤師は、学校における保健管理に関する専門的事項に関し、技術及び指導に従事する。

5　学校医、学校歯科医及び学校薬剤師の職務執行の準則は、文部科学省令で定める。

　　第6節　地方公共団体の援助及び国の補助
（地方公共団体の援助）
第24条　地方公共団体は、その設置する小学校、中学校、義務教育学校、中等教育学校の前期課程又は特別支援学校の小学部若しくは中学部の児童又は生徒が、感染性又は学習に支障を生ずるおそれのある疾病で政令で定めるものにかかり、学校において治療の指示を受けたときは、当該児童又は生徒の保護者で次の各号のいずれかに該当するものに対して、その疾病の治療のための医療に要する費用について必要な援助を行うものとする。

①　生活保護法（昭和25年法律第144号）第6条第2項に規定する要保護者

②　生活保護法第6条第2項に規定する要保護者に準ずる程度に困窮している者で政令で定めるもの

（国の補助）
第25条　国は、地方公共団体が前条の規定により同条第1号に掲げる者に対して援助を行う場合には、予算の範囲内において、その援助に要する経費の一部を補助することができる。

2　前項の規定により国が補助を行う場合の補助の基準については、政令で定める。

　　第3章　学校安全
（学校安全に関する学校の設置者の責務）
第26条　学校の設置者は、児童生徒等の安全の確保を図るため、その設置する学校において、事故、加害行為、災害等（以下この条及び第29条第3項において「事故等」という。）により児童生徒等に生ずる危険を防止し、及び事故等により児童生徒等に危険又は危害が現に生じた場合（同条第1項及び第2項において「危険等発生時」という。）において適切に対処することができるよう、当該学校の施設及び設備並びに管理運営体制の整備充実その他の必要な措置を講ずるよう努めるものとする。

（学校安全計画の策定等）
第27条　学校においては、児童生徒等の安全の確保を図るため、当該学校の施設及び設備の安全点検、児童生徒等に対する通学を含めた学校生活その他の日常生活における安全に関する指導、職員の研修その他学校における安全に関する事項について計画を策定し、これを実施しなければならない。

（学校環境の安全の確保）
第28条　校長は、当該学校の施設又は設備について、児童生徒等の安全の確保を図る上で支障となる事項があると認めた場合には、遅滞なく、その改善を図るために必要な措置を講じ、又は当該措置を講ずることができないときは、当該学校の設置者に対し、その旨を申し出るものとする。

（危険等発生時対処要領の作成等）
第29条　学校においては、児童生徒等の安全の確保を図るため、当該学校の実情に応じて、危険等発生時において当該学校の職員がとるべき措置の具体的内容及び手順を定めた対処要領（次項において「危険等発生時対処要領」という。）を作成するものとする。

2　校長は、危険等発生時対処要領の職員に対する周知、訓練の実施その他の危険等発生時において職員が適切に対処するために必要な措置を講ずるものとする。

3　学校においては、事故等により児童生徒等に危害が生じた場合において、当該児童生徒等及び当該

事故等により心理的外傷その他の心身の健康に対する影響を受けた児童生徒等その他の関係者の心身の健康を回復させるため、これらの者に対して必要な支援を行うものとする。この場合においては、第10条の規定を準用する。

（地域の関係機関等との連携）
第30条　学校においては、児童生徒等の安全の確保を図るため、児童生徒等の保護者との連携を図るとともに、当該学校が所在する地域の実情に応じて、当該地域を管轄する警察署その他の関係機関、地

域の安全を確保するための活動を行う団体その他の関係団体、当該地域の住民その他の関係者との連携を図るよう努めるものとする。

第4章　雑則
（学校の設置者の事務の委任）
第31条　学校の設置者は、他の法律に特別の定めがある場合のほか、この法律に基づき処理すべき事務を校長に委任することができる。
（専修学校の保健管理等）
第32条　専修学校には、保健管理に関する専門的事項に関し、技術及

び指導を行う医師を置くように努めなければならない。
2　専修学校には、健康診断、健康相談、保健指導、救急処置等を行うため、保健室を設けるように努めなければならない。
3　第3条から第6条まで、第8条から第10条まで、第13条から第21条まで及び第26条から前条までの規定は、専修学校に準用する。

学校保健安全法施行令　（昭和33年　政令第174号　最終改正　平成27年12月16日　政令第421号）

（就学時の健康診断の時期）
第1条　学校保健安全法（昭和33年法律第56号。以下「法」という。）第11条の健康診断（以下「就学時の健康診断」という。）は、学校教育法施行令（昭和28年政令第340号）第2条の規定により学齢簿が作成された後翌学年の初めから4月前（同令第5条、第7条、第11条、第14条、第15条及び第18条の2に規定する就学に関する手続の実施に支障がない場合にあつては、3月前）までの間に行うものとする。
2　前項の規定にかかわらず、市町村の教育委員会は、同項の規定により定めた就学時の健康診断の実施日の翌日以後に当該市町村の教育委員会が作成した学齢簿に新たに就学予定者（学校教育法施行令第5条第1項に規定する就学予定者をいう。以下この項において同じ。）が記載された場合において、当該就学予定者が他の市町村の教育委員会が行う就学時の健康診断を受けていないときは、当該就学予定者について、速やかに就学時の健康診断を行うものとする。

（検査の項目）
第2条　就学時の健康診断における検査の項目は、次のとおりとする。
①　栄養状態
②　脊柱及び胸郭の疾病及び異常の有無
③　視力及び聴力
④　眼の疾病及び異常の有無
⑤　耳鼻咽頭疾患及び皮膚疾患の有無
⑥　歯及び口腔の疾病及び異常の

有無
⑦　その他の疾病及び異常の有無
（保護者への通知）
第3条　市（特別区を含む。以下同じ。）町村の教育委員会は、就学時の健康診断を行うに当たつて、あらかじめ、その日時、場所及び実施の要領等を法第11条に規定する者の学校教育法（昭和22年法律第26号）第16条に規定する保護者（以下「保護者」という。）に通知しなければならない。
（就学時健康診断票）
第4条　市町村の教育委員会は、就学時の健康診断を行つたときは、文部科学省令で定める様式により、就学時健康診断票を作成しなければならない。
2　市町村の教育委員会は、翌学年の初めから15日前までに、就学時健康診断票を就学時の健康診断を受けた者の入学する学校の校長に送付しなければならない。
（保健所と連絡すべき場合）
第5条　法第18条の政令で定める場合は、次に掲げる場合とする。
①　法第19条の規定による出席停止が行われた場合
②　法第20条の規定による学校の休業を行つた場合
（出席停止の指示）
第6条　校長は、法第19条の規定により出席を停止させようとするときは、その理由及び期間を明らかにして、幼児、児童又は生徒（高等学校（中等教育学校の後期課程及び特別支援学校の高等部を含む。以下同じ。）の生徒を除く。）にあつてはその保護者に、高等学校の

生徒又は学生にあつては当該生徒又は学生にこれを指示しなければならない。
2　出席停止の期間は、感染症の種類等に応じて、文部科学省令で定める基準による。
（出席停止の報告）
第7条　校長は、前条第1項の規定による指示をしたときは、文部科学省令で定めるところにより、その旨を学校の設置者に報告しなければならない。
（感染性又は学習に支障を生ずるおそれのある疾病）
第8条　法第24条の政令で定める疾病は、次に掲げるものとする。
①　トラコーマ及び結膜炎
②　白癬、疥癬及び膿痂疹
③　中耳炎
④　慢性副鼻腔炎及びアデノイド
⑤　齲歯
⑥　寄生虫病（虫卵保有を含む。）
（要保護者に準ずる程度に困窮している者）
第9条　法第24条第2号の政令で定める者は、当該義務教育諸学校（小学校、中学校、義務教育学校、中等教育学校の前期課程又は特別支援学校の小学部若しくは中学部をいう。）を設置する地方公共団体の教育委員会が、生活保護法（昭和25年法律第144号）第6条第2項に規定する要保護者（以下「要保護者」という。）に準ずる程度に困窮していると認める者とする。
2　教育委員会は、前項に規定する認定を行うため必要があるときは、社会福祉法（昭和26年法律第45号）に定める福祉に関する事務所の長

及び民生委員法（昭和23年法律第198号）に定める民生委員に対して、助言を求めることができる。

（補助の基準）

第10条　法第25条第1項の規定による国の補助は、法第24条の規定による同条第1号に掲げる者に対する援助に要する経費の額の2分の1について行うものとする。ただし、小学校、中学校及び義務教育学校並びに中等教育学校の前期課程又は特別支援学校の小学部及び中学部の別により、文部科学大臣が毎年度定める児童及び生徒1人1疾病当たりの医療費の平均額に、都道府県に係る場合にあつては次項の規定により文部科学大臣が当該都道府県に配分した児童及び生徒の被患者の延数を乗じて得た額、市町村に係る場合にあつては第3項の規定により都道府県の教育委員会が当該市町村に配分した児童及び生徒の被患者の延数をそれぞれ乗じて得た額の2分の1を限度とする。

2　文部科学大臣は、毎年度、別表イに掲げる算式により算定した小学校、中学校及び義務教育学校並びに中等教育学校の前期課程又は特別支援学校の小学部及び中学部の児童及び生徒の被患者の延数を各都道府県に配分し、その配分した数を各都道府県の教育委員会に通知しなければならない。

3　都道府県の教育委員会は、文部科学省令で定めるところにより、毎年度、文部科学大臣が、別表ロに掲げる算式により算定した小学校、中学校及び義務教育学校並びに中等教育学校の前期課程又は特別支援学校の小学部及び中学部の児童及び生徒の被患者の延数を基準として各都道府県ごとに定めた児童及び生徒の被患者の延数を、各市町村立の小学校、中学校及び義務教育学校並びに中等教育学校の前期課程又は特別支援学校の小学部及び中学部の児童及び生徒のうち教育扶助を受けている者の数を勘案して、各市町村に配分し、

その配分した数を文部科学大臣及び各市町村の教育委員会に通知しなければならない。

4　前項の規定により都道府県が処理することとされている事務は、地方自治法（昭和22年法律第67号）第2条第9項第1号に規定する第1号法定受託事務とする。

（専修学校への準用）

第11条　第5条から第7条までの規定は、法第32条第3項において法第18条及び第19条の規定を専修学校に準用する場合について準用する。この場合において、第5条第2号中「法第20条」とあるのは「法第32条第3項において準用する法第20条」と、第6条第1項中「幼児、児童又は生徒（高等学校（中等教育学校の後期課程及び特別支援学校の高等部を含む。以下同じ。）の生徒を除く。）にあつてはその保護者に、高等学校の生徒又は学生にあつては当該生徒又は学生」とあるのは「生徒」と読み替えるものとする。

別表（第10条関係）

イ	都道府県が要保護者に対して援助を行う場合	$X_1 \times (p_1 / P_1)$
ロ	市町村が要保護者に対して援助を行う場合	$X_2 \times (p_2 / P_2)$

学校保健安全法施行規則

（昭和33年　文部省令第18号
最終改正　令和5年4月28日　文部科学省令第22号）

第1章　環境衛生検査等
（環境衛生検査）

第1条　学校保健安全法（昭和33年法律第56号。以下「法」という。）第5条の環境衛生検査は、他の法令に基づくもののほか、毎学年定期に、法第6条に規定する学校環境衛生基準に基づき行わなければならない。

2　学校においては、必要があるときは、臨時に、環境衛生検査を行うものとする。

（日常における環境衛生）

第2条　学校においては、前条の環境衛生検査のほか、日常的な点検を行い、環境衛生の維持又は改善を図らなければならない。

第2章　健康診断
第1節　就学時の健康診断
（方法及び技術的基準）

第3条　法第11条の健康診断の方法及び技術的基準は、次の各号に掲げる検査の項目につき、当該各号

に定めるとおりとする。

① 栄養状態は、皮膚の色沢、皮下脂肪の充実、筋骨の発達、貧血の有無等について検査し、栄養不良又は肥満傾向で特に注意を要する者の発見につとめる。

② 脊柱の疾病及び異常の有無は、形態等について検査し、側わん症等に注意する。

③ 胸郭の異常の有無は、形態及び発育について検査する。

④ 視力は、国際標準に準拠した視力表を用いて左右各別に裸眼視力を検査し、眼鏡を使用している者については、当該眼鏡を使用している場合の矯正視力についても検査する。

⑤ 聴力は、オージオメータを用いて検査し、左右各別に聴力障害の有無を明らかにする。

⑥ 眼の疾病及び異常の有無は、感染性眼疾患その他の外眼部疾患及び眼位の異常等に注意する。

⑦ 耳鼻咽頭疾患の有無は、耳疾

患、鼻・副鼻腔疾患、口腔咽喉頭疾患及び音声言語異常等に注意する。

⑧ 皮膚疾患の有無は、感染性皮膚疾患、アレルギー疾患等による皮膚の状態に注意する。

⑨ 歯及び口腔の疾病及び異常の有無は、齲歯、歯周疾患、不正咬合その他の疾病及び異常について検査する。

⑩ その他の疾病及び異常の有無は、知能及び呼吸器、循環器、消化器、神経系等について検査するものとし、知能については適切な検査によつて知的障害の発見につとめ、呼吸器、循環器、消化器、神経系等については臨床医学的検査その他の検査によつて結核疾患、心臓疾患、腎臓疾患、ヘルニア、言語障害、精神神経症その他の精神障害、骨、関節の異常及び四肢運動障害等の発見につとめる。

第4条　学校保健安全法施行令（昭和33年政令第174号。以下「令」という。）第4条第1項に規定する就学時健康診断票の様式は、第1号様式とする。

第2節　児童生徒等の健康診断

(時期)

第5条　法第13条第1項の健康診断は、毎学年、6月30日までに行うものとする。ただし、疾病その他やむを得ない事由によつて当該期日に健康診断を受けることのできなかつた者に対しては、その事由のなくなつた後すみやかに健康診断を行うものとする。

2　第1項の健康診断における結核の有無の検査において結核発病のおそれがあると診断された者（第6条第3項第4号に該当する者に限る。）については、おおむね6か月の後に再度結核の有無の検査を行うものとする。

(検査の項目)

第6条　法第13条第1項の健康診断における検査の項目は、次のとおりとする。
① 身長及び体重
② 栄養状態
③ 脊柱及び胸郭の疾病及び異常の有無並びに四肢の状態
④ 視力及び聴力
⑤ 眼の疾病及び異常の有無
⑥ 耳鼻咽頭疾患及び皮膚疾患の有無
⑦ 歯及び口腔の疾病及び異常の有無
⑧ 結核の有無
⑨ 心臓の疾病及び異常の有無
⑩ 尿
⑪ その他の疾病及び異常の有無

2　前項各号に掲げるもののほか、胸囲及び肺活量、背筋力、握力等の機能を、検査の項目に加えることができる。

3　第1項第8号に掲げるものの検査は、次の各号に掲げる学年において行うものとする。
① 小学校（義務教育学校の前期課程及び特別支援学校の小学部を含む。以下この条、第7条第6項及び第11条において同じ。）の全学年
② 中学校（義務教育学校の後期課程、中等教育学校の前期課程及び特別支援学校の中学部を含む。以下この条、第7条第6項

及び第11条において同じ。）の全学年
③ 高等学校（中等教育学校の後期課程及び特別支援学校の高等部を含む。以下この条、第7条第6項及び第11条において同じ。）及び高等専門学校の第1学年
④ 大学の第1学年

4　第1項各号に掲げる検査の項目のうち、小学校の第4学年及び第6学年、中学校及び高等学校の第2学年並びに高等専門学校の第2学年及び第4学年においては第4号に掲げるもののうち聴力を、大学においては第3号、第4号、第7号及び第10号に掲げるものを、それぞれ検査の項目から除くことができる。

(方法及び技術的基準)

第7条　法第13条第1項の健康診断の方法及び技術的基準については、次項から第9項までに定めるもののほか、第3条の規定（同条第10号中知能に関する部分を除く。）を準用する。この場合において、同条第4号中「検査する。」とあるのは「検査する。ただし、眼鏡を使用している者の裸眼視力の検査はこれを除くことができる。」と読み替えるものとする。

2　前条第1項第1号の身長は、靴下等を脱ぎ、両かかとを密接し、背、臀部及びかかとを身長計の尺柱に接して直立し、両上肢を体側に垂れ、頭部を正位に保たせて測定する。

3　前条第1項第1号の体重は、衣服を脱ぎ、体重計のはかり台の中央に静止させて測定する。ただし、衣服を着たまま測定したときは、その衣服の重量を控除する。

4　前条第1項第3号の四肢の状態は、四肢の形態及び発育並びに運動器の機能の状態に注意する。

5　前条第1項第8号の結核の有無は、問診、胸部エックス線検査、喀痰検査、聴診、打診その他必要な検査によつて検査するものとし、その技術的基準は、次の各号に定めるとおりとする。
① 前条第3項第1号又は第2号に該当する者に対しては、問診を行うものとする。
② 前条第3項第3号又は第4号に該当する者（結核患者及び結核発病のおそれがあると診断さ

れている者を除く。）に対しては、胸部エックス線検査を行うものとする。
③ 第1号の問診を踏まえて学校医その他の担当の医師において必要と認める者であつて、当該者の在学する学校の設置者において必要と認めるものに対しては、胸部エックス線検査、喀痰検査その他の必要な検査を行うものとする。
④ 第2号の胸部エックス線検査によつて病変の発見された者及びその疑いのある者、結核患者並びに結核発病のおそれがあると診断されている者に対しては、胸部エックス線検査及び喀痰検査を行い、更に必要に応じ聴診、打診その他必要な検査を行う。

6　前条第1項第9号の心臓の疾病及び異常の有無は、心電図検査その他の臨床医学的検査によつて検査するものとする。ただし、幼稚園（特別支援学校の幼稚部を含む。以下この条及び第11条において同じ。）の全幼児、小学校の第2学年以上の児童、中学校及び高等学校の第2学年以上の生徒、高等専門学校の第2学年以上の学生並びに大学の全学生については、心電図検査を除くことができる。

7　前条第1項第10号の尿は、尿中の蛋白、糖等について試験紙法により検査する。ただし、幼稚園においては、糖の検査を除くことができる。

8　身体計測、視力及び聴力の検査、問診、胸部エックス線検査、尿の検査その他の予診的事項に属する検査は、学校医又は学校歯科医による診断の前に実施するものとし、学校医又は学校歯科医は、それらの検査の結果及び第11条の保健調査を活用して診断に当たるものとする。

(健康診断票)

第8条　学校においては、法第13条第1項の健康診断を行つたときは、児童生徒等の健康診断票を作成しなければならない。

2　校長は、児童又は生徒が進学した場合においては、その作成に係る当該児童又は生徒の健康診断票を進学先の校長に送付しなければならない。

3　校長は、児童生徒等が転学した場合においては、その作成に係る

当該児童生徒等の健康診断票を転学先の校長、保育所の長又は認定こども園の長に送付しなければならない。

4　児童生徒等の健康診断票は、5年間保存しなければならない。ただし、第2項の規定により送付を受けた児童又は生徒の健康診断票は、当該健康診断票に係る児童又は生徒が進学前の学校を卒業した日から5年間とする。

（事後措置）

第9条　学校においては、法第13条第1項の健康診断を行つたときは、21日以内にその結果を幼児、児童又は生徒にあつては当該幼児、児童又は生徒及びその保護者（学校教育法（昭和22年法律第26号）第16条に規定する保護者をいう。）に、学生にあつては当該学生に通知するとともに、次の各号に定める基準により、法第14条の措置をとらなければならない。

① 疾病の予防処置を行うこと。
② 必要な医療を受けるよう指示すること。
③ 必要な検査、予防接種等を受けるよう指示すること。
④ 療養のため必要な期間学校において学習しないよう指導すること。
⑤ 特別支援学級への編入について指導及び助言を行うこと。
⑥ 学習又は運動・作業の軽減、停止、変更等を行うこと。
⑦ 修学旅行、対外運動競技等への参加を制限すること。
⑧ 机又は腰掛の調整、座席の変更及び学級の編制の適正を図ること。
⑨ その他発育、健康状態等に応じて適当な保健指導を行うこと。

2　前項の場合において、結核の有無の検査の結果に基づく措置については、当該健康診断に当たつた学校医その他の医師が別表第1に定める生活規正の面及び医療の面の区分を組み合わせて決定する指導区分に基づいて、とるものとする。

（臨時の健康診断）

第10条　法第13条第2項の健康診断は、次に掲げるような場合で必要があるときに、必要な検査の項目について行うものとする。

① 感染症又は食中毒の発生したとき。
② 風水害等により感染症の発生のおそれのあるとき。
③ 夏季における休業日の直前又は直後。
④ 結核、寄生虫病その他の疾病の有無について検査を行う必要のあるとき。
⑤ 卒業のとき。

（保健調査）

第11条　法第13条の健康診断を的確かつ円滑に実施するため、当該健康診断を行うに当たつては、小学校、中学校、高等学校及び高等専門学校においては全学年において、幼稚園及び大学においては必要と認めるときに、あらかじめ児童生徒等の発育、健康状態等に関する調査を行うものとする。

第3節　職員の健康診断

（時期）

第12条　法第15条第1項の健康診断の時期については、第5条の規定を準用する。この場合において、同条第1項中「6月30日までに」とあるのは、「学校の設置者が定める適切な時期に」と読み替えるものとする。

（検査の項目）

第13条　法第15条第1項の健康診断における検査の項目は、次のとおりとする。

① 身長、体重及び腹囲
② 視力及び聴力
③ 結核の有無
④ 血圧
⑤ 尿
⑥ 胃の疾病及び異常の有無
⑦ 貧血検査
⑧ 肝機能検査
⑨ 血中脂質検査
⑩ 血糖検査
⑪ 心電図検査
⑫ その他の疾病及び異常の有無

2　妊娠中の女性職員においては、前項第6号に掲げる検査の項目を除くものとする。

3　第1項各号に掲げる検査の項目のうち、20歳以上の職員においては第1号の身長を、35歳未満の職員及び36歳以上40歳未満の職員、妊娠中の女性職員その他の職員であつて腹囲が内臓脂肪の蓄積を反映していないと診断されたもの、BMI（次の算式により算出した値をいう。以下同じ。）が20未満である職員並びに自ら腹囲を測定し、その値を申告した職員（BMIが22

未満である職員に限る。）においては第1号の腹囲を、20歳未満の職員、21歳以上25歳未満の職員、26歳以上30歳未満の職員、31歳以上35歳未満の職員又は36歳以上40歳未満の職員であつて感染症の予防及び感染症の患者に対する医療に関する法律施行令（平成10年政令第420号）第12条第1項第1号又はじん肺法（昭和35年法律第30号）第8条第1項第1号若しくは第3号に掲げる者に該当しないものにおいては第3号に掲げるものを、40歳未満の職員においては第6号に掲げるものを、35歳未満の職員及び36歳以上40歳未満の職員においては第7号から第11号に掲げるものを、それぞれ検査の項目から除くことができる。

$$BMI = 体重（kg）／身長（m）^2$$

（方法及び技術的基準）

第14条　法第15条第1項の健康診断の方法及び技術的基準については、次項から第9項までに定めるもののほか、第3条（同条第1項第10号中知能に関する部分を除く。）の規定を準用する。

2　前条第1項第2号の聴力は、1000ヘルツ及び4000ヘルツの音に係る検査を行う。ただし、45歳未満の職員（35歳及び40歳の職員を除く。）においては、医師が適当と認める方法によつて行うことができる。

3　前条第1項第3号の結核の有無は、胸部エックス線検査により検査するものとし、胸部エックス線検査によつて病変の発見された者及びその疑いのある者、結核患者並びに結核発病のおそれがあると診断されている者に対しては、胸部エックス線検査及び喀痰検査を行い、更に必要に応じ聴診、打診その他必要な検査を行う。

4　前条第1項第4号の血圧は、血圧計を用いて測定するものとする。

5　前条第1項第5号の尿は、尿中の蛋白及び糖について試験紙法により検査する。

6　前条第1項第6号の胃の疾病及び異常の有無は、胃部エックス線検査その他の医師が適当と認める方法により検査するものとし、癌その他の疾病及び異常の発見に努める。

7　前条第1項第7号の貧血検査は、血色素量及び赤血球数の検査を行

う。

8　前条第1項第8号の肝機能検査は、血清グルタミックオキサロアセチックトランスアミナーゼ（GOT）、血清グルタミックピルビックトランスアミナーゼ（GPT）及びガンマーグルタミルトランスペプチダーゼ（γ-GTP）の検査を行う。

9　前条第1項第9号の血中脂質検査は、低比重リポ蛋白コレステロール（LDL コレステロール）、高比重リポ蛋白コレステロール（HDL コレステロール）及び血清トリグリセライドの量の検査を行う。

（健康診断票）

第15条　学校の設置者は、法第15条第1項の健康診断を行つたときは、第2号様式によつて、職員健康診断票を作成しなければならない。

2　学校の設置者は、当該学校の職員がその管理する学校から他の学校又は幼保連携型認定こども園へ移つた場合においては、その作成に係る当該職員の健康診断票を異動後の学校又は幼保連携型認定こども園の設置者へ送付しなければならない。

3　職員健康診断票は、5年間保存しなければならない。

（事後措置）

第16条　法第15条第1項の健康診断に当たつた医師は、健康に異常があると認めた職員については、検査の結果を総合し、かつ、その職員の職務内容及び勤務の強度を考慮して、別表第2に定める生活規正の面及び医療の面の区分を組み合わせて指導区分を決定するものとする。

2　学校の設置者は、前項の規定により医師が行つた指導区分に基づき、次の基準により、法第16条の措置をとらなければならない。

「A」　休暇又は休職等の方法で療養のため必要な期間勤務させないこと。

「B」　勤務場所又は職務の変更、休暇による勤務時間の短縮等の方法で勤務を軽減し、かつ、深夜勤務、超過勤務、休日勤務及び宿日直勤務をさせないこと。

「C」　超過勤務、休日勤務及び宿日直勤務をさせないか又はこれらの勤務を制限すること。

「D」　勤務に制限を加えないこと。

「1」　必要な医療を受けるよう指示すること。

「2」　必要な検査、予防接種等を受けるよう指示すること。

「3」　医療又は検査等の措置を必要としないこと。

（臨時の健康診断）

第17条　法第15条第2項の健康診断については、第10条の規定を準用する。

第3章　感染症の予防

（感染症の種類）

第18条　学校において予防すべき感染症の種類は、次のとおりとする。

①　第1種　エボラ出血熱、クリミア・コンゴ出血熱、痘そう、南米出血熱、ペスト、マールブルグ病、ラッサ熱、急性灰白髄炎、ジフテリア、重症急性呼吸器症候群（病原体がベータコロナウイルス属 SARS コロナウイルスであるものに限る。）、中東呼吸器症候群（病原体がベータコロナウイルス属 MERS コロナウイルスであるものに限る。）及び特定鳥インフルエンザ（感染症の予防及び感染症の患者に対する医療に関する法律（平成10年法律第114号）第6条第3項第6号に規定する特定鳥インフルエンザをいう。次号及び第19条第2号イにおいて同じ。）

②　第2種　インフルエンザ（特定鳥インフルエンザを除く。）、百日咳、麻しん、流行性耳下腺炎、風しん、水痘、咽頭結膜熱、結核及び髄膜炎菌性髄膜炎

③　第3種　コレラ、細菌性赤痢、腸管出血性大腸菌感染症、腸チフス、パラチフス、流行性角結膜炎、急性出血性結膜炎その他の感染症

2　感染症の予防及び感染症の患者に対する医療に関する法律第6条第7項から第9項までに規定する新型インフルエンザ等感染症、指定感染症及び新感染症は、前項の規定にかかわらず、第1種の感染症とみなす。

（出席停止の期間の基準）

第19条　令第6条第2項の出席停止の期間の基準は、前条の感染症の種類に従い、次のとおりとする。

①　第1種の感染症にかかつた者

については、治癒するまで。

②　第2種の感染症（結核及び髄膜炎菌性髄膜炎を除く。）にかかつた者については、次の期間。ただし、病状により学校医その他の医師において感染のおそれがないと認めたときは、この限りでない。

イ　インフルエンザ（特定鳥インフルエンザ及び新型インフルエンザ等感染症を除く。）にあつては、発症した後5日を経過し、かつ、解熱した後2日（幼児にあつては、3日）を経過するまで。

ロ　百日咳にあつては、特有の咳が消失するまで又は5日間の適正な抗菌性物質製剤による治療が終了するまで。

ハ　麻しんにあつては、解熱した後3日を経過するまで。

ニ　流行性耳下腺炎にあつては、耳下腺、顎下腺又は舌下腺の腫脹が発現した後5日を経過し、かつ、全身状態が良好になるまで。

ホ　風しんにあつては、発しんが消失するまで。

ヘ　水痘にあつては、すべての発しんが痂皮化するまで。

ト　咽頭結膜熱にあつては、主要症状が消退した後2日を経過するまで。

③　結核、髄膜炎菌性髄膜炎及び第3種の感染症にかかつた者については、病状により学校医その他の医師において感染のおそれがないと認めるまで。

④　第1種若しくは第2種の感染症患者のある家に居住する者又はこれらの感染症にかかつている疑いがある者については、予防処置の施行の状況その他の事情により学校医その他の医師において感染のおそれがないと認めるまで。

⑤　第1種又は第2種の感染症が発生した地域から通学する者については、その発生状況により必要と認めたとき、学校医の意見を聞いて適当と認める期間。

⑥　第1種又は第2種の感染症の流行地を旅行した者については、その状況により必要と認めたとき、学校医の意見を聞いて適当と認める期間。

（出席停止の報告事項）

第20条　令第7条の規定による報告は、次の事項を記載した書面をもつてするものとする。

① 学校の名称

② 出席を停止させた理由及び期間

③ 出席停止を指示した年月日

④ 出席を停止させた児童生徒等の学年別人員数

⑤ その他参考となる事項

（感染症の予防に関する細目）

第21条　校長は、学校内において、感染症にかかつており、又はかかつている疑いがある児童生徒等を発見した場合において、必要と認めるときは、学校医に診断させ、法第19条の規定による出席停止の指示をするほか、消毒その他適当な処置をするものとする。

2　校長は、学校内に、感染症の病毒に汚染し、又は汚染した疑いがある物件があるときは、消毒その他適当な処置をするものとする。

3　学校においては、その附近において、第1種又は第2種の感染症が発生したときは、その状況により適当な清潔方法を行うものとする。

第4章　学校医、学校歯科医及び学校薬剤師の職務執行の準則

（学校医の職務執行の準則）

第22条　学校医の職務執行の準則は、次の各号に掲げるとおりとする。

① 学校保健計画及び学校安全計画の立案に参与すること。

② 学校の環境衛生の維持及び改善に関し、学校薬剤師と協力して、必要な指導及び助言を行うこと。

③ 法第8条の健康相談に従事すること。

④ 法第9条の保健指導に従事すること。

⑤ 法第13条の健康診断に従事すること。

⑥ 法第14条の疾病の予防処置に従事すること。

⑦ 法第2章第4節の感染症の予防に関し必要な指導及び助言を行い、並びに学校における感染症及び食中毒の予防処置に従事すること。

⑧ 校長の求めにより、救急処置に従事すること。

⑨ 市町村の教育委員会又は学校の設置者の求めにより、法第11条の健康診断又は法第15条第1項の健康診断に従事すること。

⑩ 前各号に掲げるもののほか、必要に応じ、学校における保健管理に関する専門的事項に関する指導に従事すること。

2　学校医は、前項の職務に従事したときは、その状況の概要を学校医執務記録簿に記入して校長に提出するものとする。

（学校歯科医の職務執行の準則）

第23条　学校歯科医の職務執行の準則は、次の各号に掲げるとおりとする。

① 学校保健計画及び学校安全計画の立案に参与すること。

② 法第8条の健康相談に従事すること。

③ 法第9条の保健指導に従事すること。

④ 法第13条の健康診断のうち歯の検査に従事すること。

⑤ 法第14条の疾病の予防処置のうち齲歯その他の歯疾の予防処置に従事すること。

⑥ 市町村の教育委員会の求めにより、法第11条の健康診断のうち歯の検査に従事すること。

⑦ 前各号に掲げるもののほか、必要に応じ、学校における保健管理に関する専門的事項に関する指導に従事すること。

2　学校歯科医は、前項の職務に従事したときは、その状況の概要を学校歯科医執務記録簿に記入して校長に提出するものとする。

（学校薬剤師の職務執行の準則）

第24条　学校薬剤師の職務執行の準則は、次の各号に掲げるとおりとする。

① 学校保健計画及び学校安全計画の立案に参与すること。

② 第1条の環境衛生検査に従事すること。

③ 学校の環境衛生の維持及び改善に関し、必要な指導及び助言を行うこと。

④ 法第8条の健康相談に従事すること。

⑤ 法第9条の保健指導に従事すること。

⑥ 学校において使用する医薬品、毒物、劇物並びに保健管理に必要な用具及び材料の管理に関し必要な指導及び助言を行い、及

びこれらのものについて必要に応じ試験、検査又は鑑定を行うこと。

⑦ 前各号に掲げるもののほか、必要に応じ、学校における保健管理に関する専門的事項に関する技術及び指導に従事すること。

2　学校薬剤師は、前項の職務に従事したときは、その状況の概要を学校薬剤師執務記録簿に記入して校長に提出するものとする。

第5章　国の補助

（児童生徒数の配分の基礎となる資料の提出）

第25条　都道府県の教育委員会は、毎年度、7月1日現在において当該都道府県立の小学校、中学校及び義務教育学校並びに中等教育学校の前期課程又は特別支援学校の小学部及び中学部の児童及び生徒のうち教育扶助（生活保護法（昭和25年法律第144号）に規定する教育扶助をいう。以下同じ。）を受けている者の総数を、第3号様式により1月10日までに文部科学大臣に報告しなければならない。

2　市町村の教育委員会は、毎年度、7月1日現在において当該市町村立の小学校、中学校及び義務教育学校並びに中等教育学校の前期課程又は特別支援学校の小学部及び中学部の児童及び生徒のうち教育扶助を受けている者の総数を、第4号様式により12月20日までに都道府県の教育委員会に報告しなければならない。

3　都道府県の教育委員会は、前項の規定により市町村の教育委員会から報告を受けたときは、これを第5号様式により1月10日までに文部科学大臣に報告しなければならない。

（児童生徒数の配分方法）

第26条　令第10条第3項の規定により都道府県の教育委員会が行う配分は、付録の算式により算定した数を基準として行うものとする。

（配分した児童生徒数の通知）

第27条　都道府県の教育委員会は、令第10条第3項及び前条の規定により各市町村ごとの小学校、中学校及び義務教育学校並びに中等教育学校の前期課程又は特別支援学校の小学部及び中学部の児童及び生徒の被患者の延数の配分を行つたときは、文部科学大臣に対して

は第6号様式により、各市町村の教育委員会に対しては第7号様式によりすみやかにこれを通知しなければならない。

第6章　安全点検等
（安全点検）
第28条　法第27条の安全点検は、他の法令に基づくもののほか、毎学期1回以上、児童生徒等が通常使用する施設及び設備の異常の有無について系統的に行わなければならない。
2　学校においては、必要があるときは、臨時に、安全点検を行うものとする。

（日常における環境の安全）
第29条　学校においては、前条の安全点検のほか、設備等について日常的な点検を行い、環境の安全の確保を図らなければならない。

第7章　雑則
（専修学校）
第30条　第1条、第2条、第5条、第6条（同条第3項及び第4項については、大学に関する部分に限る。）、第7条（同条第6項については、大学に関する部分に限る。）、第8条、第9条（同条第1項については、学生に関する部分に限る。）、第10条、第11条（大学に関する部分に限る。）、第12条から第21条まで、第28条及び前条の規定は、専修学校に準用する。この場合において、第5条第1項中「6月30日までに」とあるのは「当該学年の始期から起算して3月以内に」と、第7条第8項中「学校医又は学校歯科医」とあるのは「医師」と、第9条第2項中「学校医その他の医師」とあるのは「医師」と、第12条中「第5条」とあるのは「第30条において準用する第5条」と、第19条第2号、第3号及び第4号中「学校医その他の医師」とあるのは「医師」と、第19条第5号及び第6号並びに第21条第1項中「学校医」とあるのは「医師」とそれぞれ読み替えるものとする。
2　第22条の規定は、専修学校の医師の職務執行の準則について準用する。

別表第1

区	分		内　　　容
生活規正の面	A	（要休業）	授業を休む必要のあるもの
	B	（要軽業）	授業に制限を加える必要のあるもの
	C	（要注意）	授業をほぼ平常に行つてよいもの
	D	（健　康）	全く平常の生活でよいもの
医療の面	1	（要医療）	医師による直接の医療行為を必要とするもの
	2	（要観察）	医師による直接の医療行為を必要としないが、定期的に医師の観察指導を必要とするもの
	3	（健　康）	医師による直接、間接の医療行為を全く必要としないもの

別表第2

区	分		内　　　容
生活規正の面	A	（要休業）	勤務を休む必要のあるもの
	B	（要軽業）	勤務に制限を加える必要のあるもの
	C	（要注意）	勤務をほぼ平常に行つてよいもの
	D	（健　康）	全く平常の生活でよいもの
医療の面	1	（要医療）	医師による直接の医療行為を必要とするもの
	2	（要観察）	医師による直接の医療行為を必要としないが、定期的に医師の観察指導を必要とするもの
	3	（健　康）	医師による直接、間接の医療行為を全く必要としないもの

付録

$X \times (p / P)$

・Xは、令第10条第3項の別表ロに掲げる算式により算定した小学校、中学校及び義務教育学校並びに中等教育学校の前期課程又は特別支援学校の小学部及び中学部の児童及び生徒の被患者の延数
・Pは、前年度の7月1日現在において当該都道府県の区域内の市町村立の小学校、中学校及び義務教育学校並びに中等教育学校の前期課程又は特別支援学校の小学部及び中学部の児童及び生徒のうち教育扶助を受けている者の総数
・pは、前年度の7月1日現在において当該市町村立の小学校、中学校及び義務教育学校並びに中等教育学校の前期課程又は特別支援学校の小学部及び中学部の児童及び生徒のうち教育扶助を受けている者の総数

様式第1号～第7号（省略）

学校環境衛生基準 （平成 21 年 3 月 31 日　文部科学省告示第 60 号　最終改正　令和 4 年 3 月 31 日　文部科学省告示第 60 号）

第1　教室等の環境に係る学校環境衛生基準

1　教室等の環境（換気、保温、採光、照明、騒音等の環境をいう。以下同じ。）に係る学校環境衛生基準は、次表の左欄に掲げる検査項目ごとに、同表の右欄のとおりとする。

検 査 項 目		基　　　　　準
換気及び保温等	(1) 換気	換気の基準として、二酸化炭素は、1,500ppm 以下であることが望ましい。
	(2) 温度	18℃以上、28℃以下であることが望ましい。
	(3) 相対湿度	30％以上、80％以下であることが望ましい。
	(4) 浮遊粉じん	0.10mg／㎥以下であること。
	(5) 気流	0.5m／秒以下であることが望ましい。
	(6) 一酸化炭素	6ppm 以下であること。
	(7) 二酸化窒素	0.06ppm 以下であることが望ましい。
	(8) 揮発性有機化合物	
	ア．ホルムアルデヒド	100μg／㎥以下であること。
	イ．トルエン	260μg／㎥以下であること。
	ウ．キシレン	200μg／㎥以下であること。
	エ．パラジクロロベンゼン	240μg／㎥以下であること。
	オ．エチルベンゼン	3,800μg／㎥以下であること。
	カ．スチレン	220μg／㎥以下であること。
	(9) ダニ又はダニアレルゲン	100匹／㎡以下又はこれと同等のアレルゲン量以下であること。
採光及び照明	(10) 照度	(ア) 教室及びそれに準ずる場所の照度の下限値は、300lx（ルクス）とする。また、教室及び黒板の照度は、500lx 以上であることが望ましい。 (イ) 教室及び黒板のそれぞれの最大照度と最小照度の比は、20：1 を超えないこと。また、10：1 を超えないことが望ましい。 (ウ) コンピュータを使用する教室等の机上の照度は、500〜1000lx 程度が望ましい。 (エ) テレビやコンピュータ等の画面の垂直面照度は、100〜500lx 程度が望ましい。 (オ) その他の場所における照度は、工業標準化法（昭和 24 年法律第 185 号）に基づく日本工業規格（以下「日本工業規格」という。）Z9110 に規定する学校施設の人工照明の照度基準に適合すること。
	(11) まぶしさ	(ア) 児童生徒等から見て、黒板の外側 15°以内の範囲に輝きの強い光源（昼光の場合は窓）がないこと。 (イ) 見え方を妨害するような光沢が、黒板面及び机上面にないこと。 (ウ) 見え方を妨害するような電灯や明るい窓等が、テレビ及びコンピュータ等の画面に映じていないこと。
騒音	(12) 騒音レベル	教室内の等価騒音レベルは、窓を閉じているときは LAeq50dB（デシベル）以下、窓を開けているときは LAeq55dB 以下であることが望ましい。

2 1の学校環境衛生基準の達成状況を調査するため、次表の左欄に掲げる検査項目ごとに、同表の右欄に掲げる方法又はこれと同等以上の方法により、検査項目(1)〜(7)及び(10)〜(12)については、毎学年2回、検査項目(8)及び(9)については、毎学年1回定期に検査を行うものとする。

検 査 項 目		方　　法
換気及び保温等	(1) 換気	二酸化炭素は、検知管法により測定する。
	(2) 温度	0.5 度目盛の温度計を用いて測定する。
	(3) 相対湿度	0.5 度目盛の乾湿球湿度計を用いて測定する。
	(4) 浮遊粉じん	相対沈降径 10μm 以下の浮遊粉じんをろ紙に捕集し、その質量による方法（Low-Volume Air Sampler 法）又は質量濃度変換係数（K）を求めて質量濃度を算出する相対濃度計を用いて測定する。
	(5) 気流	0.2m／秒以上の気流を測定することができる風速計を用いて測定する。
	(6) 一酸化炭素	検知管法により測定する。
	(7) 二酸化窒素	ザルツマン法により測定する。
	(8) 揮発性有機化合物	揮発性有機化合物の採取は、教室等内の温度が高い時期に行い、吸引方式では 30 分間で2回以上、拡散方式では8時間以上行う。
	ア．ホルムアルデヒド	ジニトロフェニルヒドラジン誘導体固相吸着／溶媒抽出法により採取し、高速液体クロマトグラフ法により測定する。
	イ．トルエン	固相吸着／溶媒抽出法、固相吸着／加熱脱着法、容器採取法のいずれかの方法により採取し、ガスクロマトグラフ－質量分析法により測定する。
	ウ．キシレン	
	エ．パラジクロロベンゼン	
	オ．エチルベンゼン	
	カ．スチレン	
	(9) ダニ又はダニアレルゲン	温度及び湿度が高い時期に、ダニの発生しやすい場所において1㎡を電気掃除機で1分間吸引し、ダニを捕集する。捕集したダニは、顕微鏡で計数するか、アレルゲンを抽出し、酵素免疫測定法によりアレルゲン量を測定する。

備考
1　検査項目(1)〜(7)については、学校の授業中等に、各階1以上の教室等を選び、適当な場所1か所以上の机上の高さにおいて検査を行う。
　　検査項目(4)については、検査の結果が著しく基準値を下回る場合には、以後教室等の環境に変化が認められない限り、次回からの検査を省略することができる。
　　検査項目(6)及び(7)については、教室等において燃焼器具を使用していない場合に限り、検査を省略することができる。
2　検査項目(8)については、普通教室、音楽室、図工室、コンピュータ教室、体育館等必要と認める教室において検査を行う。
　　検査項目(8)ウ〜カについては、必要と認める場合に検査を行う。
　　検査項目(8)については、児童生徒等がいない教室等において、30分以上換気の後5時間以上密閉してから採取し、ホルムアルデヒドにあっては高速液体クロマトグラフ法により、トルエン、キシレン、パラジクロロベンゼン、エチルベンゼン、スチレンにあってはガスクロマトグラフ－質量分析法により測定した場合に限り、その結果が著しく基準値を下回る場合には、以後教室等の環境に変化が認められない限り、次回からの検査を省略することができる。
3　検査項目(9)については、保健室の寝具、カーペット敷の教室等において検査を行う。

採光及び照明	(10) 照度	日本工業規格 C1609 に規定する照度計の規格に適合する照度計を用いて測定する。 　教室の照度は、図に示す9か所に最も近い児童生徒等の机上で測定し、それらの最大照度、最小照度で示す。 　黒板の照度は、図に示す9か所の垂直面照度を測定し、それらの最大照度、最小照度で示す。 　教室以外の照度は、床上 75cm の水平照度を測定する。なお、体育施設及び幼稚園等の照度は、それぞれの実態に即して測定する。
	(11) まぶしさ	見え方を妨害する光源、光沢の有無を調べる。

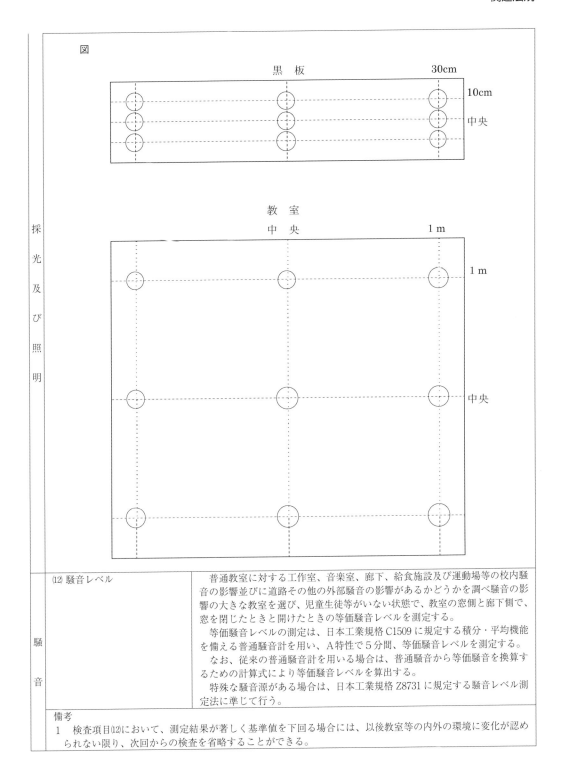

採光及び照明		

| 騒音 | (12) 騒音レベル | 　普通教室に対する工作室、音楽室、廊下、給食施設及び運動場等の校内騒音の影響並びに道路その他の外部騒音の影響があるかどうかを調べ騒音の影響の大きな教室を選び、児童生徒等がいない状態で、教室の窓側と廊下側で、窓を閉じたときと開けたときの等価騒音レベルを測定する。
　等価騒音レベルの測定は、日本工業規格 C1509 に規定する積分・平均機能を備える普通騒音計を用い、A特性で5分間、等価騒音レベルを測定する。
　なお、従来の普通騒音計を用いる場合は、普通騒音から等価騒音を換算するための計算式により等価騒音レベルを算出する。
　特殊な騒音源がある場合は、日本工業規格 Z8731 に規定する騒音レベル測定法に準じて行う。 |

備考
1　検査項目(12)において、測定結果が著しく基準値を下回る場合には、以後教室等の内外の環境に変化が認められない限り、次回からの検査を省略することができる。

第2　飲料水等の水質及び施設・設備に係る学校環境衛生基準

1　飲料水等の水質及び施設・設備に係る学校環境衛生基準は、次表の左欄に掲げる検査項目ごとに、同表の右欄のとおりとする。

検 査 項 目		基　　　　準
(1) 水道水を水源とする飲料水（専用水道を除く。）の水質		
	ア．一般細菌	水質基準に関する省令（平成15年厚生労働省令第101号）の表の下欄に掲げる基準による。 　エ．の項目中、過マンガン酸カリウム消費量は、10mg／L 以下であること。
	イ．大腸菌	
	ウ．塩化物イオン	
	エ．有機物（全有機炭素（TOC）の量）	
	オ．pH 値	
	カ．味	
	キ．臭気	
	ク．色度	
	ケ．濁度	
	コ．遊離残留塩素	水道法施行規則（昭和32年厚生省令第45号）第17条第1項第3号に規定する遊離残留塩素の基準による。
(2) 専用水道に該当しない井戸水等を水源とする飲料水の水質		
	ア．専用水道（水道法（昭和32年法律第177号）第3条第6項に規定する「専用水道」をいう。以下同じ。）が実施すべき水質検査の項目	水質基準に関する省令の表の下欄に掲げる基準による。
	イ．遊離残留塩素	水道法施行規則第17条第1項第3号に規定する遊離残留塩素の基準による。
	備考 1　ア．の項目中、「有機物（全有機炭素（TOC）の量）」とあるのは「有機物等」と読み替えるものとする。この場合において、過マンガン酸カリウム消費量の基準は、10mg／L 以下とする。	
(3) 専用水道（水道水を水源とする場合を除く。）及び専用水道に該当しない井戸水等を水源とする飲料水の原水の水質		
	ア．一般細菌	水質基準に関する省令の表の下欄に掲げる基準による。
	イ．大腸菌	
	ウ．塩化物イオン	
	エ．有機物（全有機炭素（TOC）の量）	
	オ．pH 値	
	カ．味	
	キ．臭気	
	ク．色度	
	ケ．濁度	
	備考 1　専用水道に該当しない井戸水等を水源とする飲料水の原水の水質の検査にあっては、ア．の項目中、「有機物（全有機炭素（TOC）の量）」とあるのは「有機物等」と読み替えるものとする。この場合において、過マンガン酸カリウム消費量の基準は、10mg／L 以下とする。	
(4) 雑用水の水質		
	ア．pH 値	5.8 以上 8.6 以下であること。
	イ．臭気	異常でないこと。
	ウ．外観	ほとんど無色透明であること。
	エ．大腸菌	検出されないこと。
	オ．遊離残留塩素	0.1mg／L（結合残留塩素の場合は 0.4mg／L）以上であること。

施設・設備	(5) 飲料水に関する施設・設備	
	ア．給水源の種類	上水道、簡易水道、専用水道、簡易専用水道及び井戸その他の別を調べる。
	イ．維持管理状況等	(ア) 配管、給水栓、給水ポンプ、貯水槽及び浄化設備等の給水施設・設備は、外部からの汚染を受けないように管理されていること。また、機能は適切に維持されていること。 (イ) 給水栓は吐水口空間が確保されていること。 (ウ) 井戸その他を給水源とする場合は、汚水等が浸透、流入せず、雨水又は異物等が入らないように適切に管理されていること。 (エ) 故障、破損、老朽又は漏水等の箇所がないこと。 (オ) 塩素消毒設備又は浄化設備を設置している場合は、その機能が適切に維持されていること。
	ウ．貯水槽の清潔状態	貯水槽の清掃は、定期的に行われていること。
	(6) 雑用水に関する施設・設備	(ア) 水管には、雨水等雑用水であることを表示していること。 (イ) 水栓を設ける場合は、誤飲防止の構造が維持され、飲用不可である旨表示していること。 (ウ) 飲料水による補給を行う場合は、逆流防止の構造が維持されていること。 (エ) 貯水槽は、破損等により外部からの汚染を受けず、その内部は清潔であること。 (オ) 水管は、漏水等の異常が認められないこと。

2　1の学校環境衛生基準の達成状況を調査するため、次表の左欄に掲げる検査項目ごとに、同表の右欄に掲げる方法又はこれと同等以上の方法により、検査項目(1)については、毎学年1回、検査項目(2)については、水道法施行規則第54条において準用する水道法施行規則第15条に規定する専用水道が実施すべき水質検査の回数、検査項目(3)については、毎学年1回、検査項目(4)については、毎学年2回、検査項目(5)については、水道水を水源とする飲料水にあっては、毎学年1回、井戸水等を水源とする飲料水にあっては、毎学年2回、検査項目(6)については、毎学年2回定期に検査を行うものとする。

検　査　項　目		方　　　法
水質	(1) 水道水を水源とする飲料水（専用水道を除く。）の水質	
	ア．一般細菌	水質基準に関する省令の規定に基づき厚生労働大臣が定める方法（平成15年厚生労働省告示第261号）により測定する。 　エ．の項目中、過マンガン酸カリウム消費量については、滴定法により測定する。
	イ．大腸菌	
	ウ．塩化物イオン	
	エ．有機物等	
	オ．pH値	
	カ．味	
	キ．臭気	
	ク．色度	
	ケ．濁度	
	コ．遊離残留塩素	水道法施行規則第17条第2項の規定に基づき厚生労働大臣が定める遊離残留塩素及び結合残留塩素の検査方法（平成15年厚生労働省告示第318号）により測定する。
	備考 1　検査項目(1)については、貯水槽がある場合には、その系統ごとに検査を行う。	
	(2) 専用水道に該当しない井戸水等を水源とする飲料水の水質	
	ア．専用水道が実施すべき水質検査の項目	水質基準に関する省令の規定に基づき厚生労働大臣が定める方法により測定する。
	イ．遊離残留塩素	水道法施行規則第17条第2項の規定に基づき厚生労働大臣が定める遊離残留塩素及び結合残留塩素の検査方法により測定する。
	備考 1　ア．の項目中、「有機物（全有機炭素（TOC）の量）」とあるのは「有機物等」と読み替えるものとする。この場合において、過マンガン酸カリウム消費量は、滴定法により測定する。	

水質	(3) 専用水道（水道水を水源とする場合を除く。）及び専用水道に該当しない井戸水等を水源とする飲料水の原水の水質		
		ア．一般細菌	水質基準に関する省令の規定に基づき厚生労働大臣が定める方法により測定する。
		イ．大腸菌	
		ウ．塩化物イオン	
		エ．有機物(全有機炭素（TOC）の量)	
		オ．pH 値	
		カ．味	
		キ．臭気	
		ク．色度	
		ケ．濁度	
	備考 　1　専用水道に該当しない井戸水等を水源とする飲料水の原水の水質の検査にあっては、エ．の項目中、「有機物（全有機炭素（TOC）の量）」とあるのは「有機物等」と読み替えるものとする。この場合において、過マンガン酸カリウム消費量は、滴定法により測定する。		
	(4) 雑用水の水質		
		ア．pH 値	水質基準に関する省令の規定に基づき厚生労働大臣が定める方法により測定する。
		イ．臭気	
		ウ．外観	目視によって、色、濁り、泡立ち等の程度を調べる。
		エ．大腸菌	水質基準に関する省令の規定に基づき厚生労働大臣が定める方法により測定する。
		オ．遊離残留塩素	水道法施行規則第17条第2項の規定に基づき厚生労働大臣が定める遊離残留塩素及び結合残留塩素の検査方法により測定する。
施設・設備	(5) 飲料水に関する施設・設備		
		ア．給水源の種類	給水施設の外観や貯水槽内部を点検するほか、設備の図面、貯水槽清掃作業報告書等の書類について調べる。
		イ．維持管理状況等	
		ウ．清潔状態	
	(6) 雑用水に関する施設・設備		施設の外観や貯水槽等の内部を点検するほか、設備の図面等の書類について調べる。

第3　学校の清潔、ネズミ、衛生害虫等及び教室等の備品の管理に係る学校環境衛生基準

1　学校の清潔、ネズミ、衛生害虫等及び教室等の備品の管理に係る学校環境衛生基準は、次表の左欄に掲げる検査項目ごとに、同表の右欄のとおりとする。

	検　査　項　目	基　　　準
学校の清潔	(1) 大掃除の実施	大掃除は、定期に行われていること。
	(2) 雨水の排水溝等	屋上等の雨水排水溝に、泥や砂等が堆積していないこと。また、雨水配水管の末端は、砂や泥等により管径が縮小していないこと。
	(3) 排水の施設・設備	汚水槽、雑排水槽等の施設・設備は、故障等がなく適切に機能していること。
ネズミ、衛生害虫等	(4) ネズミ、衛生害虫等	校舎、校地内にネズミ、衛生害虫等の生息が認められないこと。
教室等の備品の管理	(5) 黒板面の色彩	(ｱ)　無彩色の黒板面の色彩は、明度が3を超えないこと。 (ｲ)　有彩色の黒板面の色彩は、明度及び彩度が4を超えないこと。

2　1の学校環境衛生基準の達成状況を調査するため、次表の左欄に掲げる検査項目ごとに、同表の右欄に掲げる方法又はこれと同等以上の方法により、検査項目(1)については、毎学年3回、検査項目(2)〜(5)については、毎学年1回定期に検査を行うものとする。

	検 査 項 目	方　　　　　法
学校の清潔	(1) 大掃除の実施	清掃方法及び結果を記録等により調べる。
	(2) 雨水の排水溝等	雨水の排水溝等からの排水状況を調べる。
	(3) 排水の施設・設備	汚水槽、雑排水槽等の施設・設備からの排水状況を調べる。
ネズミ、衛生害虫等	(4) ネズミ、衛生害虫等	ネズミ、衛生害虫等の生態に応じて、その生息、活動の有無及びその程度等を調べる。
教室等の備品の管理	(5) 黒板面の色彩	明度、彩度の検査は、黒板検査用色票を用いて行う。

第4　水泳プールに係る学校環境衛生基準

1　水泳プールに係る学校環境衛生基準は、次表の左欄に掲げる検査項目ごとに、同表の右欄のとおりとする。

	検 査 項 目	基　　　　　準
水質	(1) 遊離残留塩素	0.4mg／L 以上であること。また、1.0mg／L 以下であることが望ましい。
	(2) pH 値	5.8 以上 8.6 以下であること。
	(3) 大腸菌	検出されないこと。
	(4) 一般細菌	1 mL 中 200 コロニー以下であること。
	(5) 有機物等（過マンガン酸カリウム消費量）	12mg／L 以下であること。
	(6) 濁度	2 度以下であること。
	(7) 総トリハロメタン	0.2mg／L 以下であることが望ましい。
	(8) 循環ろ過装置の処理水	循環ろ過装置の出口における濁度は、0.5 度以下であること。また、0.1 度以下であることが望ましい。
施設・設備の衛生状態	(9) プール本体の衛生状況等	(ア) プール水は、定期的に全換水するとともに、清掃が行われていること。 (イ) 水位調整槽又は還水槽を設ける場合は、点検及び清掃を定期的に行うこと。
	(10) 浄化設備及びその管理状況	(ア) 循環浄化式の場合は、ろ材の種類、ろ過装置の容量及びその運転時間が、プール容積及び利用者数に比して十分であり、その管理が確実に行われていること。 (イ) オゾン処理設備又は紫外線処理設備を設ける場合は、その管理が確実に行われていること。
	(11) 消毒設備及びその管理状況	(ア) 塩素剤の種類は、次亜塩素酸ナトリウム液、次亜塩素酸カルシウム又は塩素化イソシアヌル酸のいずれかであること。 (イ) 塩素剤の注入が連続注入式である場合は、その管理が確実に行われていること。
	(12) 屋内プール	
	ア．空気中の二酸化炭素	1,500ppm 以下が望ましい。
	イ．空気中の塩素ガス	0.5ppm 以下が望ましい。
	ウ．水平面照度	200lx 以上が望ましい。

備考
1　検査項目(9)については、浄化設備がない場合には、汚染を防止するため、1週間に1回以上換水し、換水時に清掃が行われていること。この場合、腰洗い槽を設置することが望ましい。
　　また、プール水等を排水する際には、事前に残留塩素を低濃度にし、その確認を行う等、適切な処理が行われていること。

2　1の学校環境衛生基準の達成状況を調査するため、次表の左欄に掲げる検査項目ごとに、同表の右欄に掲げる方法又はこれと同等以上の方法により、検査項目(1)〜(6)については、使用日の積算が30日以内ごとに1回、検査項目(7)については、使用期間中の適切な時期に1回以上、検査項目(8)〜(12)については、毎学年1回定期に検査を行うものとする。

検査項目			方法
水質	(1) 遊離残留塩素		水道法施行規則第17条第2項の規定に基づき厚生労働大臣が定める遊離残留塩素及び結合残留塩素の検査方法により測定する。
	(2) pH値		水質基準に関する省令の規定に基づき厚生労働大臣が定める方法により測定する。
	(3) 大腸菌		
	(4) 一般細菌		
	(5) 有機物等 （過マンガン酸カリウム消費量）		過マンガン酸カリウム消費量として、滴定法による。
	(6) 濁度		水質基準に関する省令の規定に基づき厚生労働大臣が定める方法により測定する。
	(7) 総トリハロメタン		
	(8) 循環ろ過装置の処理水		
施設・設備の衛生状態	(9) プール本体の衛生状況等		プール本体の構造を点検するほか、水位調整槽又は還水槽の管理状況を調べる。
	(10) 浄化設備及びその管理状況		プールの循環ろ過器等の浄化設備及びその管理状況を調べる。
	(11) 消毒設備及びその管理状況		消毒設備及びその管理状況について調べる。
	(12) 屋内プール	ア．空気中の二酸化炭素	検知管法により測定する。
		イ．空気中の塩素ガス	検知管法により測定する。
		ウ．水平面照度	日本工業規格C1609に規定する照度計の規格に適合する照度計を用いて測定する。

第5　日常における環境衛生に係る学校環境衛生基準

1　学校環境衛生の維持を図るため、第1から第4に掲げる検査項目の定期的な環境衛生検査等のほか、次表の左欄に掲げる検査項目について、同表の右欄の基準のとおり、毎授業日に点検を行うものとする。

検査項目		基準
教室等の環境	(1) 換気	(ア) 外部から教室に入ったとき、不快な刺激や臭気がないこと。 (イ) 換気が適切に行われていること。
	(2) 温度	18℃以上、28℃以下であることが望ましい。
	(3) 明るさとまぶしさ	(ア) 黒板面や机上等の文字、図形等がよく見える明るさがあること。 (イ) 黒板面、机上面及びその周辺に見え方を邪魔するまぶしさがないこと。 (ウ) 黒板面に光るような箇所がないこと。
	(4) 騒音	学習指導のための教師の声等が聞き取りにくいことがないこと。
飲料水等の水質及び施設・設備	(5) 飲料水の水質	(ア) 給水栓水については、遊離残留塩素が0.1mg／L以上保持されていること。ただし、水源が病原生物によって著しく汚染されるおそれのある場合には、遊離残留塩素が0.2mg／L以上保持されていること。 (イ) 給水栓水については、外観、臭気、味等に異常がないこと。 (ウ) 冷水器等飲料水を貯留する給水器具から供給されている水についても、給水栓水と同様に管理されていること。
	(6) 雑用水の水質	(ア) 給水栓水については、遊離残留塩素が0.1mg／L以上保持されていること。ただし、水源が病原生物によって著しく汚染されるおそれのある場合には、遊離残留塩素が0.2mg／L以上保持されていること。 (イ) 給水栓水については、外観、臭気に異常がないこと。
	(7) 飲料水等の施設・設備	(ア) 水飲み、洗口、手洗い場及び足洗い場並びにその周辺は、排水の状況がよく、清潔であり、その設備は破損や故障がないこと。 (イ) 配管、給水栓、給水ポンプ、貯水槽及び浄化設備等の給水施設・設備並びにその周辺は、清潔であること。

学校の清潔及びネズミ、衛生害虫等	(8) 学校の清潔	(ｱ) 教室、廊下等の施設及び机、いす、黒板等教室の備品等は、清潔であり、破損がないこと。
		(ｲ) 運動場、砂場等は、清潔であり、ごみや動物の排泄物等がないこと。
		(ｳ) 便所の施設・設備は、清潔であり、破損や故障がないこと。
		(ｴ) 排水溝及びその周辺は、泥や砂が堆積しておらず、悪臭がないこと。
		(ｵ) 飼育動物の施設・設備は、清潔であり、破損がないこと。
		(ｶ) ごみ集積場及びごみ容器等並びにその周辺は、清潔であること。
	(9) ネズミ、衛生害虫等	校舎、校地内にネズミ、衛生害虫等の生息が見られないこと。
水泳プールの管理	(10) プール水等	(ｱ) 水中に危険物や異常なものがないこと。
		(ｲ) 遊離残留塩素は、プールの使用前及び使用中1時間ごとに1回以上測定し、その濃度は、どの部分でも0.4mg／L以上保持されていること。また、遊離残留塩素は1.0mg／L以下が望ましい。
		(ｳ) pH値は、プールの使用前に1回測定し、pH値が基準値程度に保たれていることを確認すること。
		(ｴ) 透明度に常に留意し、プール水は、水中で3m離れた位置からプールの壁面が明確に見える程度に保たれていること。
	(11) 附属施設・設備等	プールの附属施設・設備、浄化設備及び消毒設備等は、清潔であり、破損や故障がないこと。

2　点検は、官能法によるもののほか、第1から第4に掲げる検査方法に準じた方法で行うものとする。

第6　雑則

1　学校においては、次のような場合、必要があるときは、臨時に必要な検査を行うものとする。

（1）　感染症又は食中毒の発生のおそれがあり、また、発生したとき。

（2）　風水害等により環境が不潔になり又は汚染され、感染症の発生のおそれがあるとき。

（3）　新築、改築、改修等及び机、いす、コンピュータ等新たな学校用備品の搬入等により揮発性有機化合物の発生のおそれがあるとき。

（4）　その他必要なとき。

2　臨時に行う検査は、定期に行う検査に準じた方法で行うものとする。

3　定期及び臨時に行う検査の結果に関する記録は、検査の日から5年間保存するものとする。また、毎授業日に行う点検の結果は記録するよう努めるとともに、その記録を点検日から3年間保存するよう努めるものとする。

4　検査に必要な施設・設備等の図面等の書類は、必要に応じて閲覧できるように保存するものとする。

学校給食法 （昭和29年　法律第160号　最終改正　平成27年6月24日　法律第46号）

目次

第1章　総則（第1条－第5条）

第2章　学校給食の実施に関する基本的な事項（第6条－第9条）

第3章　学校給食を活用した食に関する指導（第10条）

第4章　雑則（第11条－第14条）

第1章　総則

（この法律の目的）

第1条　この法律は、学校給食が児童及び生徒の心身の健全な発達に資するものであり、かつ、児童及び生徒の食に関する正しい理解と適切な判断力を養う上で重要な役割を果たすものであることにかんがみ、学校給食及び学校給食を活用した食に関する指導の実施に関し必要な事項を定め、もつて学校給食の普及充実及び学校における食育の推進を図ることを目的とする。

（学校給食の目標）

第2条　学校給食を実施するに当つては、義務教育諸学校における教育の目的を実現するために、次に掲げる目標が達成されるよう努めなければならない。

①　適切な栄養の摂取による健康の保持増進を図ること。

②　日常生活における食事について正しい理解を深め、健全な食生活を営むことができる判断力を培い、及び望ましい食習慣を養うこと。

③　学校生活を豊かにし、明るい社交性及び協同の精神を養うこと。

④　食生活が自然の恩恵の上に成り立つものであることについての理解を深め、生命及び自然を尊重する精神並びに環境の保全に寄与する態度を養うこと。

⑤　食生活が食にかかわる人々の様々な活動に支えられていることについての理解を深め、勤労を重んずる態度を養うこと。

⑥　我が国や各地域の優れた伝統的な食文化についての理解を深めること。

⑦　食料の生産、流通及び消費について、正しい理解に導くこと。

（定義）

第3条　この法律で「学校給食」とは、前条各号に掲げる目標を達成するために、義務教育諸学校において、

その児童又は生徒に対し実施される給食をいう。

2　この法律で「義務教育諸学校」とは、学校教育法（昭和22年法律第26号）に規定する小学校、中学校、義務教育学校、中等教育学校の前期課程又は特別支援学校の小学部若しくは中学部をいう。

（義務教育諸学校の設置者の任務）

第4条　義務教育諸学校の設置者は、当該義務教育諸学校において学校給食が実施されるように努めなければならない。

（国及び地方公共団体の任務）

第5条　国及び地方公共団体は、学校給食の普及と健全な発達を図るように努めなければならない。

第2章　学校給食の実施に関する基本的な事項

（2以上の義務教育諸学校の学校給食の実施に必要な施設）

第6条　義務教育諸学校の設置者は、その設置する義務教育諸学校の学校給食を実施するための施設として、2以上の義務教育諸学校の学校給食の実施に必要な施設（以下「共同調理場」という。）を設けることができる。

（学校給食栄養管理者）

第7条　義務教育諸学校又は共同調理場において学校給食の栄養に関する専門的事項をつかさどる職員（第10条第3項において「学校給食栄養管理者」という。）は、教育職員免許法（昭和24年法律第147号）第4条第2項に規定する栄養教諭の免許状を有する者又は栄養士法（昭和22年法律第245号）第2条第1項の規定による栄養士の免許を有する者で学校給食の実施に必要な知識若しくは経験を有するものでなければならない。

（学校給食実施基準）

第8条　文部科学大臣は、児童又は生徒に必要な栄養量その他の学校給食の内容及び学校給食を適切に実施するために必要な事項（次条第1項に規定する事項を除く。）について維持されることが望ましい基準（次項において「学校給食実施基準」という。）を定めるものとする。

2　学校給食を実施する義務教育諸学校の設置者は、学校給食実施基準に照らして適切な学校給食の実施に努めるものとする。

（学校給食衛生管理基準）

第9条　文部科学大臣は、学校給食の実施に必要な施設及び設備の整備及び管理、調理の過程における衛生管理その他の学校給食の適切な衛生管理を図る上で必要な事項について維持されることが望ましい基準（以下この条において「学校給食衛生管理基準」という。）を定めるものとする。

2　学校給食を実施する義務教育諸学校の設置者は、学校給食衛生管理基準に照らして適切な衛生管理に努めるものとする。

3　義務教育諸学校の校長又は共同調理場の長は、学校給食衛生管理基準に照らし、衛生管理上適正を欠く事項があると認めた場合には、遅滞なく、その改善のために必要な措置を講じ、又は当該措置を講ずることができないときは、当該義務教育諸学校若しくは共同調理場の設置者に対し、その旨を申し出るものとする。

第3章　学校給食を活用した食に関する指導

第10条　栄養教諭は、児童又は生徒が健全な食生活を自ら営むことができる知識及び態度を養うため、学校給食において摂取する食品と健康の保持増進との関連性についての指導、食に関して特別の配慮を必要とする児童又は生徒に対する個別的な指導その他の学校給食を活用した食に関する実践的な指導を行うものとする。この場合において、校長は、当該指導が効果的に行われるよう、学校給食と関連付けつつ当該義務教育諸学校における食に関する指導の全体的な計画を作成することその他の必要な措置を講ずるものとする。

2　栄養教諭が前項前段の指導を行うに当たつては、当該義務教育諸学校が所在する地域の産物を学校給食に活用することその他の創意工夫を地域の実情に応じて行い、当該地域の食文化、食に係る産業又は自然環境の恵沢に対する児童又は生徒の理解の増進を図るよう努めるものとする。

3　栄養教諭以外の学校給食栄養管理者は、栄養教諭に準じて、第1項前段の指導を行うよう努めるものとする。この場合においては、同項後段及び前項の規定を準用する。

る。

第4章　雑則

（経費の負担）

第11条　学校給食の実施に必要な施設及び設備に要する経費並びに学校給食の運営に要する経費のうち政令で定めるものは、義務教育諸学校の設置者の負担とする。

2　前項に規定する経費以外の学校給食に要する経費（以下「学校給食費」という。）は、学校給食を受ける児童又は生徒の学校教育法第16条に規定する保護者の負担とする。

（国の補助）

第12条　国は、私立の義務教育諸学校の設置者に対し、政令で定めるところにより、予算の範囲内において、学校給食の開設に必要な施設又は設備に要する経費の一部を補助することができる。

2　国は、公立の小学校、中学校、義務教育学校又は中等教育学校の設置者が、学校給食を受ける児童又は生徒の学校教育法第16条に規定する保護者（以下この項において「保護者」という。）で生活保護法（昭和25年法律第144号）第6条第2項に規定する要保護者（その児童又は生徒について、同法第13条の規定による教育扶助で学校給食費に関するものが行われている場合の保護者である者を除く。）であるものに対して、学校給食費の全部又は一部を補助する場合には、当該設置者に対し、当分の間、政令で定めるところにより、予算の範囲内において、これに要する経費の一部を補助することができる。

（補助金の返還等）

第13条　文部科学大臣は、前条の規定による補助金の交付の決定を受けた者が次の各号のいずれかに該当するときは、補助金の交付をやめ、又は既に交付した補助金を返還させるものとする。

①　補助金を補助の目的以外の目的に使用したとき。

②　正当な理由がなくて補助金の交付の決定を受けた年度内に補助に係る施設又は設備を設けないこととなつたとき。

③　補助に係る施設又は設備を、正当な理由がなくて補助の目的以外の目的に使用し、又は文部科学大臣の許可を受けないで処

　　分したとき。

　④　補助金の交付の条件に違反し
　　たとき。

　⑤　虚偽の方法によつて補助金の
　　交付を受け、又は受けようとし
　　たとき。

（政令への委任）

第14条　この法律に規定するものの
　ほか、この法律の実施のため必要
　な手続その他の事項は、政令で定
　める。

編著者・著者一覧と執筆分担（執筆順）

［編著］

岡本　陽子（広島文化学園大学　大学院看護学研究科）まえがき、第1章、第4章、第7章1・2　1）・2）・3）

郷木　義子（新見公立大学　健康科学部看護学科）第2章1

［著］

足利　　学（藍野大学短期大学部　第一看護学科）第2章2、第16章1

近藤　千穂（福山平成大学　福祉健康学部健康スポーツ科学科）第3章

駒田　幹彦（日本学校保健会常務理事　小児科医）第4章

大野　泰子（前 広島文化学園大学、三重県養護教諭教育研究会）第4章、第8章1

高橋登志枝（広島文化学園大学　看護学部看護学科）第5章

岩本　由美（広島文化学園大学　看護学部看護学科）第6章1・2、コラムp91、p96

塩田　愛子（広島文化学園大学　看護学部看護学科）第6章2・3

御村ひさ子（広島文化学園大学　看護学部看護学科）第7章2　4）

堀井　順平（広島文化学園大学　看護学部看護学科）第7章2　4）

藤本比登美（元 島根大学　医学部看護学科）第7章2　5）

赤澤真旗子（新見公立大学　健康科学部看護学科）第7章3

西村眞佐乃（近畿大学豊岡短期大学　子ども学科）第8章2

寺西　明子（広島文化学園大学　人間健康学部スポーツ健康福祉学科）第9章、第11章2

吉田　順（前 藍野大学　医療保健学部看護学科）第10章1

糟谷佐知子（三重県養護教諭教育研究会）第10章2

上田ゆかり（鈴鹿大学　こども教育学部こども教育学科）第11章1

吉田　眞澄（トミヤ薬局（学校薬剤師））第12章

岡　　和子（福山平成大学　看護学部看護学科）第13章

清水　菜月（関西福祉大学　教育学部保健教育学科）第14章1

原　ひろみ（前 岐阜医療科学大学　看護学部看護学科）第14章1

山根由加理（広島市教育委員会　学校教育部健康教育課）第14章2

加藤　洋子（東京福祉大学　社会福祉学部社会福祉学科）第15章、コラムp242

吉田　卓司（藍野大学　医療保健学部看護学科）第16章2

中川　彩見（新見公立大学　健康科学部看護学科）第16章3、コラムp258

伊藤　玲子（元養護教諭）第16章4

第6章イラスト　三上　由紀

最新 学校保健 第2版

2021 年 3 月 30 日　初版発行
2024 年 4 月 25 日　第 2 版発行

編　著　　岡本　陽子・郷木　義子

発　行　　ふくろう出版
　　　　　〒700-0035　岡山市北区高柳西町 1-23
　　　　　　　　　　　友野印刷ビル
　　　　　TEL：086-255-2181
　　　　　FAX：086-255-6324
　　　　　http://www.296.jp
　　　　　e-mail：info@296.jp
　　　　　振替　01310-8-95147

印刷・製本　　友野印刷株式会社
ISBN978-4-86186-911-2 C3047　　©2024
定価はカバーに表示してあります。乱丁・落丁はお取り替えいたします。